网络创新治理与社会发展论丛

2017

正能量与后真相

医疗卫生行业网络舆情研究报告

刘长喜 侯劭勋 等 ◎ 著

东方出版中心

图书在版编目(CIP)数据

　正能量与后真相：医疗卫生行业网络舆情研究报告.
2017／刘长喜等著. —上海：东方出版中心，2019.2
　ISBN　978－7－5473－1410－4

　Ⅰ. ①正… 　Ⅱ. ①刘… 　Ⅲ. ①医疗卫生服务—互联网
络—舆论—研究报告—中国—2017 　Ⅳ. ①R199.2

　中国版本图书馆 CIP 数据核字(2018)第 298819 号

正能量与后真相

——医疗卫生行业网络舆情研究报告(2017)

出版发行：东方出版中心

地　　址：上海市仙霞路 345 号

电　　话：(021)62417400

邮政编码：200336

经　　销：全国新华书店

印　　刷：常熟新骅印刷有限公司

开　　本：720mm×1000mm　1/16

字　　数：235 千字

印　　张：16

版　　次：2019 年 2 月第 1 版第 1 次印刷

ISBN 978－7－5473－1410－4

定　　价：58.00 元

网络创新之力与社会发展论丛

丛书主编：王伯军

丛书副主编：王松华

丛书编委会成员：桂　勇　沈　逸　刘长喜

王鲁峰　侯劭勋　佘承云

本书作者团队

（除前三位外，按照姓氏拼音排序）

刘长喜　侯劭勋

李亮国　胡　月

胡照悦　李　璐

李　雪　刘　蕾

卢盈洁　马　蕾

沈宁然　王　亲

翟家宁　张雪枫

目录
Contents

三 专题研究

丛 书 序 言

近年来，迅猛发展的互联网已经渗透到人们工作、生活与学习的方方面面，深刻地改变着人们的行为方式和思维模式，同时也给社会信息传播及舆论生态增加了复杂性和可变量，给社会治理和社会发展带来了新的挑战和命题。过去一段时间，由于网络管理的规范化、制度化、科学化的配套建设未能随着网络的快速发展而得到及时补充与完善，甚至制度建设还相对落后，以致网络戾气蔓延、情绪悲观、思潮跌宕、谣言四起、犯罪高发。在某种程度上，这些负面能量误导社会公众，诱发社会不安，严重影响网络空间有序发展和现实社会稳定进步，部分内容甚至与社会主流价值观和主流意识形态背道而驰。

面对互联网发展的滔滔洪流，国际竞争越来越多地转向互联网人才、技术以及应用素养的竞争。为有效应对网络发展带来的严峻挑战，增强国家间竞争的核心能力，我国于 2014 年 2 月正式成立中央网络安全和信息化领导小组，并相继出台了一系列制度与规定，以进一步加强网络空间的管理和建设。这标志着中国向网络强国目标迈进的国家战略予以制度化确立，并给网络空间注入了规则意识与发展活力，让国内互联网空间逐步成为弘扬主旋律、激发正能量、培育和践行社会主义核心价值观的主阵地。

为适应互联网变化发展的新形势、新特征、新趋势，以便更好地认识、探索与运用网络规律，上海开放大学信息安全与社会管理创新实验室规划出版系列丛书——《网络创新治理与社会发展论丛》。这套丛书将关注有关网络热点话题，特别是有关医疗、卫生、教育、环保、食品安全等民生议题，以及有关网络形势、网络空间治理与网络社会发展等宏观问题。具体来讲，一是关注互联网发展最新业态、特征与规律；二是关注互联网发展对相应制度建设与管理工作带来的机遇与挑战；三是关注互联网变化发展对网络应用群体提出的技能与素养要求；四是关注应用互联网开展教育实践工作的探索与经验等。

这些内容是上海开放大学信息安全与社会管理创新实验室作为一个专业化的互联网研究机构对相关领域、相关问题进行分析和研究梳理的成果，以及对相关人员开展培训的实践探索成果。这些成果在一定程度上反映了网络发展以及实践探索工作的最新动态、特征和规律。我们希望本套丛书能够给广大读者提供认识互联网的新视角，能够更好地把握互联网变化发展的新常态和内在规律，更加纯熟地掌握和使用互联网应用技巧，以此来服务我们的工作、生活和精神世界，也期望能够启发读者的思考，以新思维和新模式来认识网络、运用网络。

王伯军

上海开放大学副校长

一　总报告

规则与茧化：2017年医疗卫生行业网络舆情年度概览

一、前言

从整个网络舆情走势来看，2017年，医疗卫生领域引发舆情关注的事件在数量和强度上都相对下降。《2017年中国互联网舆情研究报告》评选了20大网络舆情事件，涉医卫网络舆情事件仅有1例。一方面，近年来网民对医卫事件关注度在逐步下降；另一方面，涉医卫领域的正能量事件不断增多，网民对医护人员的理解、支持越来越多。

纵观2017年医疗卫生网络舆情走势，其特点可以用正能量和后真相并存来概括。"正能量"是指医疗卫生行业网络舆情事件中的正能量事件和正能量声音越来越多。行动者越来越能理性发声、理性行动。2016年11月22日，牛津字典将"后真相"（post-truth）作为其年度词。一下子，"后真相"热传世界，很快被人所接受。"后真相"一词精辟地概括网络时代部分人的未来利益，基于立场和情绪，忽视事实，强化某种观点，抹黑对方。部分2017年的医疗卫生行业网络舆情事件也呈现出较强的"后真相"特征。由此，我们用"正能量"和"后真相"并存来概括2017年医疗卫生行业网络舆情总体特征。

和往年的年度总报告一样，本研究选取了2017年引起网民关注较大的100起医疗舆情事件，并以此为样本，分别从舆情事件特征和舆情事件主体特征两个方面进行研究，以期呈现出2017年医疗卫生行业网络舆情的整体动态。由于研究设计和往年相同，本报告略去研究设计部分①。同时，本报告将与往年大致相同的信息略去，重点报告和分析具有年度特征的数据和信息。

二、网络舆情特征

（一）医患矛盾事件下降，典型形象事件增多，极端事件偶有发生

从医疗卫生网络舆情事件的类型分布来看，典型形象事件所占比重相对2016年又进一步增多，为21%，医患矛盾舆情事件（包括暴力伤医、医疗事故、医闹、医患纠纷、医方不当五类）由2016年的47%下降至2017年的40%。其他依次为：医药监管11%，医疗政策10%，医疗体制9%，其他9%。

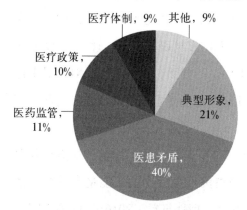

图1-1　医疗卫生网络舆情事件类型分布情况

典型形象事件不断增多说明了相关部门对医方的宣传更加重视，主流媒体不断宣传医疗卫生领域优秀人员的感人事迹。另一方面，自媒体不断爆出最美医生、最美护士等视频，把医护人员辛苦工作、对病人照顾有加的典型事迹发到网络，引发网民积极点赞和转发。在宣传医护人员方面，主流媒体与网络形成良性互动。

医患矛盾舆情事件从2016年的47起下降至40起。这个数据并不能说明现实中医患矛盾事件在减少。但是至少说明一点，网民对医患矛盾事件的敏感度大幅下降，关注度不断降低。暴力伤医、医疗事故、医闹、医患纠纷、医方不当五类舆情事件也较去年相比有所变化。如表1-1所示，暴力伤医舆情事件从2016年的12起降为9起。需要进一步说明的是，这仅仅是暴力伤医引发的舆情事件减少了，现实中暴力伤医的事件是否真正减少还有待于有关部门的统计数

---

① 参见刘长喜、侯劭勋等著《从"逢医必反"到"逢医必护"——医疗卫生行业网络舆情研究报告（2016）》，东方出版中心2017年版。

据来印证。从各方面的信息推理来看，暴力伤医的事件估计也在减少。从舆情事件的平均强度、平均烈度和舆情影响指数来看，除了医闹舆情事件和医疗纠纷舆情事件外，其他类型的舆情事件都在减少。深入分析发现，医闹舆情事件和医疗纠纷舆情事件之所以平均强度、平均烈度和舆情影响指数上升，主要原因在于有极端舆情事件发生。

表1-1　医患矛盾事件类型分布

过错方	事件类型	件　数	平均强度	平均烈度	舆情影响指数
患方	暴力伤医	9	19.35	2.50	47.40
	医　闹	9	28.32	27.68	45.22
	医患纠纷	7	14.23	11.21	10.45
医方	医疗事故	10	25.30	22.28	39.33
	医方不当行为	5	14.20	12.16	27.35

2.11 衡阳南华附二医闹舆情事件和陕西榆林产妇跳楼舆情事件就是2017年典型的极端网络舆情事件。医闹事件近年来越来越不得人心，深受网民批评。特别是在国家出台"医闹入刑"的法规之后，当地政府受医闹所裹挟，竟然破财消灾。这种做法引发网民热议和批评。陕西榆林产妇跳楼舆情事件更是引发网民热议，被《2017年中国互联网舆情研究报告》评为2017年20大网络舆情事件。关于这两个网络舆情事件的分析详见后面的案例分析，这里不再赘述。

（二）第四季度是舆情高发期，舆情源发地呈扩散型特征

如图1-2所示，从医疗卫生行业网络舆情事件发生的时间来看，2017年选取的100起事件中，42%的医疗舆情事件在第四季度爆发，其次为第一、第二季度，占比分别为25%和22%。第三季度医疗舆情事件爆发率最低，占比11%。

从100起医疗卫生行业网络舆情事件源发地来看，呈现扩散型特征。除掉那些来自国务院相关部

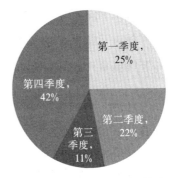

图1-2　医疗卫生网络舆情事件发生时间分布图

5

门的医疗政策外，大部分舆情事件源发地都分散全国各地。北京和上海作为医疗重镇，引发的舆情事件相对较少。

（三）微博、微信依然是主流传播平台，新兴媒体平台不容忽视

2017 年的医疗舆情事件传播平台主要是新浪微博和微信，分答、知乎等新兴媒体平台开始成为舆情传播的重要平台。83%的舆情事件由新浪微博和微信首发，进而引发新闻网站和传统媒体跟进。分答、知乎等新兴媒体平台首发的医疗卫生行业网络舆情事件占比为 8%。

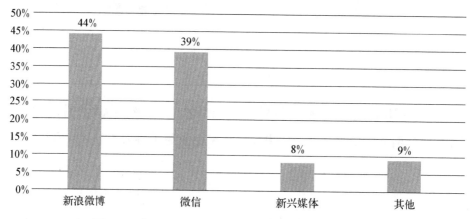

图 1-3 医疗卫生行业网络舆情事件首发平台分布情况

在首发后，引爆平台还是新浪微博和微信。新浪微博和微信不但是大多数舆情事件的首发平台，而且还是主流传播平台。通过新浪微博和微信的酝酿、发酵直至引爆网络。进而言之，从具体传播机制来说，新浪微博中意见领袖的作用相对于往年有所下降。但是在微信传播中，微信公众号发挥着重要的作用。一起舆情事件的影响力通过微信公众号的介入将会数万倍地放大。

（四）舆情事件中"晚上10点效应"明显，大多数舆情事件持续时间都在两周以内

通过对 100 起医疗卫生行业网络舆情事件的引爆时间研究发现，晚上10点是舆情事件大量被转发、评论的时间。这充分说明网络舆情事件的"晚上

10 点效应"比较突出。这也给网络舆情引导和监管提供了良好的时间介入契机。

如图 1-4 所示，2017 年医疗卫生行业网络舆情事件的持续时间大都较短，将近一半的舆情事件持续时间不超过一周。持续时间在一个月以内的舆情事件高达 92%。仅有 8% 的舆情事件持续时间超过一个月。

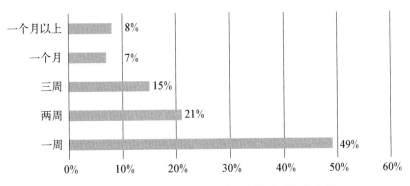

图 1-4 医疗卫生行业网络舆情事件持续时间分布情况

三、舆情涉事行动者的整体特征：正能量与后真相并存的生产与再生产

（一）医方：继续经营形象，效果明显

1. 典型形象建设得到网民认可

如前所述，在 100 起舆情事件中，典型形象舆情事件占比为 21%，较 2016 年增加 4 起。进一步分析发现，2017 年引发网民关注的典型形象事件不但数量增多，而且网民认可度也不断提升。通过视频、图片展现医护人员的事迹感动了大部分网民。如《人民日报》官方微博转发了《山西晚报》"43 岁女医生连续工作 18 小时逝世：查房时倒在病人身上"的报道，很多网民评论道："泪崩，别再打骂医务人员了，他们不容易""医生总被神化，却不知他们也是人，只不过是一个爱救人的人，他们不能做到起死回生，却只想做到包治百病。多些理解，为白衣天使点赞""好医生一路走好""一路走好！白衣天使！为你的高

尚品德致敬!"① 等。再如新浪微博上热传的"生死 7 分钟!南京最美女医生跪病床做生命的'托举'从鬼门关救回女婴",网民们也纷纷点赞评论:"这才是应该上头条的人,不是那些明星,明星是人,救人者是天使!!为正能量点赞!""这么温暖的医生我虽然没有碰倒,但还是相信我们都是敬业者""其实我想说,在我目前见过的医生里普遍素质和个人素养都是比一般人好的""每当看见医护人员的正能量视频就振奋人心"②。在医护人员典型形象的宣传方面,主流媒体、自媒体都不约而同地走到了一起,形成合力。

2. 舆情回应积极,方式和方法有待提高

医院是医疗舆情事件的重要涉事主体,很多舆情事件都需要医院回应、引导。通过数据分析发现,在 2017 年需要医院回应的 40 起舆情事件,90%以上的医院都积极通过网络、媒体采访等各种方式向社会说明、解释,总体效果较好。相对于以往医院面临来势汹汹的网络舆情,要么沉默以对,要么迟迟回应,即便回应也是隔靴搔痒,没有直面舆情焦点,2017 年的数据分析表明,医院对舆情事件的回应态度非常积极主动,回应也能直面舆情焦点。比如"急救剪衣被索赔"舆情事件,院方的回应表示医院在保管患者财物时存在过错,理解家属行为,并表示不会受到影响,以后遇到这种事"该剪还是会剪"。

需要指出的是,并不是医方所有的积极回应都是好事情。如果不建立在实事求是,而是在没有全面调查的基础上的积极回应反而会引发更大的舆情危机。榆林产妇跳楼舆情事件中院方在第一时间发布视频和相关资料,但是事后证明这些材料不全面,与事实不符。院方的这些回应将患者家属带入舆情的漩涡,给自己的形象也带来巨大的危机。

---

① "@人民日报":"43 岁女医生连续工作 18 小时逝世:查房时倒在病人身上",采集日期:2017 年 12 月 21 日,https://weibo.com/2803301701/FCoaxzzoH? refer_flag = 1001030103_&type = comment#_rnd1531184982204。
② "@新快报":"生死 7 分钟!南京最美女医生跪病床做生命的'托举'从鬼门关救回女婴",采集日期:2017 年 12 月 31 日,https://weibo.com/1652484947/FCa1wkBZi? refer_flag = 1001030103_&type = comment。

（二）网民：规则意识和社群茧化现象并存

1. 不再就事论事，而是深层反思制度

2017 年医疗卫生行业网络舆情一个新态势就是网民对舆情事件本身不仅仅就事论事，而是质疑、反思、批判、建言舆情事件背后的制度规则。如榆林产妇跳楼舆情事件中，关于"产妇为何不可以自己决定是否剖腹产"的讨论异常激烈，公众普遍质疑为何产妇在清醒的状态下依然没有选择是否进行手术的权利，而必须得到家属签字同意。许多网民从法律、伦理等角度讨论谁来决定患者是否手术。再如《肿瘤生物学》撤稿舆情事件，网民也将焦点放在医生的责任是发表论文还是救死扶伤，抨击当下对医生职称评定和考核的不合理制度。不仅仅就事论事，而是从更深层次思考事件背后的制度，期待更加公平合理的制度规则，这是网民逐渐成熟的表现。

2. 社群茧化现象不容忽视

需要指出的是，整体而言网民更加理性是一个趋势。但是，在一些舆情事件中还是表现出较强的非理性，其中一个重要特点就是社群茧化现象严重。社群茧化是指基于区域、性别、年龄、职业等分化的群体之间缺乏理性的认知，往往基于想象对事实进行简化、片面化，甚至丑化的理解。比如榆林产妇跳楼舆情事件中，相当多网民基于院方给出的信息，盲目批评家属重男轻女，将女方视为生育机器，出现了相当多的"区域炮"。现在网民之间的区隔也越来越严重，各自在网上抱团，形成形形色色的社群。一定的边界是合理的，但是缺乏基本的认知，盲目基于人云亦云的说法来判断对方对错是导致网络暴力的重要来源。

（三）媒体：继续分化，后真相特征明显

2017 年的医疗卫生行业网络舆情媒体之间继续分化，不同类型的媒体相互交织，在不同舆情事件中扮演的角色也各异。可圈可点的是，2017 年在医疗网络舆情中传统媒体发挥着巨大的正能量作用。如榆林产妇跳楼舆情事件中，正

是以央视为代表的传统媒体步步紧逼，不断追问，才将真相一点一点披露出来。在人人都是自媒体的时代，传统媒体对真相的追求值得鼓励，也是不可或缺的。由于缺乏团队，很多自媒体处于吸引流量的考量，发布所谓的事实信息，误导大众，导致舆情危机。从某种意义上来说，自媒体是网络舆情呈现后真相特征的重要推手。

（作者：刘长喜、侯劭勋、李雪）

二 案例分析

"剪不剪"的困境？

——"急救剪衣被索赔"舆情事件分析

一、前言

医患关系问题一直在撩拨着国民的神经，在这样一个网络飞速发展、人人都是自媒体的时代背景下，"医闹""医患纠纷"这些词汇，搭上新媒体的快车，一落到网络舆论场，就像在平静湖水中开了一枪，迅速引爆、推开，引发广大网友的评论。2017年9月的"中南医院急救剪衣服，被家属索赔"事件，一经曝出就引发了网友的广泛热议。此次医疗舆情事件与一般的医患矛盾有所差别，不同点有三：一是舆论的爆发是在涉事双方调解之后，舆论对医疗事件进程的发展影响有限；二是由于这次事件中不涉及患者的死伤致残，所以医患矛盾的舆情焦点不在于事件的结果，而在于急救规则与争取救援时间之间的理法纠葛；三不像以往的医疗纠纷中医患关系的紧张对立甚至你死我活，在这次事件中，医生、院方和患者之间呈现出了不吵不闹、迅速解决纠纷的和谐局面，反而舆论场中网民们的反应比涉事主体激烈许多。

事件发生后，网友对这一事件主要存在这样几种观点。大多数的网友认为家属是在讹诈，不知感恩，对患者家属进行了猛烈的声讨；一部分法律工作者认为医生在抢救结束后没有保管好衣服财物这一过错是存在的，只不过在紧急避险的情况下，医生不应该赔偿；有少部分人持不同的观点，他们认为应该将道德与规则分开来对待，一码归一码，急救是急救，医生在保管患者财物时确实出错应该赔偿，但是具体由院方还是参与抢救的医护人员赔偿，值得商榷。

13

"急救剪坏衣服、后期没有妥善处理患者财物"这一事件的评论有三种论调，站在道德层面上看问题的网友认为这就是一出现实版的"农夫与蛇"；站在规则层面上看问题的网友认为"无规矩不成方圆"，即使规则显得不近人情；比较中庸的网友站在相对中立的层面，对此类事件呼吁"社会需要规则来维系，也需要道德来温暖人心"。①

此次医疗事件之所以引发网友热议，是因为事件本身蕴含着伦理的困局，一方面折射出医院急救程序存在的困境，另一方面也展现出网友面对情理两难情形时的态度。医疗纠纷本身的性质和类型可以反映出现在医疗卫生行业发展的困局，而从网络的"舆情"可以一窥当代社会民众的关注点和价值倾向。本研究从"急救剪衣被索赔"事件的舆情发展过程切入，深度探讨网友对这一事件的见解，并对这种医疗卫生领域情理两难的困局进行反思与总结，最后提出应对的建议。

二、舆情波动特征与历程

首先先来回顾一下事件发生的过程，2017 年 9 月 11 日下午，武汉大学中南医院接收了一个在工作中突然因为肺栓塞而昏迷不醒的患者，当时患者的情况十分危急，为了和时间赛跑，医护人员没有通知患者家属就采取了紧急措施实施抢救，抢救需要从大腿根部穿刺插入人工心肺仪，所以剪开了患者的衣物对腿部、腹部进行消毒，后经急救医生的全力抢救，患者脱离了危险。然而，患者的父亲几天后却找到医院称抢救时医生剪坏了患者的衣物，而且把衣服口袋里的现金和证件也搞丢了，要求医院赔偿 1 500 元。患者家属于 17 日第一次提出索赔要求的时候，院方认为医护人员抢救没有出现差错，剪衣服是在如此紧急的情况下最高效的办法，患者的财物丢失原因还不明确，所以对这一赔偿要求医院是拒绝的。19 日晚，家属报警，对院方再次提出赔偿要求，在警方的协

---

① 新浪微博，采集日期：2018 年 1 月 1 日，https://weibo.com/2404271253/FoEK1hZiQ？type = comment#_rnd1510398852772。

调下，患者家属与院方协调一致，将赔偿金额降至 1 000 元，由主要参与抢救的 4 名医护人员来分摊这一赔偿费用。此事一经媒体报道，网友议论纷纷。

9 月 22 日上午 8 时左右，《楚天都市报》发文讲述此事，后迅速被网友转发至微博、微信，这一事件首次进入网络舆论场并引来众多议论。随后，各大新闻媒体、医疗卫生领域从业者、法律从业者等积极参与，事件在 22、23 日达到高峰，28 日之后逐渐平息。"医生救人后被索赔"事件的微博走势如图 2-1 所示：

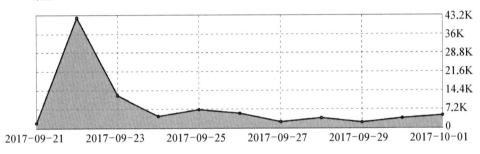

图 2-1　中南医院"急救剪衣被索赔"事件舆情发展走势图①

这一事件的网络舆情发展走势呈现出一种快热快消的特征，在曝光当天搜索量和关注度迅速爆发，并在两天之内达到峰值，随即热度逐渐衰减，舆论也渐渐平息。

（一）舆情初起，迅速引爆（9 月 22 日—23 日）：当地报纸发文，迅速引发关注

9 月 22 日早，湖北当地媒体率先发布题为《医护人员抢救时剪患者衣物弄丢财物 被家属索赔》的报道，详细叙述了这一事件发生时的情形，并配上了当时抢救室内监控的图像。报道一经发出，湖北网民对此事高度关注，"急救剪坏衣服被索赔"这样的字眼引来网友纷纷评论转发，这一事件就此正式进入舆论

———————
① 图表取自新浪微指数。

视野。当天上午十点至十一点,"@新京报""@中国之声""@中国新闻网""@头条新闻"等媒体纷纷发表事件相关微博,迅速引起微博网友关注。在微博上,22日当天,该事件的关键词"索赔"被提及的次数,包括评论与转发,共有42 224次,热议微博前三分别是"@澎湃新闻"发布的《医生为抢救呼吸骤停患者剪坏其衣物,事后被家属索赔千元》,评论数超过10 000条;"@新京报"发布的《医生#救人后被索赔千元#回应:能理解 可能1 000元对他很重要》,点赞人数超过30 000条,评论19 000多条;"@钱江晚报"发布的《心塞!医生抢救时剪坏患者衣物,遭索赔千元》,评论数也达到10 000条以上。① 新浪微博上这一话题的实时搜索量随即登上热度排行榜。

从9月22日到9月23日,这一事件的热度达到一个小高峰,新浪微博是主要的舆论场所。截至23日24时,全网相关新闻有两千多条,其中新浪微博占将近1 200条,其中多个具有影响力的微博认证用户,如"@财经网""@网络新闻联播""@中国普法"等的评论与转发也推动该事件的舆论走向高潮。②

(二)短时间内快消快退(9月24日后):舆情迅速平息,微博成主要舆论场

在这段时间内,多家媒体采访了医院和患者家属,事件的来龙去脉渐渐清晰,家属认为丢失证件和财物是医院工作疏忽,并保证不会拖欠医疗费用。院方的回应也表示医院在保管患者财物时存在过错,理解家属行为,并表示不会受到影响,以后遇到这种事"该剪还是会剪"。

虽然这一话题在短时间内就引发了大量网民的热议,但是在23日之后的几天之内又快速消退。数据库统计值③、新浪微指数④均为我们呈现了这样的一个

---

① 数据来源:新浪微指数,采集日期:2017年11月12日。
② 数据来源:上海开放大学信息安全与社会管理创新实验室统计数据库,采集日期:2017年10月26日。
③ 数据来源:上海开放大学信息安全与社会管理创新实验室统计数据库,采集日期:2017年10月26日。
④ 新浪微指数:通过关键词的热议度,以及行业/类别的平均影响力,来反映新浪微博舆情或者账号的发展走势。

走势：22 日关注与评论急剧增加，达到峰值后快速消退，24 日之后趋于平静。

（三）一波稍平一波又起：无独有偶，上海曝出相似事件

中南医院医生救人后被索赔衣服财物的事件刚刚淡出人们的视线，9 月 27 日，上海本地资讯媒体"看看新闻"爆出上海市第一人民医院宝山分院也遭遇了类似情况。9 月 23 日，一名 54 岁的患者因突发意识障碍被送入医院抢救，当时已经出现脑出血和脑疝症状，病情危重。一同赶来的家属表示未带足现金，考虑到患者病情紧急，需要立刻手术，允许其办理欠费入院。在医护人员对其实施抢救后，患者脱离危险，生命体征平稳。然而两天后，患者儿子坚持声称，医院没有交还患者衣物以及口袋里的两千元现金和证件，要求返还。医护人员告知家属已将衣物归还，并描述了当天随行人的外貌，但患者家属坚决否认有其他随行人，坚称当天只有他一个家属。口头解释无效，医护人员带其去医院调取监控，据监控显示，护士亲手将患者衣物交给了随同的家属，当问及家属是否认识这一接过衣服的男子时，患者的儿子承认是其同学。家属在看到监控视频后已经向院方道歉，双方达成和解。

此事一经曝光，网友的反应十分一致，在"@澎湃新闻"这条博文下，几乎都是"新的碰瓷开始了""有些人救不了他的灵魂"等类似的评论。

这一事件与中南医院急救剪衣被索赔的事件的性质相似，但是不同的是，监控证实医护人员已经将衣服财物安全无误地移交给了随同的家属，毫无疑问是家属单方面的过错。而中南医院的事件就相对比较复杂，在中南医院的事件中医院也确实存在着过错，在这里，就有了合情与合法的争论。

三、舆情观点分析

（一）喧嚣的网民

这一事件投入微博舆论场就引发了网友的争论，通过对新浪微博网友的转发与评论的系统抽样，可以将网民们对此事的态度大致分为三种类型：

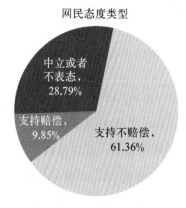

网民态度类型

中立或者不表态，28.79%

支持赔偿，9.85%

支持不赔偿，61.36%

图2-2 网民态度类型

1. 类型一是认为医院不应该赔偿，家属的要求是无理取闹。持这一态度的网友占大多数，比重占到了六成

大多数网民还是以合情和道德的视角来看待家属的行为，斥责患者家属这一做法不妥当，令人心寒。有些网友用调侃的方式来谴责家属的行为是"典型的忘恩负义"。"@沈花小美（新浪微博）：#医生剪衣救人遭索赔#司马光5岁的时候去邻居家玩，看到邻居的小朋友掉进水缸里快要淹死了，急忙砸碎了缸救出了小朋友，然后小朋友的父亲气愤地告到衙门，衙役带着小朋友的父亲，与司马光父母协商后，认为一码归一码，应赔偿水缸、衣物及衣兜里的玩具的损失，司马光于是赔偿了邻居家一千个铜板。"[1] 也有的网友指责家属的方式比较直接，"@挟天子戏诸侯（新浪微博）：这种家人真是够丢武汉人的脸，这1000块钱你用的安心？"[2] "@光合作用Alex（新浪微博）：为你们出色而忘我的工作惊叹！只是希望这个社会能少一些白眼狼，多一些暖暖的人情味儿。"[3] "@SoutherngirlAnnie（新浪微博）：再有下次，医护人员给他衣服慢慢脱下来，然后把衣服内的财物挨个照相登记。都弄好后再找他核对一下，再确认一遍，都没毛病了，找个保险柜锁好。然后就可以把病人推进太平间了[微笑] 现在医德提升了，人的道德却不知去哪了……"[4] "@李氏君来（新浪微博）：维权意识高涨天朝国民们就是牛，个个腰里别副牌，逮谁跟谁来。"[5]

2. 类型二是认为医院存在着过错，应该赔偿。持这一态度的网友所占的比重最小，大概有十分之一

这些网友强调这件事情的关键不在于急救中是不是可以剪开患者的衣服，

① 新浪微博，采集日期：2017年10月26日，http://weibo.com/2677083460/FnTfDwGNw。
② 新浪微博，采集日期：2017年10月26日，http://weibo.com/2471938401/FnggNwmEG。
③ 新浪微博，采集日期：2017年10月26日，http://weibo.com/1087963020/Fn9fYjdSQ。
④ 新浪微博，采集日期：2017年10月26日，http://weibo.com/5098425433/Fn9cb64hn。
⑤ 新浪微博，采集日期：2017年10月26日，http://weibo.com/3840554459/Fn86WloZp。

而在于医院将患者的财物丢失了。医院对于患者的财物负有保管义务,由于医护人员职能缺位、没有尽到保管义务而造成患者的财物损失,家属的赔偿要求合情合理,他们认为情归情,理归理,在一个遵守规则的社会中,照章办事才能赢得信任。如新浪微博网友"@hanna2520_ttw"所认为的那样:"简直就是胡说八道,把主张正当合理的合法的权益说成了是讹钱!这种胡说八道的思维怎么来应对那种复杂的医患关系?!而且即便是真的碰上那种所谓的讹钱的病人,他只要通过合理合法的渠道维护他的主张,那也是合理合法的,那个病人真的就是主张,要求医院赔偿他的被剪坏的衣物,也是合理合法的。"①"@东方网"评论认为,"急救剪衣被索赔更需公众保持理性,救人剪衣是一回事,而保管财物又是另外一回事,两者不可混淆。院方如此,外界也应如此看待,才能避免被情绪化所带动,忽略事实而模糊是非边界。"② 腾讯微博网友"@weibodigu8498"这样评论道:"脱衣服,撕衣服,剪衣服……都可以理解,不过对取下来的衣、物设置一个保存设备,这样不算过分吧!万一伤者去世了,这些就是最后的遗物了,尊重生命得从细节着手。"③ "@浅蓝洪鑫的眺望"(新浪微博)认为"这个世界是有各种规则(比如法律和医院的规章制度……)也有依照规则去解决当事人诉求为职业的人(比如法官或医院的行政人员),去依照规则有选择地去支持或拒绝人家的诉求。道德律己不律人,站在道德高地指手画脚用道德去约束别人的闲杂人等是一道丑陋的风景线。人家有诉求的权利但你没有当法官的资格。"④

3. 类型三是认为医院存在过错,家属要求也可以理解

持这种态度的网民并没有明确表示自己是站哪一方,比例为 28.79%。站在这一立场上的网民又可以被分成两种不同的态度,第一种是从法律层面上来讲,有部分网民认为这种情况在刑法中属于"紧急避险"的场景,医院的赔偿在法律上和情理上都有一定灵活商榷的空间。比如新浪微博的网友"@中国普法"

---

① 新浪微博,采集日期:2017 年 10 月 26 日,http://weibo.com/1234597243/FnST8zC11。
② 新浪微博,采集日期:2017 年 10 月 26 日。
③ 腾讯微博,采集日期:2017 年 10 月 26 日,http://t.qq.com/p/t/489761119799625。
④ 新浪微博,采集日期:2017 年 10 月 26 日,http://weibo.com/2392514264/Fn83VBoBL。

在事件发生后发布了一篇微博长文就这件事的法理问题进行了探讨。"@中国普法"认为医院有错，但是在争分夺秒地抢救的情境下，医院不需要赔偿衣服的损失，且财物的损失需要赔偿的话也不应该由医护人员承担。在这里其实涉及民法中有关紧急避险行为的相关规定，根据《侵权责任法》规定："因紧急避险造成损害的，由引起险情发生的人承担责任。如果危险是由自然原因引起的，紧急避险人不承担责任或者给予适当补偿。紧急避险采取措施不当或者超过必要的限度，造成不应有的损害的，紧急避险人应当承担适当的责任。"[1] 在事发突然的情况下，衣物与生命两者权衡之后，医生将生命安全的权益放在首位，虽然因为疏忽没有尽到安全保障义务，造成了一定财产权益损害，但是额度没有超过限度，且患者无法有效举证自己进医院时就携带了相关证件和财物，医护人员有过失但是无须赔偿。"@中国普法"总结道："另外，该安全保障义务的责任主体应当是医院，如未尽到，也应由医院承担损害赔偿责任，不应由参与抢救的医务人员进行赔偿。"[2] 第二种是认为这一事件本没有必要被放到舆情场来讨论，造成网民骂战的罪魁祸首是看热闹不嫌事大的媒体。"@文艺泽（新浪微博）"对此事件有这样的评论："其实这个事情是媒体误起标题，家属并没有要求赔偿剪破的衣服，而是要求赔偿医院不慎弄丢的财物，事情真相其实并非那样。"[3]

（二）克制的舆情主体

当我们在网络上一搜索"医疗纠纷"等相关的关键词，跳出来的往往是医患双方闹得不可开交的新闻，而这次事件不同于一般的医疗纠纷，这一事件中的舆情主体有着相当不同的反应。在这一事件中，相较于网络舆论场的喧嚣，现实中的医生、患者家属和医院等舆情主体反而表现得相对理性和克制，甚至

---

[1] 《中华人民共和国侵权责任法》第三章第三十一条。

[2] 新浪微博，采集日期：2017 年 11 月 12 日，https：//mp. weixin. qq. com/s？＿＿biz＝MzAwNTMwNzA0OOA＝＝&mid＝2652082111&idx＝2&sn＝c29a8b6fadea7b403e227c17b15e7275&chksm＝80f98078b78e096e1143507e28ac38011083351072c60bdadd39b2e6bee23a1369ab2161e394#rd。

[3] 新浪微博，采集日期：2017 年 10 月 26 日，http：//weibo. com/1955046543/FnTyiqpsl。

可以说是"和谐"。

1. 医生的回应:事件发生后,涉事医生在事件发生但尚未引发网友大规模讨论时,就率先一步向患者家属检讨了医方的职责确实存在疏漏,没有尽到保管患者财物的义务,并表示理解家属的行为,迅速地对家属的损失进行了赔偿。当舆情爆发时,医生在回应公众的声音时,首先表明医护人员对家属的索赔行为是可以理解的,并表示以后遇到这类危机情况,依然会以救人为先,按照规范流程进行急救,"该剪还是会剪",这一回应引得网友纷纷点赞。自始至终,医护人员保持着专业度和同理心,没有借由舆论的导向而向患者家属施压,这种应对舆情的方式既为医生树立了遵守规则的形象,又加深了公众对医护群体救死扶伤、医者仁心的道德情怀的认可。中南医院医护人员对这一事件的回应可以说是医患纠纷发生时,涉事医生应对舆论的模范行为模式。

2. 院方与相关职能部门的应对:事件一经媒体曝光,医院方面立刻通过官方微博和媒体回应了此事,并及时公布了事件发生时手术室内的监控视频,最大限度还原了事件的真相。医院在第一时间承认医院在工作细节上存在着瑕疵,迅速组织医护人员赔偿患者家属平息舆论,没有借着这次事件上纲上线,且事后院方主动补偿了涉事医生付出的赔偿款,对医生的救治行为给予肯定。武汉市卫计委第一时间过问此事,要求在保护患者权益时,也必须安抚好医护人员的情绪。医院这种回应方式受到一些网民的抨击,认为医院"**窝囊**""**令人生气**",但其实,院方和相关职能部门对此事的回应看似窝囊,实则是聪明之举,一方面维护了患者与医护人员的颜面,没有将医患矛盾引向更激烈的境地,也能正确引导医患关系走向理性。另一方面,医院对此次舆情事件的回应,有助于提升医院的公信度,更展现了官方机构在处理医患关系中的稳定器作用。

3. 家属的态度:在我们固有的印象里,医患纠纷事件中,患者家属一方往往扮演着"一哭二闹三上吊"的角色。但是在这一舆情事件中,家属自始至终都保持了理智,没有任何过激的言辞行为。家属的赔偿要求也有着一条清晰的逻辑——感激医生专业与敬业是一回事,由于医护人员疏忽导致患者的财物损失是另一回事,不能将两者混为一谈。且家属在面对媒体访谈时也表示患者的住院费用自己一分钱都不会少交，因为医院弄丢了患者的证件导致办理住院手续时非常麻烦，补办也需要时间，这才提出了在合理额度内的赔偿要求。刨除家属这一赔偿要求给人的道德不适感，可以看到，在事件发生和舆情爆发后，家属们始终没有依仗在医患关系中的"弱势地位"而采取激烈的言行控诉医生，也没有搞常见的"医闹"套路。虽说患者家属的要求缺乏"人情味"，但我们不得不承认这次事件中的患者家属是克制而理性的。

（三）理性的自媒体

随着新媒体的发展，自媒体在舆情事件中的发声引发的关注和作用越来越大，一些粉丝基础强大、有一定影响力的自媒体能够一定程度上引导舆情的走向。在中南医院这一急救事件中，有两种类型的自媒体的发声值得我们关注，一是医疗卫生事业从业人员，二是媒体从业人员，他们的论点往往对于引发或者平息网民舆论起着导向作用。"@麻醉科朱斌医生"9月27日在微博上发表了对此事的观点，他认为保衣服还是保命的矛盾牵涉到了知情和授权的问题，朱斌举了美国南加州的急救案例，美国南加州的一家医院在抢救一个跳桥的病人时，在急救过程中将患者的衣服财物该脱的脱、该剪的剪，然后汇总放入一个纸袋子里，这一过程不需要任何人签字确认，而随后的抢救过程，包括切开胸腔进行心脏按摩和摘除一个肾脏，也是没有经过请示与签字，进行了直接处理，最后病人救活了而且渡过了危险期。朱斌认为这种事情不会发生在国内，因为医疗体制不同，我们的医疗制度拖延了最佳的抢救时间。[①] 朱斌的观点引发了网民关于医疗程序规范性和急救时间紧迫性之间困局的思考，也引发了不少的争议，而这些争议之声都是对完善医疗体制的有益刺激。

"@中青报曹林"作为一个在新浪微博上拥有200万粉丝的"大V"，在9月23日发表了一篇长文来评论这一事件。曹林持"剪衣急救遭索赔不是事实，而是看戏需要的节奏"的看法，在这篇文章中，曹林指出这一事件的新闻标题

---

① 新浪微博，采集日期：2017年10月26日，http://weibo.com/2749198025/FnIY1qTaE。

存在这样的暗示——"患方是因衣服被剪坏而索赔",而医患之间本就积累了太多不满,而这一暗带节奏的标题一出就引燃了原有的积怨,但是这种节奏不是事实,而是媒体在歪曲和误导新闻事实中人为地刺激医患矛盾。曹林认为,医生急救时可不可以剪开衣服完全是一个伪命题,通览整篇新闻,患者家属并没有质疑医生剪衣服急救的正当性。① 现在,曹林这样客观而中立的媒体人越来越多,他们呼吁媒体不要以赚点击量为目标进行新闻报道,而应该坚守媒体人的底线,在完完全全还原事件真实情况上努力,同时也身体力行,为广大网民澄清事件逻辑。

四、反思

(一)网民的选择:"合情还是合法?"

在这个事件中,大多数网友的评论都站在医院一方,抨击病人家属没有良心,不知感恩,质疑家属将生命置于财产之后,更有甚者认为家属是讹诈医闹行为。不过通过梳理这个事件的来龙去脉,有三点需要我们注意。(1)患者肺部栓塞病情凶险,中南医院与时间赛跑,果断处置,成功挽救患者生命,出于急救目的需要剪开衣服,这一做法不论是从法理上还是情理上,都是不存在问题的。(2)患者几天后清醒了,家属来索要衣物,在抢救到移交衣物的过程中,医院对于患者的财物应当负有保管义务,剪坏的衣服被当作垃圾处理,造成了患者财物的损失,这是法理层面的问题,所以家属索赔是合法的。(3)家属在回应《北京青年报》对于这一做法是不是不太地道的质疑时,回答是这样的:"我觉得一码归一码。我对参与抢救的医护人员心存感激,毕竟是他们救了我儿子的命。但一码归一码,医院提供的服务是有偿的,他们也要承担自己工作疏忽所造成的后果。"② 关于赔偿的数额,家属并没有狮子大开口,而是计算了具

---

① 新浪微博,采集日期:2017 年 11 月 2 日。
② 北京青年报,2017 年 9 月 23 日第 A10 版,采集日期:2018 年 1 月 1 日,http://epaper.ynet.com/html/2017-09/23/node_1340.htm。

体损失之后而提出的,而且家属也承诺一定会结清住院的相关费用,所以讹诈医闹在这里其实是不成立的。

就事件本身来看,抛开家属行为在道德层面上给人的不适感,其实家属要求赔偿在法理和程序上是不存在问题的。问题就在于这个事件不是一起简单的法律纠纷,它包含着复杂的情与理的纠葛,是一个合情还是合理的困局。虽然家属的行为在法律上是被支持的,但是令人心寒。网民将矛头全部对准家属的行为,其实折射出人们在面对着情理困局时的价值取向,"合情"是国人历来的思维习惯,在面临情与理的纠葛时,民众心中的天平更加偏向"情",这种价值倾向在医患纠纷事件中体现得尤为明显。

(二)责任的主体:"谁该为赔偿买单?"

医院对于患者破损衣物的处理有相应的规则,一般情况下,抢救时剪掉的衣服,按照医院制度必须先由医护人员清理,将衣物内夹带的财物拿出来交给家属,再将破损衣物丢弃。很明显,由于患者病情危重,抢救过程争分夺秒,医护人员精神高度紧张,对于患者财物的处理确实存在疏漏,这是毋庸置疑的。但是问题在于谁该为赔偿"买单"?在现行的医院制度中,对于赔偿事件的处理原则是这样,一旦发生病人逃费、医疗事故赔偿等问题,按比例甚至全额由参与救治的医护人员承担。这种做法虽然有着一定的合理之处,可以督促临床医护人员注意规避风险,但是这个制度不免有些不近人情,符合程序但是不符合情理。而且要求医护人员和医院共同承担风险,长此以往,医生在抢救病人时是否还能做到无所顾忌?

(三)反面的典型:会是下一个"扶不扶"吗?

这一事件快起快退,事件的热度消散之后,其引起的副作用却没有消退。在中南医院急救事件中,医院采取的应对策略是比较温和的,希望息事宁人,很快给出了解决办法,避免造成更大范围的社会讨论。不过院方将赔偿责任甩给负责抢救的医护人员这一做法还是激起了网友的不满,当事医护人员的忍气吞声也令网友大呼"委屈"。事件发生后不到一个星期，上海市第一人民医院宝山分院又被爆出相似的事件，也引发了网友的讨论，有些网友甚至认为这是一次有意的碰瓷行为。上海市第一人民医院宝山分院的事情提醒我们，如果对此类事件不加重视，而官方态度依然暧昧的话，那就有可能使得"有心人士"利用这一漏洞进行讹诈，最终可能会引发类似于"扶不扶"的社会信任危机。

五、建议

（一）媒体坚持正确导向，不要乱带节奏

当下媒体的新闻标题似乎都存在着一种价值判断的意味，在这一事件中，这些媒体的新闻标题都带着这样的一种暗示：患者是因为衣服被剪坏而向医院索赔的。这就将话题导向了"医生急救时能不能剪衣服，剪了衣服要不要赔"。在这个医患关系本身就相当敏感的环境中，此类话题一下子就戳中了网友的痛点，网友义愤填膺，怒斥这一现代版的"农夫与蛇"。但是"保命还是保衣服"这一议题是成立的吗？其实通过新闻我们不难看出，患者家属从未质疑过医生剪衣服急救的正当性，这种荒谬的"保命还是保衣服"二元冲突其实是被臆想出来的，家属的要求不是"保衣服"，而是要求医生在抢救过程中妥善保管衣服财物，这一事件核心的矛盾也不在于急救时该不该剪开衣服，而在于院方应该如何处置这些衣服财物，是不是履行了应该履行的义务。媒体将"急救剪衣遭索赔""保命还是保衣服"这样的话题扔进了舆论场，使本来就紧张的医患关系加剧，也刺激着围观者的情绪。医患关系本就脆弱，媒体在发布新闻时应该更加审慎，不要随意带节奏误导网民，人为地激化医患之间的矛盾了。

（二）院方审慎处理，不再事事让医护人员"顶包"

这一事件中，医院的处理可以说是十分温和，没有试图引导舆论声讨家属，而是对家属的行为表示理解，这一做法实际上是值得称赞的，体现出了应有的社会责任感。但是对于赔偿款的筹集，医院的做法是否合理还是值得商榷的。

虽然现行的医院制度，对于此类赔偿的原则确实是由主要参与救治的医护人员承担，但是这一规则真的合理吗？面对此类事件，医院应该挡在医护人员的前面主动来承担赔偿责任。在法理上，医院是公共场所的管理人，履行安全保障义务的主体，应该担负起赔偿患者家属损失的责任。在情理上，医护人员努力抢救患者生命，反过来却要为丢失的财物付出赔偿的代价，这实在令人寒心。

（三）医护人员面临急救时的伦理矛盾，坚持医者仁心，同时也务必善于利用程序维护权益

医院是一个十分特别的场所，尤其对于急救诊室来说，时间就是生命，在争分夺秒抢救生命和履行完备的手续之间经常存在着冲突。而在积怨颇深的医患关系中，这种急救时的伦理困境使得医生的角色处于两难的困境。在面对这种冲突和矛盾时，医生最应当坚持的就是医者仁心，将患者的生命健康永远放在第一位。同时，为了避免身陷医患纠纷的麻烦，医生也应该重视手续与程序的完备，善于利用制度来维护自身的合法权益，并在抢时间救人和履行完备手续之间寻找到一个平衡。

（作者：翟家宁、刘长喜）

抗争、妥协与理性

——衡阳2.11南华附二医闹舆情事件研究

一、前言

近些年来医闹事件频发，即使国家已经推出"医闹入刑"政策用来保障国家医疗卫生行业的健康发展，但是此类事件依然层出不穷。自2017年2月起，湖南省衡阳市以2.11南华附二医闹事件为首，短短一个半月内集中发生了五起性质恶劣、造成严重社会影响的涉医事件，由此引发社会舆论的广泛关注。

2017年2月11日，湖南省衡阳市南华大学附二医院发生了一起患者秦于芽在诊疗过程中死亡事件。事发后，家属在退伍老兵谭福林等人的带领下，组织数十人身穿军装到医院闹事，封堵医院大门，在大厅里烧纸钱放鞭炮，并打伤医院安保人员，致1人骨折，严重扰乱医院正常医疗秩序。此后，虽有警方和政府介入证明医方诊疗过程无过失，但考虑到患者特殊的家庭经济状况，医闹方最终得到人民币40万元的赔偿。在该事件被媒体报道后，舆论对衡阳市政府在处理医闹事件时是否只是片面维稳进行了激烈的讨论，并对医闹组织者谭福林背后的"职业医闹"群体进行了强烈谴责和深度曝光，由此引爆舆情。

随着以微博、微信为代表的社交网络时代的来临，民间社会话语舆论场逐渐崛起并壮大，由官方一元话语主导的社会舆情生态系统出现了多元化的趋势，网民利用多样化的媒介渠道发出自己的声音，使得社会民众的话语表达空间不断扩大，民间话语舆论场在技术的春风下茁壮成长。我们将这次持续三个多月的衡阳2.11南华附二医闹事件看成一个小型的舆情生态圈，医闹者、地方政府与网民三者则是舆情生态圈中重要的参与者，三方的行为和态度推动了舆情的不断演变和一个个舆情高峰的出现。2.11南华附二医闹事件的舆情发展有哪些阶段和特点？舆情生态圈的参与者医闹者、地方政府和网民这三者各自有何表现？这些行为背后有哪些深层动因？接连不断发生的医闹事件又应该如何破解？这是本文试图解答的问题。

二、2.11南华附二医闹事件舆情发展阶段

本研究选择2017年2月8日至2017年5月20日这一段时间，通过上海开放大学信息安全与社会管理创新实验室数据采集系统获得了2.11南华附二医闹事件的全网数据。本次事件从2017年2月中旬开始酝酿，3月下旬迅速爆发，4月初迎来一小波新的浮动后开始慢慢平息。整个过程历经三个阶段，从传统媒体到网络自媒体都对其进行了追踪报道，并最终于3月底在微博平台迎来了本次事件的舆论最高峰。

由图2-3趋势可以看出，从2月8日0点到5月20日16点，关于该主题的互联网舆情数据达到8 509条。舆论最高峰出现在3月31日，有1 682条数据，其中微博1 651条，微信公众号15篇，新闻9篇，论坛7篇。

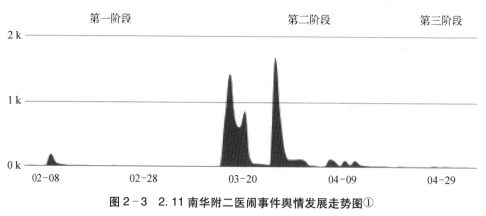

图2-3 2.11南华附二医闹事件舆情发展走势图①

---

① 上海开放大学信息安全与社会管理创新实验室数据采集系统抓取衡阳医闹的全网数据进行统计分析。

(一) 舆情初现 (2 月 11 日—2 月 28 日)

2017 年 2 月 11 日上午 9 时 36 分, 55 岁的衡阳县某陶瓷厂员工秦于芽因腹痛 20 余天来到南华附二医院就诊。在秦于芽本人的要求下, 就诊医生为其对症肌注一支解痉针, 但肌注不到 2 分钟, 秦于芽突然出现意识障碍, 最终抢救无效死亡。2 月 12 日, 秦于芽家属拒绝了尸检提议并要求赔偿, 在整个医院大厅燃放鞭炮, 造成消防报警系统报警, 迫不得已之下医院义务消防队员启动灭火程序, 双方发生推搡与肢体接触, 并有人受伤。2 月 13 日, 家属找来死者过去的老战友谭福林, 组织约百人, 冒用"衡阳籍全体参战老兵"的名义轮番向医院开始"冲锋", 严重影响了其他患者的诊治工作, 造成了恶劣的社会影响。然而在此次医闹事件的处置结果中, 衡阳市政府选择了向医闹方支付了人民币40 万元来结束此次医闹事件。

2 月 13 日, 腾讯网发文《衡阳南华大学附二院发生重大医闹事件 医闹医院内燃放烟花鞭炮"闹"元宵!》[①]; 医学界发文《患者死亡, 老兵聚集医院讨说法?》[②]; 微博账号"@一个有点理想的记者"发文爆料衡阳南华大学附属第二医院医闹事件始末, 当天内该微博转发次数为 1 135 次, 评论 1 328 条, "老兵医闹"迅速登上微博热搜话题排行榜, 成为本次舆情事件的开端。2 月 13 日当天全网对南华附二医闹事件的搜索数据为 174 条, 其中新闻报道 4 篇, 微信公众号文章 7 篇, 微博搜索数据 158 条。

(二) 高潮迭起, 两个高峰 (3 月 1 日—4 月 9 日)

1. 高峰一

2.11 南华附二医闹事件处理结果还未正式公布, 3 月又发生了 3.12 衡东县

---

① 腾讯网:《衡阳南华大学附二院发生重大医闹事件医闹医院内燃放烟花鞭炮"闹"元宵》, 采集日期: 2017 年 5 月 8 日, http: //mp. weixin. qq. com/s? _ _ biz = MzAxNDE0MDA3NQ = = &mid = 2650881220&idx = 2&sn = a43596d5a0e6641bd98a6c8a24cc197b&scene = 0#wechat_redirect。

② AB 报网站:《患者死亡, 老兵聚集医院讨说法》, 采集日期: 2017 年 5 月 8 日, http: //wx. abbao. cn/a/7255-7b25a31fba55bc2c. html。

人民医院扰乱医疗秩序事件。3月21日当天，300名老兵大闹衡东县人民医院，医闹组织者依然为谭福林，且其行为言语嚣张跋扈，称其在南华附二医闹事件中成功为医闹方获得40万元人民币，由此逐渐平息的南华附二医闹事件再一次成为人们广泛热议的话题，彻底引爆舆情。3月22日，本次舆情事件的舆论热度达到第一个顶峰，"南华附二老兵医闹"全网搜索数据达到1 423条，舆论对谭福林冒用退伍老兵的名义组织医闹团队进行多次医闹的行为进行强烈谴责，并对其所说的南华附二医闹事件中的政府赔付40万进行热议。如央视国际发文《又见医闹！湖南衡阳现专业医闹队在多家医院打砸闹事》①；"@一个有点理想的记者"《医院号召职工自卫，法治的悲哀！》②；"@烧伤超人阿宝"《申请衡阳市政府公开南华附二院医闹事件中40万公款支出信息》③ 等。3月24日衡阳市公安局公开发布消息称："根据市委市政府的部署要求，衡阳市公安局于3月23日召开会议，专门部署从3月下旬开始在全市开展为期6个月的'打击涉医违法犯罪专项行动。'"④ 湖南省社会管理综合治理委员会医疗纠纷治理工作组同日发布了《关于衡阳市接连发生四起涉医事件的督办函》⑤。这是衡阳市政府对此次集中发生的恶性医闹事件首次拿出了严肃处理的态度，随后一周的舆论热度逐渐降低。

2. 高峰二

3月30日，由于衡阳市仍未对2.11南华附二严重医闹事件和衡东县人民医院保卫事件的肇事者谭福林等人依法作出处理，并且谭福林还在公开场合发表"如果我是医闹，公安局早就把我抓起来了"⑥ 等嚣张言辞，微博账号"@烧伤

---

① 央视国际：《又见医闹：湖南衡阳现专业医闹队在多家医院打砸闹事》，采集日期：2017年5月8日，http：//m. news. cctv. com/2017/03/31/ARTI8crlt3kKt0JYlan9Mkqp170331. shtml。
② "@一个有点理想的记者"：《医院号召职工自卫，法治的悲哀！》，采集日期：2017年5月8日，http：//weibo. com/ttarticle/p/show？id=2309404087865104575791。
③ "@烧伤超人阿宝"：《申请衡阳市政府公开南华附二院医闹事件中40万公款支出信息》，采集日期：2017年5月8日，http：//weibo. com/ttarticle/p/show？id=2309404105946757503630#_0。
④ 中国衡阳新闻网：《衡阳警方发话了，集中整治涉医、涉校治安问题》，采集日期：2017年5月8日，http：//www. e0734. com/html/2017/0325/687686. html。
⑤ 网易新闻：《衡阳2月内5起医闹　湖南综治委：衡阳打击措施不力》，采集日期：2017年5月8日，http：//news. 163. com/17/0410/09/CHLASMP900018AOR. html。
⑥ 搜狐网：《谭福林：让我来告诉你什么叫军人的尊严》，采集日期：2017年5月8日，http：//health. sohu. com/20170412/n488049946. shtml。

超人阿宝""@一个有点理想的记者"先后再次发微博提及此事，公开批评衡阳市政府对恶性医闹事件不作为的态度，各网站也先后发文报道此事。3月31日下午5点12分，中央电视台新闻频道播出了衡阳系列医闹事件，节目播放了几起病人的抢救经过和医闹打砸医院的监控视频，并出现了医闹组织者的图像，将这几起事件定性为"医闹"；晚上8点，东方时空也重点关注了此次医闹事件，播出《湖南衡阳：医闹队在多家医院闹事——"内侄"曾在多家医院闹事》①；随后澎湃新闻发文《央视起底湖南衡东专业医闹队：先后在多家医院打砸闹事索赔》②；新浪网发文《央视谈衡阳医闹：请患者理解医学的局限性》③等。由于31日当天多家官方媒体的重视和发文又引发了舆论的回升，出现了本次舆情事件的第二个顶峰，也是本次舆情事件的最高峰，全网数据达到1 682条。大众对衡阳市政府"片面维稳"的医闹处理方式进行激烈探讨，对"职业医闹"群体进行了强烈谴责。如搜狐网发文《医闹职业化折射出一个时代的悲哀！》④，医脉通《衡阳再现医闹，对警方的处置赞不赞？》⑤，微博"@烧伤超人阿宝"《覆巢之下无完卵，泪落佛前不自怜》⑥ 等。

（三）舆情平息（4月10日—5月20日）

1. 次生舆情生成

4月10日，澎湃新闻网对衡阳事件进行了后续跟踪报道。在报道中，衡阳市委宣传部副部长吕正平这样说："南华附二医院经常讲公安不作为，实际上我们前前后后出动了上千人次，最后落脚点就是为什么公安不抓人，这个问题我

---

① 东方时空：《湖南衡阳：医闹队在多家医院闹事——"内侄"曾在多家医院闹事》，采集日期：2017年5月8日，http://video.sina.com.cn/p/news/o/doc/2017-03-31/205065928203.html。
② 澎湃新闻：《央视起底湖南衡东专业医闹队：先后在多家医院打砸闹事索赔》，采集日期：2017年5月8日，http://m.thepaper.cn/newsDetail_forward_1652719。
③ 新浪网：《央视谈衡阳医闹：请患者理解医学的局限性》，采集日期：2017年5月8日，http://news.sina.com.cn/sf/news/ajjj/2017-04-01/doc-ifycwymx3115003.shtml。
④ 搜狐网：《医闹职业化折射出一个时代的悲哀》，采集日期：2017年5月8日，http://health.sohu.com/20170330/n485635877.shtml。
⑤ 医脉通：《衡阳再现医闹，对警方的处置赞不赞》，采集日期：2017年5月8日，http://news.medlive.cn/all/info-news/show-125923_97.html。
⑥ "@烧伤超人阿宝"：《覆巢之下无完卵，泪落佛前不自怜》，采集日期：2017年5月8日，http://mp.weixin.qq.com/s/8YY_fo9B5_aAGNHCOslKmA。

认为还是需要理性看待。"吕正平说:"有的家属刚刚失去了亲人,情绪激动,毕竟人之常情,有的有过激行为,一上去就抓人感觉也不大合适,这也是一种人性化的考虑。简单抓人很容易激化矛盾。"还有衡阳市委一位参与处理相关情况的工作人员向澎湃新闻表示,这一事件情况复杂,一方面地方政府有维稳需求,一方面医院有打击医闹的呼声,"从掌握的证据看,那些人是需要逮捕的,但是方方面面太复杂了"①。澎湃新闻的报道一出,衡阳市委宣传部副部长吕正平成为本次舆情事件的新一轮讨论焦点。由于网民对衡阳市领导的安抚言论并不买账,认为他是对湖南省社会管理综合治理委员会医疗纠纷治理工作组发出的《督办函》持有消极对抗的态度,并没有果断打击、依法处理衡阳市近期频发的医闹事件,因此引发众多网民的不满情绪和多方媒体的争相报道,之后,舆情又迎来了一小波新的回弹,并持续波动半月之久。如:"@烧伤超人阿宝"发文《对衡阳市委宣传部副部长吕正平同志关于医闹问题错误言论的批评》②获得超过 41 万的阅读量,评论转发过千;凤凰网《衡阳 2 月内 5 起医闹 湖南综治委:衡阳打击措施不力》③;澎湃新闻《两月内五起医闹:衡阳反思"片面维稳",拟建第三方调处机制》;今日头条《破解医闹难题,衡阳拟建第三方调处机构治"本"》④ 等文均获得相对较高的阅读量。

2. 舆情平息

5 月 16 日晚,有官方媒体报道称,衡阳市南华大学附二医院聚众"医闹"事件为首人员谭某林、赵某平被衡阳警方抓获归案。谭某林、赵某平因涉嫌聚众扰乱社会秩序罪,被警方依法刑事拘留。5 月 17 日,衡阳公安公众号推送了

---

① 澎湃新闻:《两月内五起医闹:衡阳反思"片面维稳",拟建第三方调处机制》,采集日期:2017 年 5 月 8 日,http://weibo.com/ttarticle/p/show? id=2309351002454094889603253243&u=5044281310&m=4094901584693341&cu=3318198253。

② "@烧伤超人阿宝":《对衡阳市委宣传部副部长吕正平同志关于医闹问题错误言论的批评》,采集日期:2017 年 5 月 8 日,http://weibo.com/ttarticle/p/show? id=2309040951091499280053。

③ 凤凰网:《衡阳 2 月内 5 起医闹 湖南综治委:衡阳打击措施不力》,采集日期:2017 年 5 月 8 日,https://share.iclient.ifeng.com/news/sharenews.f? forward=1&aid=120975183。

④ 今日头条:《破解医闹难题,衡阳拟建第三方调处机构治"本"》,采集日期:2017 年 5 月 8 日,http://www.toutiao.com/i6407547496179958273/#6649976-tsina-1-69803-4471e2b057b5019ad452c722f04bba。

《南华附二医院"2.11'聚众'医闹"为首人员落法网》① 一文，权威发布了事件最新进展，与此同时，南华附二医院 4 名保安因在事件中涉嫌违法也被警方调查。截至目前，南华 2.11 事件中共有 6 人落网，根据后期全网搜索数据的总量迅速降低来看，引发热议的南华附二医闹事件逐步拉下帷幕。

三、本次舆情事件的四大特点

（一）传播特征：慢热慢消，持续周期长

本次事件是属于慢热慢消性事件，舆情持续时间长达 3 个多月之久，在此期间，网民对此次事件普遍表现出强烈的参与意识，积极发表评论意见、参与讨论、创建话题，使本次舆情得到了更加集中的反映。南华附二医闹事件由 2 月 11 日事发，之后虽有报道但并未引发舆论热议，在 2 月 28 日前，事件的全网搜索数据最多达到 174 条。直至 3 月 21 日，衡阳市又集中发生多起医闹事件，让全国医护领域的眼光都聚集到了衡阳。终于，在网络舆论的影响和压力下，湖南省相关部门发布了罕见的、措辞严厉的督办函，点名提及 2.11 南华附二医闹事件以及随后产生的其他 3 起严重扰乱医疗秩序的事件，至此衡阳医闹问题才彻底引爆舆情。从舆情出现到舆情高峰，其间经历了一个多月的酝酿期。随后在 3 月 23 日和 3 月 31 日迎来了本次舆情事件的两个舆论最高峰，热度也持续半月之久。4 月 10 日后，舆论热度才逐渐减缓，但这期间舆情发展仍有微小的波动，且波动又持续了半月之久。至此，从舆论高峰到舆论平息又经历了一个多月的时间。直到 5 月 16 日衡阳市政府对医闹组织者谭福林等人的处罚结果正式公布，衡阳南华附二医闹事件才在经历 3 个月的波折后慢慢平息，淡出人们的视野。

（二）传播方式：舆情串烧，次生舆情生成

由于网络舆论的形成非常迅猛，且言论自由无障碍，使得一个热点事件在

---

① 今日头条：《南华附二医院"2.11'聚众'医闹"为首人员落法网》，采集日期：2017 年 5 月 8 日，http://www.toutiao.com/i6420926471501513218/。

传播过程中可以在媒介、平台上自主互动发展，不受时间和空间的限制。因此短期内往往会引发与之相关或有某些共同特征的其他舆情成串爆发，甚至产生次生舆情。在本次舆情事件中不仅涉及南华附二一起医闹事件，还有另外 3 起医闹事件共同为本次事件的舆情热度起到了推波助澜的作用。另外，由于网民对此次事件保持着较高的关注度，使得众多媒体坚持深挖该系列的其他相关新闻，甚至炒作旧闻。例如使用"越战老兵""职业医闹""5.11 袁小平事件"等相关热元素与本次事件进行捆绑报道，由此导致本次舆情事件的高峰期长达半月之久，舆论平息也在一个月以后。在舆情后期的跟踪报道中，由于衡阳市委宣传部领导的言论不当还引发了新一轮的"次生舆情"，激起微博网民的热烈讨论，使得本次事件的舆情发展在后期还经历了较长时间的小幅波动。

由于短期内集中爆发多起同类事件，这在一定程度上激起了媒体的集中报道和网民的热烈讨论，并因此触发汹涌的舆论浪潮。在舆论重压之下，政府相关人员的敏感词汇和消极情绪都会引发次生舆情的出现。这些因素才是本次舆情热度居高不下，持续时间较长的主要原因，也是本次舆情在传播过程中的一大特点。

（三）传播媒介：微博平台依旧主力

在本次事件的舆情传播过程中，微博、新闻、微信公众号是主要传播媒介。其中新浪微博为主力，居于首位，占比达到 94.82%；其他媒体的占比情况为：新闻 166 篇，占比为 1.95%，排至第二位；微信公众号 112 篇，占比为 1.32%，排至第三位。

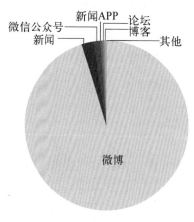

图 2-4　媒体来源占比

在微博平台的传播过程中，"@一个有点理想的记者"和"@烧伤超人阿宝"，两位微博大 V 亲自去舆情发源地进行跟踪报道，且发布的几篇文章阅读量均超过 20 万，引发了众多微博网民的激烈热议，本次事件在微博平台的搜索量达到了 8 068 次。因此不论是在舆情初现期，还是舆情高峰期，微博搜索数据的总量都无一例外地占据主导地位。

（四）传播情绪：正面居多，负面较少

由图 2-5 我们可以看出本次舆情事件的传播情绪，以正面为主，占 58.1%；负面占 35.9%；中立占 6%。由此可见本次事件的网民观点更加理性。由于事实清晰，医方在舆论场中也借助互联网平台积极发声，表达诉求，主动维护自身的合法权益，帮助网民全面理性地看待本次事件的发生过程。

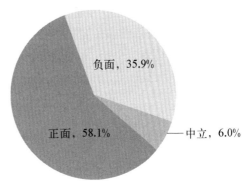

图 2-5　传播情绪占比

从 2014 年医闹入刑开始，国家对医闹问题的重视已经不言而喻，网民也不再一味站在患者方指责医生医院，更多的是理性看待医患问题，针对具体事件主张相关部门澄清事实，还原真相。在对本次舆情事件的网民言论分析后发现，大部分网民认为院方无辜，而医闹方行为恶劣，衡阳政府应当加大力度处罚这种诬赖院方、强要赔偿的医闹行为，不能听之任之，助长不正之风，只有严打职业医闹，才能保护医疗卫生行业的健康发展。由此可以看出，这种积极理性的舆论氛围是本次事件的一大特点。

四、中国式怨恨与问题化策略：抗争的医闹者

衡阳医闹事件可以追溯到 20 世纪 90 年代中期。影响最大的是 15 年前的 5.11 案件，即南华附二医生"袁小平"被患者家属殴打，对其身心造成了严重伤害。该事件一度造成恶劣影响，但却未能引起衡阳当地政府的高度重视和严肃处理，在随后几年内，衡阳当地的医患矛盾一直是小闹不断，直到最近两年，情况略微有所好转，但是从近期的统计结果来看，衡阳当地的医闹问题却表现出了集中爆发的特点，多年积弊，岂能一朝除尽。2017 年的医闹群体更是头顶

"退伍军人"的帽子，扮演了医疗专家的角色，直接认定医院存在医疗差错，在未经尸检的情况下暴力要求院方进行赔偿，实则为敲诈勒索，无视法律，不计后果。其破坏性和负面影响力极强，对社会危害极大。尽管省综治委下达督办函，衡阳市公安局也开展了为期六个月的"打击涉医违法犯罪专项行动"，但这个看似郑重的处理结果，实际还需政府具体的实施才能得到。

医闹者到底是因为什么原因呢？缘何多年积弊、集中爆发？这里有必要引入中国社会的本土概念"差序格局"，差序格局是费孝通提出的①，包含两个向度：横向的人际关系的亲疏原则和纵向的人际关系的尊卑原则。中国人被编织在差序性的人际格局中，使得人们的交往具有了阶层意义，同时也遵守着上下尊卑原则。处于上位者有义务庇护下位者、考虑下位者的利益，下位者对待上位者需表现出谦卑和尊敬之情。这种差序格局下的人际关系中，双方都处于隐忍的心理状态中。

下位者对上位者的谦卑和尊敬是一种社会秩序所规定的，背后伴随着隐藏的隐忍情绪。同时这种谦卑和尊敬在无形中给上位者增加了道德要求，要求上位者必须品德高尚。在这种差序格局的模式之下，医生是白衣天使，承担着神圣的治病救人的道德使命，因其掌握着丰富的医学知识和雄厚的医疗资源而成为某种权力的掌控者，承担着对社会成员的庇护义务；处于下位的患者尊重着医生。出于这种认识，处于上下位的医生和患者基于社会秩序和道德秩序的双重约束形成了和谐稳定的社会结构关系。这种稳定的社会关系并不是一成不变的，当一方的行为没有达到另一方的期望时，就会引起社会结构的失衡，这是"社会结构紧张"的一种表现。有学者认为当今社会面临着突出的"社会结构紧张"，由于社会结构的不协调，而使得社会群体之间的关系处于一种很强的张力之中。② 当人们对于生活水平、社会状况的期望得不到满足时，结构紧张就会出现。在结构紧张的状态下，人们会产生非理性的信念或行为。

2.11 南华附二医闹事件中的医闹者是差序格局中处于下位的群体，他们对

---

① 费孝通：《乡土中国》，三联书店 1998 年版，第 21—28 页。
② 李强：《"丁字型"社会结构与"结构紧张"》，《社会学研究》2005 年第 2 期。

医生抱着尊敬，并且期望医生能够救死扶伤，然而事实却是医生的治疗导致了亲人的死亡，完全偏离了他们的预期。于是，他们怀着怨恨成为医闹者，这才有了后来的聚众医闹。

如果深究医闹背后的情感动因，我们会发现在这样的差序格局之下，处于下位者即文中的医闹者在家属死亡时受到了情感上、心理上巨大的伤害，这样的痛苦却是由他们一直尊重和信任的医生造成的，这样一种心理对冲让他们一时难以接受。由于个体力量的微弱，在权力等级下面对处于上位的医生，他们是无力的、是软弱的，他们没有能力也不可能要求医生将已经死去的家人救活，在这样的状况之下他们强抑着、隐忍着、静默地痛苦着。这些因素导致医闹者对医生心生怨恨情绪，成为医闹者的深层情感动因。

德国哲学家舍勒在《道德建构中的怨恨》一书中将怨恨定义为："一种有明确的前因后果的心灵的自我毒害。这种自我毒害有一种持久的心态，它是强抑某种情感波动和情绪激动，使其不得发泄而产生的情态。……这种自我毒害产生出某些持久的情态，形成确定样式的价值错觉和此错觉相应的价值判断。"① 怨恨的产生建立在三个前提条件之上：一是这种情绪产生以前，必须曾经受到过他人的一次伤害；二是对他人的伤害不能立即作出相应的回应，必须隐忍；三是隐忍由于一种至少是暂时的无力感或软弱感。② 在这次医闹事件中，医闹者怨恨的产生满足了舍勒提出的三个前提条件：一、医闹者受到的家属死亡的巨大伤害；二、由于个体力量的微弱对于医生无法作出相应回应，必须隐忍；三、这种隐忍是出于一种暂时性的无力感和软弱感。基于中国社会差序格局的本土语境中，这样的怨恨还与社会结构和权力等级勾连起来，成为一种中国式怨恨，表现为下位者特有的对于上位者的怨恨，即对社会掌握权力阶层的怨恨，如仇官、仇富、仇医等。中国式怨恨在集群行为中往往是通过一系列的二元对立关系体现出来的，这次医闹事件中处于下位的医闹者和处于上位的医生是二元对立的关系，医生因对医疗资源和医学知识的掌控处于权力的高位，医闹者

---

① 舍勒:《舍勒选集》，上海三联书店 1999 年版，第 401 页。
② 刘小枫:《现代性社会理论绪论》，上海三联书店 1998 年版，第 361 页。

在道德上占据优势，他们认为是医生的错导致其家属的死亡。医闹者利用这种二元对立的认知模式为自己的医闹行为提供了理据，基于传统价值观的道德审判，认为他们自己虽是弱者、下位者，但是为了惩治坏人要奋起抗争，并且用这样简单的二元对立和坏人必须受到惩罚的逻辑建立起了群体认同，迅速召集了同样处于下位、对医生怀有怨恨情绪的人们共同发起抗争。

中国式怨恨情绪为医闹者提供了医闹行动的情感动因，实际上作出医闹行动还存在着医疗事件投诉渠道不畅通的原因。医闹者面对家属死亡想要进行投诉时却没有投诉渠道，诉讼费用高、且解决时间长是公认的，这使得医闹者排除了用法律来维权的路径。他们选择直接进行医闹实际上采取的是"问题化"策略，"问题化"是一些学者在研究集体上访时发现的重要现象，上访者反映的问题尽管客观存在却并不意味着这些问题进入了解决日程，为尽快、尽可能地解决问题，他们总是要尽其所能强调问题的重要性和情况的紧迫感，如果政府知道问题却不重视，他们则会通过"闹事"迫使政府介入解决。"问题化"本质上是民众对政府采取的强制性议程设置。① 在该事件中，医闹者将个人的利益诉求"问题化"，召集数百人在医院闹事本质上是一种与医院和政府的博弈，通过医闹强行将个人议题公共化、扩大化，进入医院和政府的议程，希望自身诉求得以解决。在差序格局下的中国式怨恨情绪中，医闹者隐忍的怨恨情绪从情感方面为医闹行为提供理据性，在问题无法解决的情况下，患方采取"问题化"策略也有其历史原因。追溯衡阳医闹的历史，可以发现医闹已经成为医闹群体的非制度规则，在一次次医闹事件中，民众都是采取医闹与医院和政府进行博弈，每次的解决结果取决于具体的博弈，大闹大解决，小闹小解决，不闹不解决，成为民众行动的本能规则。

五、制度缺失和片面维稳: 妥协的地方政府

2.11 南华附二医闹事件发生后，直到 3 月 24 日，事隔一月后，湖南省综治

---

① 熊易寒:《"问题化"的背后——对当前中国社会冲突的反思》,《社会学家茶座》2007 年第 2 期。

办才发布《督办函》，首次针对衡阳市近期频发的医闹事件作出回应。紧接着 3 月 27 日下午，由衡阳市卫生局主要领导牵头，衡阳政法部门有关领导、公安局主要领导召开会议并表态，对 2 月 11 日以来的扰乱医疗秩序事件，既往必咎，但是事实是对谭福林等人在南华附二组织的医闹行为，衡阳市公安局仍没有进一步的处理消息。随着舆情热度的不断上升，4 月 1 日湖南省公安厅发通告称要坚决打击涉医违法犯罪，并部署了为期半年的"打击医闹专项行动"。但是 4 月 10 日澎湃新闻发文却称，衡阳市委宣传部领导吕正平认为医闹方的过激行为可以理解，如果警方简单抓人会激化矛盾，作出了与省公安厅通告相反的事件信息解读。直到 5 月 17 日，衡阳公安公众号才发布官方消息称组织南华附二医闹事件的相关责任人谭某林、赵某平被依法刑事拘留。至此，2.11 南华附二医闹事件在经历了长达 3 个月的等待后，其肇事者才被衡阳警方依法拘捕。此次事件中，衡阳警方在面对医闹事件时效率低下、一拖再拖，最终赔款妥协。从地方政府处理医闹事件的表现来看，我们可以看到地方政府处理医闹事件时制度的缺失和片面维稳、一味妥协的不作为。

地方政府在医闹事件中的表现关乎整个事件的走向。上述分析指出地方政府在这次医闹事件中存在制度缺失的问题，亨廷顿在 1968 年发表的《变革社会中的政治秩序》一书中提出了以下的理论模型，可以用来解释这次事件中的制度缺失问题。图 2-6 中的横轴表示社会变迁的速率，纵轴表示制度变化的速率，中间斜率为 45 度的直线表示社会变迁的速率与制度变化的速率相等，是指所有

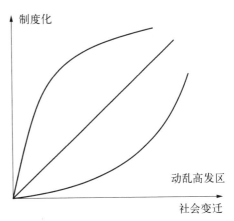

图 2-6　社会变迁、制度化与
　　　　社会稳定框架

的社会变迁都被适当制度化了，因而不会产生社会运动。45 度线上方的曲线说明制度变化快，社会变迁慢，是一种停滞不前的社会。45 度下方的曲线说明社会变迁快，而制度跟不上。亨廷顿认为，处在这种情况下的社会最容易产生社

会运动和革命。① 这个模型可以用来解释这次事件,越来越严峻的医闹事件,是社会变迁和制度化的进程不相匹配的结果,这种不匹配主要表现为地方政府制度的缺失。如果地方政府有应对医闹事件一整套相应的处理制度,这件事情不会持续整整三个月之久。没有制度化的医闹管理制度,我们难以在事件发生时有条不紊地进行部署安排,及时制止医闹,安抚医闹者的情绪,维护医院的正常运行。

一个稳定、有效、公平的制度,既可以保障不同权利主体的正当利益,也可以约束权利主体的不当行为。面对来势汹汹的医闹者,衡阳市政府选择了支付40万元平息事件,但是之后却又发生了医闹事件,巧的是医闹组织者是同一个人,这次谭福林更加嚣张跋扈,嚷嚷着其在秦于芽死亡事件的医闹中拿到了政府的40万元赔偿。面对又一起医闹事件政府该怎么办呢?妥协赔偿还是积极处理?我们可以看到一味妥协是难以从源头上解决问题的,用钱解决问题助长了职业医闹的出现,他们在一次赔偿中看到了衡阳市政府的软弱妥协,认准只要一发生医闹政府就会赔钱,于是更加大胆进行医闹。

衡阳市的官员说"有的家属刚刚失去了亲人,情绪激动……一上去就抓人感觉也不大合适……简单抓人容易激化矛盾""地方政府也有维稳的需求"。从衡阳市政府方面考虑,在医闹事件中的不作为也是有原因的,政府需要维稳。但这种维稳只是片面维稳,没能从根源上解决问题,真正达到维稳的目的。政府处理如医闹这类的突发性群体事件是存在风险的,这种风险包括显性风险和隐性风险,显性风险即直接表达出来的风险,隐性风险即对政府的公信力、执政合法性、社会信任等产生威胁。

从显性风险来看,政府如果没有处理好医闹事件,很可能会导致显性风险的加剧,医闹的规模扩大、烈度增强、影响力升级。尤其处于新媒体时代,人人都有麦克风,事件的传播和发展往往复杂难以控制,很有可能导致医闹愈演愈烈,最后走向失控。衡阳市政府害怕其举动会造成无可挽回的局面,担心显

---

① 赵鼎新:《西方社会运动与革命理论发展之述评——站在中国的角度思考》,《社会学研究》2005年第1期。

性风险的升级扩大，故而一开始就选择了用赔偿的形式来平息事件，害怕事件造成更大的影响。从隐性风险看，政府的行为可能会对执政合法性、社会信任和政府公信力等造成影响，政府的行为可能会让民众感知到政府未能履行好自身职责，冲击民众对于政府执政合法性和政府公信力的认同。衡阳市政府此次的妥协、一再拖延是出于对隐性风险的担心，但是这样的举动反而加剧了隐性风险。衡阳市政府采用赔偿以息事宁人的出发点是维稳，试图抑制显性风险和隐性风险，但实际上却助长了医闹的风气，对于隐性风险的控制未必达到了预期。

六、涟漪效应和弱势认同心理：网民的理性参与

通过对全网内容进行分析发现，网民一致认为谭福林等人组织的医闹团队已经对医院的正常运行造成了极大的影响，不仅侵犯医务工作者的合法权益，也严重损害医务人员的生命安全和身心健康，而且也侵犯了广大患者的权益。由于正常的医疗秩序遭到严重破坏，院方为规避风险，不得不选择保守的治疗方案，甚至不敢收治病情危重患者，这极有可能导致其他患者失去抢救机会和最佳的治疗时机，而无辜死亡；其次，这种医闹行为已经严重阻碍了医学事业的发展，有报道称，医生子女愿意做医生的比例只有 17%。医闹事件折射出的医方话语权缺失已是不容忽视的社会问题，这必将且已经造成医生人人自危，从而影响其职业满足感和工作积极性，造成医学领域的人才流失。医务人员连人身安全都无法保障，势必影响其在某些技术方面的探索或创新，阻碍医学事业发展；医闹每年在全国造成的社会治安案件和刑事案件不计其数，使医务人员越来越没有安全感，这种行为不仅恶化了医患关系，激化了潜在矛盾，更是严重破坏了社会的和谐和稳定。

在本次事件中，大部分网民都认为对这种恶性事件坚决不能容忍，必须严惩，如图 2-5 所示，58.1% 的人在此次舆情事件中持正面态度，强烈反对恶性医闹行为。如搜狐门户网站网民评论："这不算医闹了，这属于碰瓷加诈骗了，

浩浩荡荡的诈骗团伙啊！""既然家属不追究了，我觉得医院可以报警直接说这是敲诈了，那性质不一样了，警察也方便抓人了。""这难道不算涉黑性质的犯罪团伙吗？""大约主家出不起医闹服务费了。这盘这股势力直接赤膊上阵了。没有医疗纠纷这个由头，这就是抢劫啊。连医闹都不算了。"①

其实早在 2016 年 7 月，国家卫生计生委等九部门联合印发了《关于严厉打击涉医违法犯罪专项行动方案》②（以下简称《方案》），决定自当年 7 月起，在全国范围内开展为期 1 年的专项行动，严打医闹。但是此次事件中衡阳警方却在面对医闹事件时效率低下赔款妥协，因此引起网民的强烈质疑。如新浪网民 "@风湿免疫科郑医生"："难道真的到了一个报警没有发微博管用的时代？堂堂大中国，一个法制国家，居然在湖南这块曾经出过伟人的土地上出现这样的事情！③"；网民 "@舞马长枪地呜呜渣渣"："连续几次出现在衡阳，是否意味着当地的法治已经需要拯救了？是否意味着当地的警方出现了问题？纪委能不能介入一下，查一下相关人员。检察院能否介入一下，看看是否有渎职犯罪？④"；网民 "@无梦蠡生"："小闹小赔，大闹大赔，几十年了，这依然是个产业，呵呵。"⑤ 还有相关人士称："为什么这么多医闹？肯定是打击不力，2月份并没有采取果断措施。公安部态度很强硬，但地方公安部门也有其苦衷，担心引发更大冲突。只有坚定不移地落实九部委的通知，形成一个持续性的高压措施，制度性建设，谁闹就依法依规处理。"从这些观点我们可以看出，网民迫切希望衡阳市公安局可以对医闹问题高度关注，在面对医院报警的医闹事件时立刻出警，坚决制止，绝不患得患失，采取协调迁就的处理措施来应对医闹问题。

此外在本次事件中，政府给予医闹方赔付的 40 万元人民币也成为人们的热

① 搜狐网：《300 名"老兵"医闹威胁医院——这事，官方发声明了》，采集日期：2017 年 5 月 8 日，http://www.sohu.com/a/129805299_456035。
② 党政机关：《关于严厉打击涉医违法犯罪专项行动方案》，采集日期：2017 年 5 月 8 日，http://www.nhfpc.gov.cn/yzygj/s3589/201607/36d5fdfa42b1499d88503c25ac879ad1.shtml。
③ 新浪微博"@风湿免疫科郑医生"，采集日期：2017 年 5 月 8 日，http://weibo.com/ttarticle/p/show?id=2309351002454094889603253243。
④ 新浪微博"@舞马长枪地呜呜渣渣"，采集日期：2017 年 5 月 8 日，http://weibo.com/ttarticle/p/show?id=2309351002454094889603253243。
⑤ 新浪微博"@无梦蠡生"，采集日期：2017 年 5 月 8 日，http://weibo.com/ttarticle/p/show?id=2309351002454094889603253243。

议焦点。网民集体发声希望政府可以公开这笔款项的性质。既然医方无过错，政府为何要赔，如果是救济患者的家庭补助，为何经调查后却证实患者家中并不存在所说的经济困难问题。网民一致认为正是由于衡阳市政府的这种赔钱了事的维稳态度，助长了衡阳市医闹的不正之风。对一次医闹事件处理不当，就会带动更多的医闹群体集体效仿。政府在关键时刻，必须明确态度，端正立场，严打医闹，依法处理。如网民观点"@诗经之美"："这笔钱牵涉到很多领导，如果，真要是深究的话，衡阳市很多重要领导都要担责。而且这种以钱维稳的例子很多，难道全要处理？归根到底一句话，维稳的方式方法变了，一切回归到法律，这种问题也就迎刃而解了。"① 网民"@鲍迪克"："这种花钱息事宁人的做法，属于典型的缺乏制度自信。"② 网民"@荒川围脖"："必须追查医闹奖励金的来龙去脉"。③ 网民"@ ColeCheungxxx"："依法治医闹，政府不能和稀泥。"④ 都表达了希望当地政府在面对医闹事件时能摆出严肃依法处理的态度。

我们可以看出网民在 2.11 南华附二医闹事件中充当的是理性的角色，上文的数据中显示网民认为谭福林等人的医闹对医院造成了严重影响，侵犯了医务人员的合法权益，同时也侵犯了广大患者的权益，妨碍了医院的正常运行秩序，认为衡阳政府赔钱了事以求维稳的态度助长了医闹的不正之风。数据显示58.1%的人在此次舆情事件中持正面态度，大部分网民认为这种恶性事件坚决不能容忍，强烈反对恶性医闹行为。这表明大部分网民非常理性，面对医闹有自己的价值判断，而不像以前依据自身的刻板印象，一有医闹就觉得一定是院方有问题，院方隐藏着黑幕等。

人们的注意力往往分散在狭小的区域内，每个人的关注点都有其个人的特点，是小众化的，在这次医闹事件中的两个高峰成功引起了人们的注意，将平

---

① 新浪微博"@诗经之美"，采集日期：2017 年 5 月 8 日，http://weibo.com/ttarticle/p/show? id = 2309351002454094889603253243。
② 新浪微博"@鲍迪克"，采集日期：2017 年 5 月 8 日，http://weibo.com/ttarticle/p/show? id = 2309351002454094889603253243。
③ 新浪微博"@荒川围脖"，采集日期：2017 年 5 月 8 日，http://weibo.com/ttarticle/p/show? id = 2309351002454094889603253243。
④ 新浪微博"@ ColeCheungxxx"，采集日期：2017 年 5 月 8 日，http://weibo.com/ttarticle/p/show? id = 2309351002454094889603253243。

时分散的注意力迅速聚集在医闹这一个焦点，引发人们的强烈关注，引致舆论场的产生。受众的注意力资源是一种稀缺资源，对于多数人而言，不可能对公共议题保持持久关注。为何在此事件中受众保持了长久的关注呢？

西方认知心理学理论试图从认知心理学角度来解释公众的风险认知，美国著名风险认知心理学家斯洛维奇曾提出风险认知的涟漪效应（ripple effects）的理论假设，如果在一个平静的湖面投下一块石头，我们就会看到环形水波一层一层地从中心扩散开来。如果投入湖中的石头质量足够大，其形成的水波就会非常深，波及的范围也会相当广，这就是所谓的涟漪效应。① 涟漪的深度和广度不仅取决于事件本身的性质，即医患矛盾、造成了哪些不良影响；也取决于在涟漪波及过程中，公众如何感知相关信息以及如何解读这些信息。以南华附二为首激起波澜的一系列医闹事件之所以能够掀起人们的舆论热潮，主要是因为这是我国首次在同一地区短时间内集中爆发五起性质严重的医闹事件，舆论领袖的发声、媒体的报道、政府的不作为等因素，在舆论场迅速引发舆论共振，这五起医闹事件的合力相当于一块巨大的石头落入湖中，形成巨大的水波，波及范围相当广。在涟漪效应影响下，医闹事件释放的风险信号被受众接收时产生了放大效应，个人在接收信号时并不是简单的"刺激—反应"模式，个人的心理认知也不是镜子式的直接反映外界的信息刺激，而是存在一定的认知偏差。同一时间、同一地点、相同的医闹事件，涟漪效应实际上放大了网民所感知到的风险，五起集中爆发的医闹事件让网民感知到医闹者横行霸道与院方无力软弱的鲜明对比，同时政府息事宁人、一再妥协的态度更加剧了网民对于院方的同情，促使网民进行理性思考，为医生发声。

在这五起集中爆发的医闹事件中，医闹者来势汹汹、嚣张跋扈，院方无力反抗，从医闹和被医闹的角度看，医闹者显然处于强势地位，医生反而处于"弱势"地位。围观的网民很容易产生一种焦虑感和不安全感，使得"弱势认同心理"蔓延到更广泛的群体。"弱势认同心理"往往被认为社会中产阶层的

---

① 谢晓非、郑蕊：《风险沟通与公众理性》，《心理科学进展》2003 年第 11 期。

人群容易产生"推己及人"的同理心，身份代入感强，很容易形成群体内部的"受害者心理"。① 此次医闹事件医闹者单方面的霸权促使网民产生了生存危机意识，从旁观者角色代入了被医闹的医生的"弱势"身份，"弱势认同心理"从中产阶层蔓延开来。微博"@一个有点理想的记者"和"@烧伤超人阿宝"就是其中的典型代表，他们对医生产生了"弱势群体认同心理"，恰好他们又是掌握社会话语权的主力，拥有舆论话语表达的主导权，他们的行为和言论能影响舆论的走势。如"@烧伤超人阿宝"发文《对衡阳市委宣传部长吕正平同志关于医闹问题错误言论的批评》获得超过 41 万的阅读量，评论转发过千，这篇文章批评了政府片面维稳和不作为等态度，重要意见领袖的言论对网民的理性行动有很大影响。

七、医闹事件的破解之道

此次以"2.11 南华附二"事件为首的一系列医闹事件严重影响医疗秩序及社会治安，在同一地区短时间内集中爆发五起性质严重的医闹事件，如此高的医闹频率说明相关部门在治理医闹问题时存在着问题。从这次舆情事件剖析医闹产生的社会、医院、患者三方的原因，积极提出对策以求化解医闹问题。

本次医闹事件产生的社会原因有：医闹立法不完善；诉讼费用高，审理周期长；政府的妥协态度助长了医闹风气。医院方面的原因有：缺乏针对医闹事件的应急处理机制；医学鉴定系统存在争议；医院与患者缺乏沟通，信息不对称容易造成患者误解、心生怨恨。患者方面的原因有：患者的法制意识薄弱；为获取金钱利益强行索赔。从这些成因出发，提出以下的几项措施以求化解医闹纠纷。

（一）完善法律法规，明确政策界限

我国目前还没有一部完整的有关医疗纠纷的法律法规，对医闹如何处理在

---

① 李彪：《社会舆情生态的新特点及网络社会治理对策研究》，《新闻记者》2017 年第 6 期。

法律上尚存在空白之处。我国现行的《医疗事故处理条例》只涉及医疗事故的处理方法，还有85%以上的医疗纠纷无法可依。根据该条例规定，医疗事故争议可由双方当事人自行协商解决，现行的医疗纠纷处理机制存在严重缺陷。要完善处理医疗纠纷的相关法律法规，细化医疗事故的处理细则，在面对医闹事件时突出罪与非罪的界限和宽严相济的政策，把正常维权和无理取闹区别开来，才能从根本上治理医闹问题，缓解医患矛盾。

（二）加大执法力度，严格依法办事

在本次事件中，衡阳市公安局面对医闹者对医院进行的吵、闹、打、砸、烧、围堵等不断恶化升级、严重影响正常医疗秩序的暴力行为，不能迅速出警，严厉打击，最终用赔款方式解决医闹问题，这在某种程度上助长了以上暴力行为的发展。要根治医闹，必须严打暴力医闹，加大执法力度，从根本上解决司法介入不及时和软弱无力的问题。对医闹所实施的种种"闹医"行为迅速进行定性、处置、界定法律责任，避免医院在无人有效制止的情况下，委曲求全，息事宁人。

（三）降低诉讼成本，提高诉讼效率

医闹者选择进行医闹迫使医院和政府解决问题、维护自身权益，有一部分原因是维权的法律途径诉讼成本高、效率低，往往事件得不到有效解决。法院可以依据当事人的具体情况酌情处理，给予减免鉴定费、诉讼费等措施降低诉讼成本；还可以设立专门的医疗纠纷绿色通道，优先立案、优先审理、优先执行以提高诉讼效率，鼓励患者通过正规的法律途径解决问题。①

（四）引入第三方调解制度，完善医疗事故鉴定机制

在医患矛盾的解决中，可以尝试引入第三方调解制度：由独立的第三方社

---

① 李维国、赵英、张侃等：《论"医闹"的成因与对策》，《医学争鸣》2015年第5期。

会组织和民间力量参与提供医疗纠纷调解服务，从而达到化解医患矛盾的目的。第三方社会组织处于中立的位置，在医闹事件中，与医患双方都无任何关联，便于进行调解，比医方更容易获得患者的信任。作为中间人，在医方和患者之间产生调和作用，减少双方的直接冲突，修补两者之间的紧张关系，尽可能地在医方和患者之间传递双方的诉求。第三方调解机构拥有专业的调解能力和完善的调解制度，提升了医患双方的满意度和接受度，能够促使医疗纠纷得到高效的解决。

将医疗事故的鉴定交由第三方调解机构进行，可采取异地鉴定的举措，克服部门保护和地域保护；在鉴定过程中采取盲审的方式，隐去医疗机构的名称；建立鉴定结果问责机制，对错误的鉴定加以追责，确保鉴定结果的真实、公平和公正。

（五）建立紧急事件应急机制

院方要建立起一套完整的紧急事件应急机制，在医闹等医疗纠纷发生时才能够有条不紊地进行处理，避免医闹扰乱医院的正常运行制度。我们可以借鉴国外医院的举措，如加拿大在 2008 年 4 月出台了《院内攻击性行为的防范与治理机制》的应急管理运作机制，在人流量较大的地点配置专门的应急安全工作组，加强常规化的巡视工作，协助医疗工作者处理来自患者的预期风险和潜在风险。医院可以壮大保安队伍，加强日常巡视工作，增强区域治安的监督。做好紧急事件的预警、预防工作，只有在最开始时掌握主动权，才能将危机遏制在萌芽状态，避免事件影响扩大。

（六）加强医患沟通，增强医疗信息透明度

医学是一个专业性特别强的专业，很多时候医患矛盾的出现是由于信息不对称造成的。患者对自身的情况不了解，在不了解的情况下患者容易对医生产生不信任感，医患关系容易出现裂痕。医生应及时告知患者的病情、治疗方案和风险情况，与患者保持良性沟通。医院应该拥抱互联网技术，利用网络技术

建立起患者的数字病历库，让患者在网上就能看到自己的各项病情描述、检查结果、用药情况等。通过这些措施减少看病过程中的信息不对称，既能保障医疗信息的畅通，又能提升患者对医生的信任感，拉近医患之间的距离，避免因信息不对称而导致的医患矛盾。

（七）强化法制宣传，倡导依法维权

多年来，针对医疗纠纷进行的法制宣传远远不够，相当一部分患者及其家属的遵纪守法意识还很淡薄。平心而论，有些患者或患者家属因医疗纠纷而情绪失控，虽不理智但在情感上可以理解，但是绝对不能作出危害医方权益，暴力强要赔偿的违法行为。患者及其家属应在法律法规的指导下，本着当事人双方公平公正的原则，在追求自己利益最大化的同时，也要兼顾他人利益正常化，不妨碍院方的正常医疗运行。提倡全民利用正当渠道解决医疗纠纷，引导患者及其家属对医者多一些理解和包容，遵守医院的规章制度并尊重医务人员的工作和人格，理智维权、依法维权。

（八）推行医疗责任保险

很多医闹是为了获取金钱赔偿，弥补经济损失。我们可以借鉴西方国家推行医疗责任保险，医疗责任保险是指投保医疗机构和医务人员在保险期内，因医疗责任发生经济赔偿或法律费用，保险公司依照事先约定承担的经济赔偿责任。① 美国的经验证明：医疗责任保险能转嫁医疗风险、缓解医患矛盾，保证患者在医疗事故发生时及时得到经济补偿。我国的医疗责任保险尚处于起步阶段，双方积极性不高，国家应出台相应政策，细化医疗保险的种类和责任，鼓励医疗保险的推行和发展。

（作者：马蕾、卢盈洁、刘长喜）

---

① 袁晓晶、骆绪刚：《医疗责任保险及其法律问题研究》，《兰州学刊》2004 年第 2 期。

真 相 与 谎 言

——榆林产妇跳楼事件舆情分析

一、前言

近年来，有关医方和患者矛盾的舆情始终非常热门而受关注，舆情焦点和公众立场也在经历着变化，从起初舆论几乎一边倒地站在患者立场抨击医方，到后来公众在多次舆情经历中学会理性思考，而医方群体也逐渐发出自己的声音，保护自身合法权益，医方在舆论中建立的群众公信力和同情心甚至使得医疗舆情逐渐从"逢医必反"到"逢医必护"，倒向医方。

然而2017年9月份发生的轰动网络的"榆林产妇跳楼"事件，似乎伤害了医方已经建立的舆论信任。8月31日，榆林一院妇产科正在待产的马××跳楼身亡，医院迅速发布声明，将产妇跳楼责任归于家属拒绝剖腹产导致产妇精神崩溃，并表明自身完全无责。一时间，舆论场迅速向家属涌去，对家属的抨击和谩骂遍布网络。而在此基础之上，医院进一步丰富细节，并提供图文证据以证实自己的说法，更是带来了舆情的高潮。医院在此次事件中的舆情应对和处理上，稳扎稳打，步步为营占据舆情高地并在前期成功地引导了舆情的方向。医院此次在舆情处理上的"先发制人"特征，完全不同于以往的医疗舆情事件。

然而，随着更多细节的一步步披露，事情似乎并没有那么简单，人们发现医院此前的说法存在诸多疑点，真相可能不完全是医院所述。"视频中的产妇到底是下跪还是疼痛下蹲？""究竟是谁拒绝剖腹产？"一个又一个谜团接连出现。而医院坚称家属行为是"典型医闹"，家属则认为自己是在寻求真相向医院讨一个说法，并没有在闹事。究竟是"医闹"还是"被医闹"，似乎又陷入了罗生门。

本文试图从事件细枝末节中挖掘事情发生过程，并呈现出与之相伴的每一阶段舆情发展形势，进而分析舆情出现原因并进行反思，在此基础上提出相关建议和对策。

二、舆论走向阶段分析

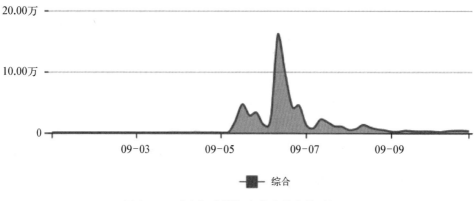

图 2-7　"产妇跳楼"事件舆情走势时间图

（一）舆论初起：话题迅速引爆——女性依然无自主，被当作生育机器的时代

8月31日，榆林一院绥德院区妇产科二病区产妇马××在待产过程中跳楼身亡。9月1日，微博账号为"西部食品网"的博主发表关于该事件博文，并贴出家属讨要公道的微信截图以及该事件在微信公众号"城市青年网"上发布的文章截图，但并未引起反响。9月3日，榆林一院在其官方微博发布题为"关于产妇马××跳楼事件有关情况的说明"文章。文章主题主要为说明产妇跳楼死亡原因为家属多次明确拒绝产妇及医方剖宫产的要求，导致产妇情绪失控跳楼，文章说明中两次提到家属拒绝剖宫产，"2. 巨大儿？入院完善相关检查后，因胎儿头部偏大（彩超提示双顶径99 mm，一般足月胎儿双顶径不大于90 mm），阴道分娩难产风险较大，主管医生多次向产妇、家属说明情况，建议行剖宫产

终止妊娠，产妇及家属均明确拒绝，坚决要求以催产素诱发宫缩经阴道分娩，并在《产妇知情同意书》上签字确认顺产要求。""主管医生、助产士、科主任也向家属提出剖宫产建议，均被家属拒绝。最终产妇因难忍疼痛，导致情绪失控跳楼。"并说明医方救治及时，全程诊治合理，并无任何责任。说明发布之初尚未引起太大反响。

关于产妇马XX跳楼事件有关情况的说明

关于产妇马XX跳楼事件有关情况的说明

2017年8月31日，我院绥德院区妇产科二病区产妇马XX跳楼身亡，随后网络出现相关不实网帖。为正视听，现就有关情况说明如下：

产妇马XX，女，26岁，身份证号6127XXXXXXXXXX3325，绥德县吉镇镇张家峰村人。产妇于2017年8月30日15:34，以停经41+1周要求住院待产之主诉入院。初步诊断：1.头先露41+1周孕待产；2.巨大儿？入院完善相关检查后，因胎儿头部偏大（彩超提示双顶径99mm，一般足月胎儿双顶径不大于90mm），阴道分娩难产风险较大，主管医生多次向产妇、家属说明情况，建议行剖宫产终止妊娠，产妇及家属均明确拒绝，坚决要求以催产素诱发宫缩经阴道分娩，并在《产妇知情同意书》上签字确认顺产要求。

2017年08月31日上午10时许，产妇进入待产室。生产期间，产妇因疼痛烦躁不安，多次强行离开待产室，向家属要求剖宫产，主管医生、助产士、科主任也向家属提出剖宫产建议，均被家属拒绝。最终产妇因难忍疼痛，导致情绪失控跳楼。医护人员及时予以抢救，但因伤势过重，抢救无效。

2017年9月3日早9时，绥德县公安局负责人来我院召开警、院、家属三方座谈会，通报产妇跳楼身亡结论，建议产妇家属通过诉讼等合法途径解决异议。

综上所述，该产妇跳楼身亡的根本原因与我院诊疗行为无关，我院对产妇的不幸遭遇表示深切哀悼和同情，对颠倒黑白、意图利用跳楼事件谋求不当利益的造谣者表示极大愤慨并保留依法维权权利。

特此说明

榆林市第一医院

2017年9月3日

图2-8 榆林一院官方微博首次发布的声明

　　9月4日晚上,华商网报道了事情经过,9月5日上午,"@头条新闻""@新浪陕西"等微博媒体平台根据华商网报道以"产妇想剖腹产遭家属拒绝,跳楼自杀"为题相继发布了该事件,《北京青年报》也对该事件进行了报道。当天该话题迅速引爆微博,占据热搜。网民围绕"手术为何不能由产妇自身签字决定"以及"丈夫和婆家把女人当作生育机器"等话题进行了激烈的评价和抨击。"头条新闻"发布的博文评论下第一热度评论为用户"@自由MARCIA乐园"的"孕妇有意识的情况下,为什么不能自己签字①?"而第二热度评论即为"@李抽抽lotita"的"为这种家庭生孩子!真的是太不值得了。"②

　　9月5日下午,关于家属否认拒绝剖腹产的报道相继出现,"孕妇的丈夫延先生否认院方说法,称家属曾先后两次同意实施剖腹产,但医院回说'快要生了,不用剖腹产'。"③而院方发言人称在监控中看到产妇都已经下跪了,家属自始至终都不同意剖腹产。此时事件关注焦点走向到底是谁在拒绝剖腹产的罗生门中,而舆论依然坚挺地站在医方的立场,对家属的谩骂攻击遍布网络,认为家属是在向医院讹钱。

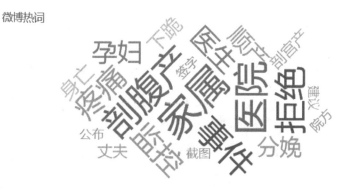

图2-9　"产妇跳楼"事件微博热词分析

　　① 新浪微博"@自由MARCIA乐园",采集日期:2017年11月12日,https://weibo.com/1618051664/FkmX0ntUf? filter=all&type=comment#_rnd1510472769487。
　　② 新浪微博"@李抽抽lotita",采集日期:2017年11月12日,https://weibo.com/1618051664/FkmX0ntUf? filter=all&type=comment#_rnd1510472769487。
　　③ 新浪微博"@人民日报":《陕西产妇跳楼身亡　医院:建议剖腹产被家属拒绝　家属:曾主动提出剖腹产》,采集日期:2017年11月12日,https://weibo.com/2803301701/Fkr51A6va? filter=hot&root_comment_id=0&type=comment#_rnd1510474384914。

(二) 舆论高潮：事实证据两次反转——舆论风向依然谴责家属

9月6日凌晨，榆林一院官方微博再次发布"关于8.31产妇跳楼事件有关情况的再次说明"，医院在声明中对几个争议点进行了一一回复。对于家属拒绝剖腹产给出了三方面证据，一是产妇夫妇签字画押确认顺产意愿的《产妇住院知情同意书》，二是《护理记录单》记载产程中家属三次拒绝记录，三是监控视频中产妇与家属沟通被拒绝的视频截图，并解释了为何一定需要产妇家属签字问题，以及认为医院并不存在监护失位问题。6日上午，"@人民日报"，"@头条新闻"等媒体微博平台相继以"医院凌晨公布视频截图，两次下跪与家属沟通被拒"为题报道了榆林一院的声明。舆论迅速引爆至此次话题最高峰，"@头条新闻"该微博评论达到七万次，"@人民日报"该微博评论达到接近两万次，该天博文数总计达到380 911条。"图片即为真相"，监控截图似乎铁板钉钉将网民猜测坐实，诸如"不到怀孕生孩子，你都不知道自己嫁的是个什么东西"此类舆论甚嚣尘上。

接着，关于产妇下跪的视频曝光，家属回应视频中并非是下跪，而是疼痛时的下蹲动作。此时开始有部分网友认为产妇并非下跪，医院在故意引导舆论推卸责任。微博用户"@IESTAR2004"在评论里评价认为："看了视频就知道医院有多会带节奏了吧？明明疼得蹲到地下了，医院说是产妇向家属祈求破……"① 而大部分网友依然认为是家属责任。对于产妇丈夫的采访回应，网友多为拒绝相信，甚至包含很多以貌取人主观揣测的攻击言论，如"@我的饭量太大了"在视频微博下的评论中写道："眼神就出卖了他，一看就是撒谎，比手势只是心虚想让自己镇定吧，眼睛打转就是在思考怎么狡辩。"②

---

① 新浪微博 "@IESTAR2004"，采集日期：2017年11月12日，https：//weibo.com/1640601392/Fkwe0kd8G？type＝comment。

② 新浪微博 "@我的饭量太大了"，采集日期：2017年11月12日，https：//weibo.com/1618051664/FkxNjp7rD？filter＝hot&root_comment_id＝0&type＝comment。

（三）舆论后期：事实真相渐明，处理结果烂尾——舆情纷杂迷乱

9月7日，国家卫计委回应榆林产妇事件，要求依法严肃处理，并责成当地卫计部门认真调查核实，依法依规严肃处理。8日凌晨，西部网发布调查结果报道①，8日上午，各媒体微博平台相继报道调查结果，结果认为"陕西通报产妇坠楼事件：产妇之死系自杀　医院诊疗合规监护不到位"②。8日晚至9日，新京报对医院助产士张帆以及产科副主任霍军伟的采访视频相继曝光，视频中助产士对于榆林一院再次声明中填写的《护理记录单》三次记录的家属拒绝剖腹产作出回应，而对于将家属所说的"听医生的，顺产"记录为"拒绝剖腹产手术"解释为是记录用的"医疗术语"。而产科副主任霍军伟则表示当时无须剖宫产，也并没有向产妇家属出示剖宫产手术单。至此产妇跳楼事件所有证据基本呈现完毕，事情真相也基本明晰，榆林一院在再次说明中给出的关于家属拒绝剖宫产的三方面证据基本被后续证据——证明为谎言，部分网友意识到医院的谎言，然而仍有一部分网友依然认为家属十恶不赦，坚定认为医院无责，对于助产士张帆牵强的解释，不少网友认为是记者的故意引导。

据知情人透露，9月9日晚，绥德院区与马××家属已初步达成调解协议。协议内容涉及补偿金额，内容之一是马××家属不再接受媒体采访。③ 榆林卫计局9月10日晚决定对榆林一院绥德院区主要负责人和妇产科主任停职。调查组认为，医院对孕妇检查结果符合自然分娩规律指征，并履行了常规告知、家属签字同意选择自然分娩的相关手续，孕妇坠楼后的抢救措施符合诊疗规范，但同时事件反映出医院对孕妇人文关怀和周到服务不够，管理上存在疏漏。④ 至

---

① 西部网（陕西新闻网），采集日期：2017年11月12日，http://news.cnwest.com/content/2017-09/08/content_15364184.htm。
② 新浪微博"@北京青年报"：《陕西通报产妇坠楼事件：产妇之死系自杀　医院诊疗合规　监护不到位》，采集日期：2017年11月12日，https://weibo.com/1749990115/FkP2G79Ms？filter=hot&root_comment_id=0）。
③ 新浪微博"@财经网"，采集日期：2017年11月12日，https://weibo.com/1642088277/Flal5y8k3？type=comment。
④ 新浪微博"@新浪陕西"，采集日期：2017年11月12日，https://weibo.com/2162541102/FlhTnadPR？type=comment。

此，这场闹剧以补偿封口收场，留下一片哗然的舆论，看客依然众说纷纭，各自为自己的立场辩解。

三、舆情事件中参与主体分析

（一）榆林医院——抢先占领舆论高地

近年来，随着互联网的发展，各种医疗事件在网络上传播已经屡见不鲜。网络时代每个上网主体在网络上凝聚而成的巨大力量不可小觑，人人都成了参与者，裁判者，传播者。"人微言轻"这句古语在我们这个新兴时代似乎并不太适用，网络时代之前，每个人的力量都很微小，每个发言者的一句话可能不论在发言的个人还是在他人看来都是微小而可以忽视的，然而网络的力量在于打破了人与人之间的交流障碍，让个体的意见可以无限制地传播流动，而这样也同时意味着相似的个体意见可以迅速交融汇通在一起，从而形成庞大的群体意见。于是，在网络上每个普通人的发言，意见都变得尤为重要，他们构建了网络的舆论场，在控制着整个舆论。

而这种舆论场的力量在医疗事件上同样作用庞大。舆论在事件中可以颠倒黑白，把真相重压在每个人的口诛笔伐之下；却也同样可以对当事各方力量形成庞大的压力，集群体之力量让真相浮出水面，让正义得以伸张。

时至今日，很多人都已经意识到了网络舆论的重要性，显然榆林一院也是其中之一。"榆林产妇跳楼"事件不同于以往医疗舆论事件的很大一方面便是榆林一院在此次舆论中的表现——先发制人，利用其官方微博在舆论中率先出击，尤其是在舆论前期成功地引导了整个舆论。8月31日产妇马××跳楼身亡，根据网络上信息，到第二天，仅有一个微博账号为"西部食品网"的博主发表了关于该事件博文，并贴出家属讨要公道的微信截图以及该事件在微信公众号"城市青年网"上发布的文章截图，但并未引起反响。也就是在事件发生后第二天，家属仅在微信上试图向某些公众号寻求帮助希望获得舆论支持得到事情真相，而微博上也仅仅有一个账号贴出了截图，但根本无人问津。而院方对于舆论的嗅觉非常敏感，两天之后也就是 9 月 3 日上午 10 点 52 分，迅速对事件发布了声明，第一句话便是"2017 年 8 月 31 日，我院绥德院区妇产科二病区产妇马××跳楼身亡，随后网络出现相关不实网帖。为正视听，现就有关情况说明如下"，说明了其发声目的是对网上已经出现的流言进行矫正说明。而后来的事实证明，医院所称的流言广大网民几乎未有耳闻，其影响力微乎其微，反而是医院自己的这则声明，掀起了舆论狂澜。

而声明内容可以简单概括为医院多次向产妇家属介绍顺产难产风险大，建议剖宫产而遭到家属多次拒绝，导致产妇最终难忍疼痛，情绪失控跳楼，并强调产妇身亡根本原因与医院诊疗行为无关。声明发布之后，"家属拒绝剖腹产，产妇跳楼"等词条迅速占领微博热搜榜，关于"男方家属把女性当作生育机器""为何产妇不能自己掌握是否剖腹产的手术签字权"甚至上升到"当今社会女性地位究竟如何"等讨论甚嚣尘上，全网几乎都弥漫着对男方家属的遣责，其中不乏恶毒的咒骂。

9 月 5 日，院方发言人在接受媒体采访时进一步发声，此次发言人发声主要提供了之后引起网络热议的"产妇向家属下跪"而家属仍然拒绝剖腹产这一细节。医院发言人杨先生称"那个女孩可怜，我们后来调监控视频，看得都感到非常痛心。那个女孩走出病房，都（向家属）跪下了，家属还不同意。""下跪"细节一出，全网几乎愤然而起，对男方家属的谩骂不绝于耳。

9 月 6 日凌晨 1 点 3 分，面对产妇家属的回应和网上的质疑声音，榆林一院在其微博公众号发布"再次说明"，对于家属拒绝剖宫产提供了诸多图文证据，包括产妇住院知情书，医院护理记录单记录家属三次拒绝剖宫产，以及发言人所称的产妇下跪的视频截图。院方称此次声明主要是针对网上的争议点进行了回应，"为进一步澄清事实、还原事件真相，现就有关情况及大众关注的事件疑点再次说明如下"。图片进一步为院方之前的说法包括细节提供了种种证据，此份声明引起更大反响。对于网络绝大部分网民来说，院方已经占领了绝对高地。这些图片似乎已经代表着真相，而且还是人们都猜测即心里早已认可的真相。家属在院方几次主导性声明中间隙发出的声音，几乎都被淹没在网友一致跟随着医院的舆论之中，没有形成波澜。当天，微博账号"@梨视频"放出对医院的发言人杨主任的采访片段，对于家属坚持顺产的原因，杨主任给出了两点可能的猜测，一是认为手术可以提成，增加医院收入，二是考虑到要生二胎，"他们认为，女人生孩子哪有不疼的"。这样的言论同样激起广大网友的极大愤慨。

回顾舆情前期接近高潮部分院方的几次主动性声明和舆论出击，可以说是非常成功的舆论引导和控制，迅速占领舆论高地。从最初声明中提到的家属拒绝剖腹产，一下子点燃中国网民对于女性生育问题、女性地位问题等此类敏感问题关注的热情；到院方发言人进一步丰富细节，用"下跪"表示产妇的无奈和可怜，几乎给网络舆论注入一针兴奋剂；再到院方再次声明中用图片和视频截图证明自己前面说法无误，"有图有真相"这一流行语就产自网络时代用来说明图片的说服力远远大于文字，院方抛出图片，似乎给自己的说法一个板上钉钉的证据，而网友显然对于这些也是非常买账和认可的。

（二）产妇家属——舆论场中孤立无援

相对比于榆林一院从一开始便占据舆论高地，患者家属在舆论场中几乎没有一席之地，发出的声音也淹没在网友对其的谴责甚至谩骂当中。他们在此次舆论事件中显然是被动和弱势的一方。

产妇家属对舆情的力量显然并不像医院那样认知明确。在整个舆情过程中，面对医院的强势发言，家属可以说基本上没有做好应对准备。从发声渠道上讲，医院有新浪认证的官方微博平台，而家属一直在靠媒体传声，对媒体也没有选择的针对性，这样导致家属的声音分散在各家媒体之中，没有系统性；从发声策略上讲，医院步步为营，稳扎稳打，先描述事情完整轮廓，再一步步丰富细节，接着进一步给出细节证据，可以说是非常系统性有针对性的完整的发声；而家属基本上依靠媒体采访，被动对医院的发声和网络的质疑给出回应，而且仅限于口头说法，并不像医院能给出图文证据。

在舆论中，产妇家属之于医院的对峙，是一个个体和一个团体的对峙。而医院作为团体，有官方认证发声平台，有宣传部门专业的发声人员，并且还掌握着产妇完整的就医流程资料,有医院的视频录像。相比之下,产妇家属作为个体,可以说本来就处在舆论对峙中的弱势地位。

而此次舆论中,医院更是占领先机,有节奏地发声,产妇家属声音更难发出。所以在这次舆论中,面对每一次医院的发声和网络的质疑,产妇家属对媒体都作出了回应,而效果显然并不明显。

(三)媒体——多方声音客观呈现

不同于以往媒体给人们留下的乐于博人眼球,不顾职业道德乱写新闻的印象,此次各方媒体在产妇跳楼舆情事件中对于信息的挖掘和呈现,扮演着相对比较积极的角色。

从榆林一院微博首次发布说明,进而引起网络广泛关注,舆情事件初起媒体便开始积极关注此次事件,迅速到榆林一院对相关人员进行采访。医院发言人杨先生借此机会向媒体传播了关于产妇向家属下跪的细节,与此同时,没有自身发声渠道的家属也通过接受各方媒体的采访发出了自己的声音,对于医院的说明给予否定,并提出曾经多次提出剖宫产被医院拒绝。

而在医院再次发布说明,公布视频截图,"下跪"细节引爆整个舆论之后,媒体并没有根据截图断章取义,而是将更完整的视频公布。微博公众号"@新京报我们视频"首次将包含医院视频截图的产妇三次进出产房与家属沟通整个过程的完整视频公布于众,通过完整的视频呈现,网民对于医院之前说明中的下跪截图,产妇究竟是疼痛下蹲还是下跪是非常存疑的。正是这一完整视频的公布,成为整个舆论过程的一个关键转折点。部分网民因为质疑"下跪"是否成立,开始对医院对舆情的引导进行反思,不再偏信医院一方之辞,而是开始了理性探索,并在探索基础上进一步发现医院在二次声明中对于产妇家属拒绝剖腹产的其他证据也存在疑点,入院前所签住院知情同意书更多的是一种手续而并不能作为家属拒绝剖腹产的证据。

由于医院声明疑点的暴露,媒体开始更多探索医院在声明中出示的对于家属拒绝剖腹产的证据。通过对当事产妇助产士和产科医生的采访,进一步暴露了医院在此次舆论中的更多疑点。对于在记录单上产妇家属拒绝剖腹产的记录，助产士回应并没有向家属建议剖腹产的权利，而对于为何会记录"拒绝剖宫产"，助产士认为将家属所说的"我们听医生的，顺产"记录为"拒绝剖宫产"只是医学术语的表达方式。此外，在对产科医生的采访中，产科医生表示并未向产妇和家属直接提出剖宫产的建议。

而此时由于医方说明疑点的出现，家属的声音在媒体扩散中也渐渐浮出水面，尤其是对于产妇母亲的采访和产妇父亲的发声对于网民来讲更具说服力，对舆情影响更大。

总的来讲，媒体在这次舆情中扮演着积极甚至非常重要的角色。媒体积极寻找多方声音，并客观呈现表达内容，甚至可以说医院对舆情的引导是被媒体打破的。媒体放出了完整视频暴露医院说明疑点，并进一步对医院助产士和医生进行细节采访，使得疑点再次暴露。同时给予家属发声渠道，使多方声音得到了合理表达。

（四）网民——舆论场中展现的社会伤痕

每个社会都有自身的伤痕和痛点，而我国正处于社会主义初级阶段，一个处于初期发展阶段的社会，不仅存在众多社会伤痕、社会痛点、社会矛盾点，同时我们的社会还没有形成完善的自我疗伤机制，这些矛盾和痛点可能尚且无从发泄，无从消解。在我国的网络社会，更是具有一些典型的痛点，比如仇富，比如仇官，比如个人对集体的不信任，比如对于女权问题的敏感，比如对弱势群体的无条件支持和对精英群体的谴责，等等。

此次事件被曝之后，网民情绪迅速在网上发酵，图2-10是

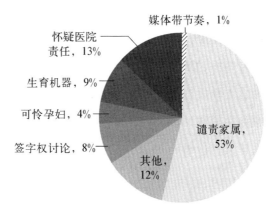

图2-10　微博网民态度类型分析

事件刚被曝光时的网民态度分析，从图中我们可以看到，在事件尚未完整呈现的时候，超过一半的网民都急于表达对家属的谴责，而且不乏许多非常极端的咒骂，其中包括对自认为的"恶毒婆家人"的谴责，对产妇丈夫的唾弃等，以及曝光当事人的真实身份信息，号召大家进行骚扰。有9%的网民对当今社会仍然存留的将女性看作生育机器的封建传统遗留思想抨击甚至是谩骂，而有8%的网民对于关乎生命权究竟掌握在谁的手里的签字权进行了讨论。

在这次产妇跳楼舆情中，网民的激烈反应可以说是一场集体的情绪宣泄。当我们发现医院对一场医疗事故的一则简短说明便能掀起一阵网络狂潮时，不得不冷静下来思考何以导致这样的局面。

正是医院的声明中触及了网民的痛点——女性地位问题，才会迅速引起全网巨大的反应。女性地位问题，是我国社会伤痕之一。从最初大家对婆媳关系的津津乐道，到如今"妈宝男"等新词的发明，本质上来讲都是同一个问题——女性在嫁人之后的家庭地位和生活。中国女性解放历史不过短短几十年，女性地位虽早已被法律确立，然而社会根深蒂固的观念相对于制度改变来讲转变进程明显缓慢很多，而这一问题也逐渐成为社会敏感痛点。因此，在医院声明发出来之后，瞬时引发网上广泛的关注和讨论，"家属拒绝剖腹产产妇跳楼自杀"一度占据微博热搜榜首，后来的医院发声以及再次声明中对于"下跪"细节的引入，以及对于此前说法的图文证明，更是使得话题讨论度达到高潮。产妇家属信息也迅速被泄露出去，成百上千条谴责辱骂的短信被发到产妇丈夫的手机上。在这种时候没有人会想到去考证事情的真实性，没有人会质疑医院披露的信息的真实性甚至是否应该披露病人就诊信息，大家处在集体的麻痹中，强烈的代入感让每个人忙着去谴责家属，去为产妇伸张正义，怜惜产妇怎么会嫁入如此没有良心的家庭，仿佛自己就是那个受害者。

社会伤痕一旦被触及，事情真相如何不再是最重要的，最重要的是这件事情本身成为网络中每个参与者的替罪羊，成为大家借以怜惜自身伤口的机会，而最终成为一面镜子，投射着太多社会疼痛和不满。

（五）政府及监管机构——网络时代之前的治理思维

回顾此次事件，我们发现对于这场医疗事故，正是网络舆情的巨大反响带来了监管部门的插手调查，但是最终调查却仅仅关注事件本身应该给谁定责，而对于此次网络舆情从何而来，双方是否负有舆情责任则是忽略的。

9月6日，舆论达到高潮，此时媒体报道相关主治医生已经停职，配合警方调查；9月7日，国家卫计委回应此事，称已责成当地的卫生计生部门认真调查核实，依法依规严肃处理；9月7日深夜，榆林卫计局公布调查结果：产妇跳楼死亡与医院诊疗无因果关系，"该产妇入院诊断明确、产前告知手续完善、诊疗措施合理、抢救过程符合诊疗规范要求"，但是医院监护不到位。此后家属要求院方道歉并表示会走法律程序，但是，"据知情人透露，9月9日晚，绥德院区与马××家属已初步达成调解协议"。"榆林市卫计局已于10日决定对榆林一院绥德院区主要负责人和妇产科主任停职，并责成医院即刻对管理方面存在的问题和薄弱环节进行整改。"

调查最终以医院监护管理方面存在问题以及停职两名涉事医生作为事件本身的收尾，但是对于这次在网络中引起广泛讨论，几乎到了人人尽知的程度的舆情事件，政府及监管机构并没有给予关注，尽管恰恰是舆情引发了他们的调查。

在今天，网络时代几乎已经影响到中国每个家庭，网络已经覆盖大半个中国，截至2017年6月，网民规模达到7.51亿，互联网普及率为54.3%，平均每周上网时长25个小时左右，网络世界已经成为我们真实世界之外的不容忽视的另一个世界，网络舆论的力量更是异军突起，甚至可以影响政策的制定。然而我国目前社会治理思维显然尚未跟上时代步伐，对于舆情的治理也还停留在简单的言论控制阶段，关注网络舆情，规范网络舆情，治理网络舆情是我们下一个发展阶段需要面临的重大问题。

四、舆情反思

（一）遮掩真相，引导舆论的医院

近几年来，医疗事故一直是公众和社会关注的热点话题，而网络的普及化又使得公众的态度变得异常重要，甚至常常会左右事情的走向和处理方式。医疗舆情的影响之大使得医院不得不谨慎面对。而经过几年的医疗舆情的发展和公众对医院信任的积累，网民对于医疗事故中的舆情看法逐渐从对医院的仇视和敌意，压倒性地站在患者一方，慢慢过渡为理性判断，甚至逐渐转变为力挺医方。

在这起医疗舆情中，面对争议和纠纷，榆林医院主动回应，积极向公众说明情况，这样的态度值得肯定，然而，该如何说明是一个更为重要的问题。一时的遮掩和引导最终会被时间一一揭穿，面对无数双眼睛，唯有坦诚和客观地将事实呈现才是最为正确的选择。否则，最终结果反而会弄巧成拙，自己搬起石头砸自己的脚，甚至最终影响的不只是榆林一院自己的声誉，整个医方的信誉都会受到伤害。

此外，在事情尚不明朗的情况下，医院无论是将产妇入院时人人都要签署的知情书作为拒绝剖腹产的证据，还是将产妇下蹲解读为下跪求情，都有将悲剧发生归因于家属的嫌疑，而处于舆论风暴中的家属，正至亲逝去的痛苦之中，同时又承受着无数网民的谩骂甚至是骚扰，产妇丈夫透露他一天能收到数百上千条谩骂短信。这样雪上加霜的伤害，医院是否应该承担其责任？

（二）刻板印象和后真相时代的网民

社会刻板印象，也称定型化效应、定型作用，对各类人持有的一套固定的看法，并以此作为判断评价其人格的依据，称为社会刻板印象。在认知他人、形成有关他人印象的过程中，由于各种环境因素，很容易发生这样或那样的认知偏差。如果这种偏差发生在对一类人或一群人的认知中，就会产生社会刻板印象。① 在这起事件中，事件初期很多网民相信产妇家属拒绝剖腹产即来自对陕北农村的刻板印象。很多网民认为陕北农村"多子多福，传宗接代"的传统观念根深蒂固，"三年抱俩"是当地的不成文习俗，因此，第一胎必须顺产才能够实现这个目标，所以产妇家属拒绝剖腹产而一定要坚持顺产。

由于网络的匿名性，相比于现实世界的克制、理性和彬彬有礼，网民在网络世界更容易将舆情演变为发泄个人情感式的狂欢。医院声明始出，网民便集体被其舆论引导，很少有耐心等待关注事情后续走向和发展的，无论是影响力广泛的"大V"，各路明星和公众人物，还是其他每一个网络参与主体，都争相发表自己意见，站在自身预设立场上激辩陈词。事情本身从一开始就显得不太重要，更重要的是这件事情符合自身的态度和立场，更多的是借这件事情来表达一直以来想要表达的东西。

但是随着事实披露愈来愈多，真相愈来愈明朗的情况下，依然有很多网民对此置若罔闻，坚定站在个人预设好的立场上不愿意改变看法和观点。网络舆情正在逐渐进入"后真相时代"，网民不再关注于真相，而执着于情感表达和发泄。

（三）监管部门的舆情应对

互联网作为一种新的生活方式，已经日益成熟并融入我们每个人的生活之中，而网络的民意力量也愈发强大，甚至每每可以左右事情的走向。面对近年来兴起的这种网络"舆情势力"，相关监管部门如何科学应对，正确引导舆情，成为一个不可忽视的问题。

在产妇跳楼舆情事件中，一方面，在医院作出首次情况说明之后，舆论一边倒向医院谴责家属的初期舆情阶段，如果此时相关监管部门能够及时插手调查，了解情况，并将完整而客观的信息全面公开，家属也许就可以避免被卷入这场舆论风暴而遭受二次伤害，此后的一波三折的舆情反转也可以避免，同时

---

① 资料来源："科普中国"百科科学词条，采集日期：2018年1月26日，https：//baike. baidu. com/item/%E7%A4%BE%E4%BC%9A%E5%88%BB%E6%9D%BF%E5%8D%B0%E8%B1%A1/10903698。

引导医院公布正确情况，也可以避免现如今已经发生的对医方信任的透支。监管部门在此次舆情中的缺位也是这场舆论风暴发生的重要原因之一。

另一方面，对于舆情已经发生之后的反思和应对也有所不足。对于医院的舆论引导，相关部门最终并没有做任何的解释和处理，也反映了目前对舆情治理的忽视。患者医闹已经入刑，而医院作为一个救死扶伤的机构，其主导的"被医闹"相比个人主导的医闹性质更为严重，因此对医方的"被医闹"应当如何处理更需引起社会的重视。

五、事件反思

（一）签字制度

在事件中，关于"产妇为何不可以自己决定是否剖腹产"的讨论异常激烈，公众普遍质疑为何产妇在清醒的状态下依然没有选择是否进行手术的权利，而必须得家属签字同意。

虽然此次事件本身和签字制度无关，然而以往也确实发生过因为家属拒绝签字而导致的悲剧。早在 2007 年，孕妇李丽云因感冒在"丈夫"（事后查明为同居男友）肖志军陪同下去北京朝阳医院就诊，当时院方建议做剖宫产手术，肖志军一再拒绝签字，导致手术一直没有进行，最终造成孕妇死亡。一个人的身体和健康是自己的，自己的生命权是否应该掌握在自己手里引起了广泛的讨论。

从法律角度来讲，这样的签字制度实际上已经被修改了。1994 年，国务院颁布的《医疗机构管理条例》第三十三条规定：医疗机构施行手术、特殊检查或者特殊治疗时，必须征得患者同意，并应当取得其家属或者关系人同意并签字。这个条款规定了手术的"双签字"制度。1999 年开始施行的《中华人民共和国执业医师法》将签字制度进行了修改，其第二十六条规定："医师应当如实向患者或者其家属介绍病情，但应注意避免对患者产生不利后果。"这一规定废除了"双签字"制度，如果患者本人意识清楚，应当征得患者本人意见；如果患者本人意识不清，可以征得患者家属意见。2002年，国务院颁布《医疗事故处理条例》，其第十一条进一步明确："在医疗活动中，医疗机构及其医务人员应当将患者的病情、医疗措施、医疗风险等如实告知患者，及时解答其咨询；但是，应当避免对患者产生不利后果。"显然，在一般情况下，患者拥有知情同意权，而非家属。2010年开始实施的《侵权责任法》第五十五条规定："医务人员在诊疗活动中应当向患者说明病情和医疗措施。需要实施手术、特殊检查、特殊治疗的，医务人员应当及时向患者说明医疗风险、替代医疗方案等情况，并取得其书面同意；不宜向患者说明的，应当向患者的近亲属说明，并取得其书面同意。医务人员未尽到前款义务，造成患者损害的，医疗机构应当承担赔偿责任。"第五十六条规定："因抢救生命垂危的患者等紧急情况，不能取得患者或者其近亲属意见的，经医疗机构负责人或者授权的负责人批准，可以立即实施相应的医疗措施。"从法律条文的发展史我们可以清晰地看到，患者在清醒状态下完全可以自己掌握自己的手术权。①

然而在现实操作中，面对紧张的医患关系，医方为了避免可能发生的医患纠纷，通常都会要求家属签字同意手术，这样的做法不仅有可能伤害患者的利益，而且这样的回避责任的处理方式对医患关系的缓和非常不利。

面对法律和现实的冲突，一方面，我们寄希望于医患关系的缓和，患者和医生双方能够彼此理解，为了一致的目标而共同努力；另一方面，应该进一步明确手术中的签字制度，真正将法律规定贯彻落实。

（二）无痛分娩的推广

新生命的诞生不仅充满了欢笑和喜悦，也伴随着一个母亲所承受的难以忍受的痛苦，如何更为科学，让母亲更有尊严有更多选择地诞下新的生命是目前中国亟须解决的问题之一。

通常所说的"无痛分娩"，在医学上称为"分娩镇痛"，是使用各种方法使

---

① 资料来源：北京大学法学院副教授、中国政法大学卫生法研究中心研究员王岳，采集日期：2018年1月26日，http://news.sina.com.cn/o/2017-09-08/doc-ifyktzim8768905.shtml。

分娩时的疼痛减轻甚至消失。"无痛分娩"起源于国外，至今有 100 余年的历史，目前它在国外的应用已经很普遍了，美国分娩镇痛率大于 85%，英国大于90%。① 然而在中国，无痛分娩远远没有普及。美国西北大学芬堡医学院教授胡灵群回国推广"无痛分娩中国行"活动已有 10 年的历史。他说："中国在无痛分娩、现代产房建设方面，落后了已经不止半个世纪了。"② 在胡灵群看来，无痛分娩在中国推广遭遇的困境，并非技术的难题，而是社会、经济等因素综合作用的结果。

面对这样的惨剧发生，我们应该吸取生命的代价换来的教训，加快无痛分娩推广的进程，增强对产妇的人文关怀和周到服务，让每个母亲可以更快乐更舒适地迎接新生命的到来。

（三）医院监护和抢救责任

一个待产的产妇，处于激烈的疼痛之中，身体和精神状态也许都是极为不稳定的，而此次事件中，产妇马××在即将临产的情况下不仅可以随意走动，甚至最终跳楼自杀都无人监管，暴露出榆林一院乃至中国很多基层医院的产房监护不力问题。

此外，对于产妇跳楼之后的抢救，医院处理也存在极大的漏洞。当日 8 时13 分产妇跳楼，而医院发现再进行抢救已是 8 时 34 分，中间耽误了几乎 20 分钟的时间。榆林市第一医院绥德院区妇产科助产师刘丽在采访中说道："摸了一下，不见了，我当时都还没反应过来。瞬间崩溃了，我两条腿已经软得动不了了，你能想象那种感觉吗？腿都软得动不了了，大脑一片空白。我也不知道在那里边待了多长时间。"助产师刘丽表示，当她清醒后，就立即打电话反映情

---

① 数据来源：国家卫生计生委权威医学科普项目传播网络平台/百科名医网，采集日期：2018 年 1 月 26 日，https：//baike. baidu. com/item/%E6%97%A0%E7%97%9B%E5%88%86%E5%A8%A9/714635? fr＝aladdin。

② 数据来源：《中国新闻周刊美国医疗专家："产妇跳楼"一案，孩子本有极大可能被救活》，采集日期：2018 年 1 月 26 日，https：//mp. weixin. qq. com/s? src＝11&timestamp＝1519655576&ver＝722&signature＝ia-IRlh9DdlxhjZyZP9HsAgqrFcfj5jwD6Hq1Oe8JSm21IHAciMtpqcxbDTQCtZ2i15BKif31irLPIARqu uOu5p1QCDw3DAO4yE9vob03oH7Ax＊Ak6CfuLgIZ9Wa＊T13&new＝1。

况。随后，120 救护人员到达现场，将马××抬上担架送去抢救。[1] 护士面对突发事件的不专业性可能导致医院没有及时抢救，最终母子均以死亡告终。而在胡灵群看来，如果马××跳楼的事件发生在美国，医院将在第一时间对母子进行急救、紧急实施剖宫产手术，胎儿将有很大可能性成活。据胡灵群介绍，已有研究表明，一般情况下，从孕产妇心跳、血压逐渐停止的濒死期开始，一直到死亡后 5 分钟之内，只要在这一时间段将胎儿产出，孩子的成活率接近 100%。而且，孩子的出生也将在一定程度上提高对母亲的抢救成功率。他说："小孩耐缺氧的本事很大。母亲跳楼下去，但是肚子里面还有羊水，还有很多缓冲，小孩出现伤亡的可能性很小。"[2] 也许，这个孩子本来可以有出生的机会。

（作者：张雪枫、刘长喜、侯劲勋）

---

① 数据来源：《央视独家采访：陕西榆林产妇坠楼事件在场人员还原事情经过》，采集日期：2018年 1 月 26 日，http://news.163.com/17/1124/20/D41JP04N000187VE.html。
② 数据来源：《中国新闻周刊美国医疗专家："产妇跳楼"一案，孩子本有极大可能被救活》，采集日期：2018 年 1 月 26 日，https://mp.weixin.qq.com/s？src＝11&timestamp＝1519655576&ver＝722&signature＝ia-IRIh9DdlxhjZyZP9HsAgqrFcfj5jwD6Hq1Oe8JSm21IHAciMtpqcxbDTQCtZ2i15BKif31irLPIARquuOu5p1QCDw3DAO4yE9vob03oH7Ax＊Ak6CfuLgIZ9Wa＊T13&new＝1。

受众解读与媒体报道的偏离

——四川宜宾孕妇产检 HIV 阳性未获告知舆情事件分析

一、前言

被人们称之为"白衣天使"的医生，有着救死扶伤、为病患解除疼痛、摆脱疾病折磨的责任，可如今医生不负责任的行为屡有发生，由于医务人员的某个疏忽，极有可能给一个家庭带来灭顶之灾。随着社会经济快速发展，患者权益日益得到重视、尊重和保护，患者自身维权意识也不断增强，就医期间知情同意等自主权得以彰显。然而，由于患者科学和人文素养提升速度滞后于社会经济发展，患者在过度维护自身权益的同时，其所应承担的就医期间的伦理责任正日渐缺失，以至于影响医疗卫生事业和医学教育事业健康可持续发展。当医者责任遇上患者的伦理责任时，又会产生怎样的结果呢？2017 年 3 月发生的"宜宾孕妇产检验出梅毒、HIV 待诊却未获告知，致新生儿感染"事件涉及医生责任缺乏、医院管理不当及患者知情权的问题，引起广泛关注。在本次舆情事件中，舆论对于医者责任、孕妇本身的伦理责任的问题进行了激烈讨论，有效地引起了我国政府对社会医疗行业发展规范化的重视，推动了医疗卫生事业的健康可持续发展。

2017 年 3 月 27 日，澎湃新闻①报道一名孕妇怀孕初期即被发现 HIV 初筛和梅毒抗体检测呈阳性，但孕妇本人及家人都不知情，之后为孕妇产检的 4 名医师也都未对初期检验结果进行核实和追踪，直到孕妇分娩后，其才被确诊为

---

① 澎湃新闻：《宜宾孕妇称产检 HIV 阳性未获告知致婴儿疑感染，卫计委介入》，采集日期：2017 年 5 月 26 日，http://www.thepaper.cn/newsDetail_forward_1646936。

HIV 阳性，刚出生的孩子也被诊断为"先天性梅毒、HIV 暴露"，引发各媒体及网民的广泛关注。当天宜宾卫计委部门也迅速出面回应，于 2017 年 3 月 27 日晚发布了宜宾市卫生和计划生育委员会《关于王某投诉市妇幼保健院侵权事件的情况说明》①。随后媒体行业也针对事件的发展过程进行了详尽还原，并对涉事主体进行了大量的报道，由此引爆舆情。

在宜宾孕妇产检 HIV 未获告知事件中，医生、医院和孕妇本人三方责任主体共同导致了此次事件的发生。虽然卫生主管部门对这一事件迅速应对，并给予正面回应，有关媒体进行大量报道、评论，但是网民却对卫计委的处理意见及主流媒体评论存在很大争议，使得本次舆情热度迅速攀升。本研究通过上海开放大学信息安全与社会管理创新实验室数据采集系统选择 2017 年 3 月 8 日至 2017 年 5 月 8 日这一时间段，获得了"宜宾孕妇产检 HIV 阳性未获告知"事件的全网数据，按照事件发展顺序将事件划分为三个阶段。

二、舆情事件生命周期和特点

曾某（孕妇化名）于 2016 年 6 月 29 日前往市妇幼保健院做妇科检查，并于 7 月 4 日找妇产科刘仁惠医生进行早孕检查，发现其已经怀孕，刘医生便对其进行孕产妇建卡管理，并通知其返回医院进行孕早期相关检查。曾某于 7 月 5 日返回医院刘医生处进行检查，刘医生按相关规定要求曾某进行"艾滋病、梅毒和乙肝"等相关检测，7 月 6 日医院出具的检验结果显示：曾某梅毒抗体检测阳性，HIV 初筛阳性。医院检验科根据危急报告制度反馈到首诊医生刘仁惠处，要求曾某返回进行复检，刘医生称曾拨打曾某的预留电话，但无法联系到本人。曾某于 2016 年 7 月 28 日再次到市保健院找唐医生进行孕期检查，唐医生根据曾某自述检验结果正常进行认定，在未对初检检验单核实的情况下按正常孕产妇进行处理，自此曾某在市保健院先后进行了数次孕期相关检查，历经 4 名医师检查，

---

① 新浪微博 "@ 宜宾卫生"，采集日期：2017 年 5 月 26 日，http：//weibo.com/u/5199403209?from＝myfollow_all&is_all＝1。

69

均未对首次检验结果进行核实和追踪。血液检验报告单家属也一直没收到,直到曾某临产入院后医生才发现血液检验单缺失。2017 年 2 月 20 日,曾某入院。医生在为曾某做剖腹产手术前从系统中调出其缺失的检验单后,并未告知家属其血液有问题,直到婴儿 2 月 21 日产下后,医生才告知其血液有问题,致使她的女儿出生被诊出先天性梅毒、艾滋病待确诊。孩子父亲投诉医院在其妻子首次检查中就已被诊断出患有梅毒、HIV 待确诊,但血液检验报告单家属却一直没收到,医生没有及时告知孕妇,使他们失去选择的机会,对其孩子和家庭造成了极大的伤害。

2017 年 3 月 27 日澎湃新闻以《宜宾孕妇称产检 HIV 阳性未获告知致婴儿疑感染,卫计委介入》①的报道率先曝光此事。当天晚上,宜宾市卫计委立刻在其新浪官方微博上发布了《关于王某投诉市妇幼保健院侵权事件的情况说明》②。随后各主流媒体也纷纷报道了此事,引发网民热议。4 月 13 日,新生儿艾滋病感染早期诊断检测结果呈阴性,还不能完全确定未感染③。本研究根据事件进展的标志性时间节点将整个事件划分为三大阶段,走势如图 2-11 所示:

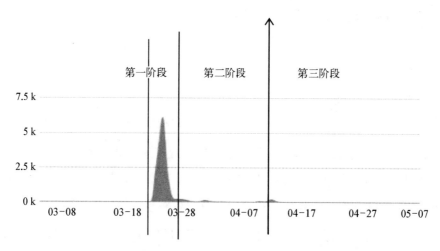

图 2-11 "宜宾孕妇产检 HIV 阳性未获告知"事件全网走势图

① 澎湃新闻:《宜宾孕妇称产检 HIV 阳性未获告知致婴儿疑感染,卫计委介入》,采集日期:2017 年 5 月 26 日,http://www.thepaper.cn/newsDetail_forward_1646936。
② 新浪微博"@宜宾卫生",采集日期:2017 年 5 月 26 日,http://weibo.com/u/5199403209?from=myfollow_all&is_all=1。
③ 澎湃新闻:《宜宾 HIV 暴露新生儿抗体检测为阴性,还不能完全确定未感染》,采集日期:2017 年 5 月 26 日,http://www.thepaper.cn/newsDetail_forward_1661861。

该事件的网络舆情发展走势呈现快热快消特征，瞬间爆发，并于两日内迅速达到舆情发展的最高潮，随即快速消退。

（一）第一阶段（3 月 27 日—3 月 29 日）：舆情初起，迅速引爆舆论场

2017 年 3 月 27 日下午，澎湃新闻首发报道"宜宾孕妇产检 HIV 阳性未获告知"事件，之后，迅速引发各媒体转载报道，引发广大网民的关注。澎湃新闻的新浪官方微博关于此事的报道，获赞 8 958 个，评论 11 485 条，转发 1 596 次；随后"@新浪四川"官方微博①转发了此事的报道，获赞 4 243 个，评论 6 899 条，转发 2 134 次。当天晚上四川省宜宾市卫生局就在其新浪官方微博"@宜宾卫生"发布了《关于王某投诉市妇幼保健院侵权事件的情况说明》②，说明中"@宜宾卫生"还原事件的完整情况，指出市妇幼保健院妇产科门诊医务人员责任心严重缺失，工作不细致以致孕妇多次就诊都无医务人员认真按照孕期保健相关要求开展工作，没有认真核实信息导致没有实施干预措施等问题，说明卫生执法监督支队已对涉案机构和相关人员进行立案，正依照相关法律按程序进行调查，并承诺待相关处理结果出来后，会及时进行通报。此条微博获赞 21 139 个，评论 6 203 条，转发 1 239 次。3 月 28 日不断有媒体以《孕妇产检 HIV 阳性未获告知，丈夫称整个家都毁了》③ 或《新生儿感染 HIV 涉事医生被解聘吊销执业医师资格》④ 等标题进行报道，随着微博和新闻的纷纷关注，事态发展被推向高点，舆情热度也迅速上升，并在 3 月 28 日达到舆情最高峰，3 月 29 日事件迅速平息。

针对卫计委对涉事主体的责任问题和对涉事医生的处罚说明以及有关媒体

---

① 新浪微博 "@新浪四川"，采集日期：2017 年 5 月 26 日，http：//weibo. com/xinlangsichuan? is_ori＝1&is_forward＝1&is_text＝1&is_pic＝1&is_video＝1&is_music＝1&is_article＝1&key_word＝&start_time＝&end_time＝2017-03-27&is_search＝1&is_searchadv＝1#_0。

② 新浪微博 "@宜宾卫生"，采集日期：2017 年 5 月 26 日，http：//weibo. com/u/5199403209? from＝myfollow_all&is_all＝1。

③ 中国之声：新闻晚高峰，采集日期：2017 年 5 月 26 日，http：//china. cnr. cn/xwwgf/20170328/t20170328_523681561. shtml。

④ 凤凰资讯，采集日期：2017 年 5 月 26 日，http：//news. ifeng. com/a/20170328/50849909_0. shtml。

对于涉事主体的评论，引发网民很大的争议。有很多媒体评论涉事医生责任心缺失，医院管理不当造成了如今这个悲惨的局面，如 "@央视新闻" 微博发布《评论：责任心怎就成了选择题？》①、德州新闻网发布《医院管理漏洞比艾滋病毒更可怕》②。也有网民对此存在异议，有部分网民赞同媒体的评论，认为主要是由于医生的不负责任和医院的管理不当造成的。如网民 "@后迈的小脚"③评论说："这种妇幼保健医院，国内早就应该整治了……很多这样的妇幼保健医院……"但是也有网民认为医生虽有责任，但是孕妇有隐瞒不报的嫌疑，应负主要责任。网友 "@E神王怪兽"④评论说："明明是这个当妈的对之前检验呈阳性的报告隐瞒不报，出了问题了又赖医生，呵呵。"有网民表示静待案情出现反转，更有网民指出媒体报道、评论立场不公正，有失偏颇，恶化医患关系。"@树懒_HUANG"评论说："作为新闻媒体发出一篇如此有偏见性的文章，是还嫌中国的医患矛盾不够严重？但是比起这些我更好奇以后的医疗系统会发展成哪样，作为一个学医的人真心觉得转行刻不容缓！⑤"

（二）第二阶段（3月30日—4月12日）：官方应对及时，舆情迅速平息

3月29日之后，经过卫计委的积极回应，极大地消减了网上的负面舆论，事件得到迅速平息，全网对此事件的关注热度明显下降，虽然仍有部分用户或媒体在社交平台讨论、转发此事，但总体来说事件已经慢慢淡出了人们的视野。

---

① 新浪微博 "@央视新闻" 评论："责任心怎就成了选择题？"，采集日期：2017 年 5 月 26 日，http：//weibo.com/cctvxinwen？is_ori=1&is_forward=1&is_text=1&is_pic=1&is_video=1&is_music=1&is_article=1&key_word=&start_time=&end_time=2017-03-28&is_search=1&is_searchadv=1#_0。
② 德州产闻网：《医院管理漏洞比艾滋病毒更可怕》，采集日期：2017 年 5 月 26 日，http：//www.dezhoudaily.com/news/folder120/2017/03/2017-03-291264757.html。
③ 新浪微博 "@宜宾卫生"，采集日期：2017 年 5 月 26 日，http：//weibo.com/u/5199403209？from=myfollow_all&is_all=1。
④ 新浪微博 "@E神王怪兽"，采集日期：2017 年 5 月 26 日，http：//weibo.com/cctvxinwen？is_ori=1&is_forward=1&is_text=1&is_pic=1&is_video=1&is_music=1&is_article=1&key_word=&start_time=&end_time=2017-03-28&is_search=1&is_searchadv=1#_0。
⑤ 新浪微博 "@树懒_HUANG"，采集日期：2017 年 5 月 26 日，http：//weibo.com/cctvxinwen？is_ori=1&is_forward=1&is_text=1&is_pic=1&is_video=1&is_music=1&is_article=1&key_word=&start_time=&end_time=2017-03-28&is_search=1&is_searchadv=1#_0。

（三）第三阶段（4月13日之后）：新生儿检验结果出来，舆论再次复燃

4月13日，新生儿早期艾滋病检验结果出来呈阴性，还需3次复查的消息出来，以及新生儿父亲又反映，女儿出生之后，医院方面没有对胎盘作特殊处理，担心存在隐患，又掀起了一小波的舆论热度。但是，网民主要还是关注新生儿的健康问题和医患双方的责任问题，相关医方已被立案调查处理，新生儿检验结果也出来了，网民的关注度也不及之前，总体的舆论热度不高，4月17日之后此事件逐步退出人们的视野。

（四）舆情事件的特点

1. 爆发快、消落快

只在三天时间里，舆情事件就经历了爆发、高潮两个重要节点。事件发生不到一天时间，就有大量互联网媒体报道，针对此事谁应负主要责任进行了讨论。随后在3月28日迎来了舆论高峰，此时大量的事件详细信息已被披露，新闻媒体和微博等侧重对于涉事医生责任心缺乏、医院管理疏漏进行分析和讨论。当日晚上宜宾市卫生局即在其官微发布了《关于王某投诉市妇幼保健院侵权事件的情况说明》。针对宜宾孕妇产检 HIV 阳性却未告知，致新生儿疑感染一事的涉事人员和机构进行立案调查，只有几千粉丝的官微迅速获得两万多的网民点赞支持，快速的回应对于舆论的进展起到很大的平息作用。此后逐渐平息，整个事件也没有新的信息点呈现，因而舆论也陷入了平静期，只有微博平台有零星的讨论，全网的关注度几乎归零。

2. 回应快、应对快

此次事件自3月27日澎湃新闻以《宜宾孕妇称产检 HIV 阳性未获告知致婴儿疑感染，卫计委介入》的新闻曝光此事，当天晚上宜宾市卫计委即刻在其新浪官方微博上发布了《关于王某投诉市妇幼保健院侵权事件的情况说明》，对事件进行调查，追究涉事主体责任，回应速度之快，极大地消减了负面情绪，避免了事件的不良发展。

3. 多方媒体齐报道，微博平台是主力

在本次舆情事件发展过程中，多方媒体对此进行了报道、评论，在本次统计时间范围内统计到的主要途径有微博、新闻、新闻客户端、论坛四种方式。在媒体类型统计中，最活跃的平台是微博，占比达到80.78%，其他媒体的占比情况为：新闻1 491篇，占比为12.35%；新闻APP 318篇，占比为2.63%；论坛218篇，占比为1.81%。具体的情况见图2-12所示。

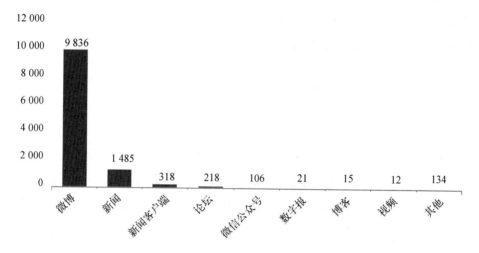

图2-12 "宜宾孕妇产检HIV阳性未获告知"事件网站来源

在微博平台中受关注度较高的有"@澎湃新闻""@新浪四川""@宜宾卫生""@央视新闻"四个新浪微博用户，每一篇关于此事报道的文章评论量、转发量和点赞量都上千，甚至上万，由此可见，此事在微博上的影响力和传播力非常之大。

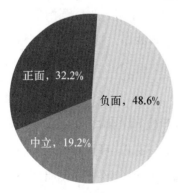

图2-13 "宜宾孕妇产检HIV阳性未获告知"事件情感分析

4. 负面情绪占主导

这次事件由于涉及新生儿的健康、医患关系、艾滋病等敏感问题，一经报道，立即引起广泛关注，各方对此看法不一。由图2-13可以看出本次舆情事件的情绪主要以负面为主，占比48.6%，正面占比32.2%，中立占19.2%。可以看出，此次事件产生了很大的负面影响。但是，

仍有不少人持中立态度，不妄加评论，理智对待。

三、网民态度分析

由于本次舆情涉及新生儿健康、医生、医院与患者的责任划分等问题，从而带来了较为广泛与深刻的舆论影响，对涉事主体造成了一定程度的冲击，因此本文对网民的态度进行分析。为了获取"宜宾孕妇产检 HIV 未获告知"事件中网民的基本态度倾向，本研究尝试对网民评论进行内容分析，由于此事件主要阵地为微博，因此选取微博在此事件中评论量最多的四篇报道（分别来源于微博认证用户"@澎湃新闻""@新浪四川""@央视新闻""@宜宾卫生"）作为本研究网民评论的抽样母体。网民评论的样本容量为 500，以 55 为间距进行系统抽样抽取。从图 2-14 中可以发现，网民态度可以大致分为五类——"指责患者""指责医方""双方都有错""抨击媒体"和"其他"。

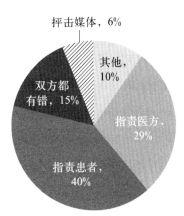

图 2-14 "宜宾孕妇产检 HIV 阳性未获告知"事件态度比例

（一）指责患者

"指责患者"是网民的主流态度，占比 40%，持这种态度的网民认为，孕妇事先或许知道自己得了这两种病，有意隐瞒自己的病情，将责任转嫁给医生，认为其对孩子太不负责任。网民"@刘博士论文指导"指出："我觉得是女方故意隐瞒的吧，收到了检验单说没收到。医院检查出了 HIV，不可能不告知患者的，你不要命，人家医生还要命呢。"① 网民"@九月 Momo"评论："自己有病，现

---

① 新浪微博"@刘博士论文指导"，采集日期：2017 年 5 月 26 日，http://weibo.com/5044281310/EBKhJgdMm? filter=hot&root_comment_id=0&type=comment。

在怪罪医生，有些无语，产科医生也跟着背黑锅了。"① 网民"@葛本"："自己隐瞒病史还要泼医院医生一身脏水，真是无耻之极。"② "@橙子狂人"说："自己不好好爱惜身体，让孩子跟着遭罪，更可恶的是偷偷隐藏，不对自己负责，更别说做一个称职的妈妈了，可恶。"③ "@极品搞笑菌"更是说："投胎是门技术活儿，为人父母基本的责任心都没有，希望世界对这个小宝宝温柔以待。"④

（二）指责医方

持"指责医方"态度的评论占 29%，这些网民认为患者对这种病的情况不了解；而医生作为专业人士，却没有尽到做医生的责任；医院在管理上也存在很大的疏漏导致新生儿出生，才发现孕妇患病，给患者一家造成了不可挽回的伤害。如网民"@后迈的小脚"说："这种妇幼保健医院，国内早就应该整治了……很多这样的妇幼保健医院……"⑤ "@官污吏没公平"说："为什么有医患矛盾呢，就是有这些医生没有责任心。"⑥ "@医疗事故情报"更是指出："受苦的只有孩子，医生医院不负责，在检验报告显示曾母患有梅毒的情况下，联系不上当事人就放弃了，随后几次检查，都没有核实初次检验结果，仅凭曾某一人之词就断定检验结果正常，要你医院有何用？"⑦

（三）双方都有错

持"双方都有错"的占比 15%。这些人认为医方和患者双方均有责任，让

---

① 新浪微博"@九月 Momo"，采集日期：2017 年 5 月 26 日，http：//weibo. com/5199403209/EBMPmoJSZ？filter=hot&root_comment_id=0&type=comment。
② 新浪微博"@葛本"，采集日期：2017 年 5 月 26 日，http：//weibo. com/2656274875/EBVqxldi2？filter=hot&root_comment_id=0&type=comment。
③ 新浪微博"@橙子狂人"，采集日期：2017 年 5 月 26 日，http：//weibo. com/5044281310/EBKhJgdMm？filter=hot&root_comment_id=0&type=comment。
④ 新浪微博"@极品搞笑菌"，采集日期：2017 年 5 月 26 日，http：//weibo. com/5199403209/EBMPmoJSZ？filter=hot&root_comment_id=0&type=comment。
⑤ 新浪微博"@后迈的小脚"，采集日期：2017 年 5 月 26 日，http：//weibo. com/5199403209/EBMPmoJSZ？filter=hot&root_comment_id=0&type=comment。
⑥ 新浪微博"@官污吏没公平"，采集日期：2017 年 5 月 26 日，http：//weibo. com/5044281310/EBKhJgdMm？filter=hot&root_comment_id=0&type=comment。
⑦ 新浪微博"@医疗事故情报"，采集日期：2017 年 5 月 26 日，http：//weibo. com/5199403209/EBMPmoJSZ？filter=hot&root_comment_id=0&type=comment。

本来可以避免的事情变成如今这样的结果。如网民"@轻描淡写61054"评论说："可怜孩子了，她的一生该怎么办呢？孕妇本人和医院都有错！都可恶！！"① "@关于灵异的一二"说："作为医院确实有失职，这样的检查结果应该想一切办法通知当事人的，特别当事人还是孕妇，而且这么多次检查也没有对此问题核查落实。但当事人也应该负一定的责任，对自己的检查结果没有重视，检查之后拿结果应该是常识吧，至少确认下自己的身体情况。最无辜的是孩子，改变了孩子的一生。"②

（四）抨击媒体

持"抨击媒体"态度的评论占6%，持这种态度的评论认为，媒体在报道新闻时靠敏感词汇博取眼球，一味谴责医生责任心缺失，而没有对患者和医生的证言的真实性作出解释，有引导舆论、片面报道之嫌。如网民"@懒羊羊我最爱"指出："现在做新闻都只听一面之词了吗？那些给产妇做剖腹产手术的医生护士何其无辜，冒着生命危险去'隐瞒'吗？报道要平衡多方意见，并不是自己想当然。另外，加了一堆其他事件的背景资料，是嫌医患矛盾还不够大吗？有失偏颇，差评！"③ 网民"@不能遇见的遇见"指出："每次都要把医疗行业推向一个新高峰，一边倒的报道后面是新闻记者的不负责任！"④

（五）其他

持"其他"态度的占比10%。网民"@银杏秋黄spd"说："可怜的孩子，但愿不要被歧视。"⑤ "@让笑折了枝a"则评论说："看到这个标题我第一反应

① 新浪微博"@轻描淡写61054"，采集日期：2017年5月26日，http://weibo.com/5044281310/EBKhJgdMm? filter=hot&root_comment_id=0&type=comment.
② 新浪微博"@关于灵异的一二"，采集日期：2017年5月26日，http://weibo.com/5199403209/EBMPmoJSZ? filter=hot&root_comment_id=0&type=comment.
③ 新浪微博"@懒羊羊我最爱"，采集日期：2017年5月26日，http://weibo.com/2656274875/EBVqxldi2? filter=hot&root_comment_id=0&type=comment.
④ 新浪微博"@不能遇见的遇见"，采集日期：2017年5月26日，http://weibo.com/2656274875/EBVqxldi2? filter=hot&root_comment_id=0&type=comment.
⑤ 新浪微博"@银杏秋黄spd"，采集日期：2017年5月26日，http://weibo.com/1649469284/EBK4Akt0D? filter=hot&root_comment_id=0&type=comment.

是担心给她做剖腹产手术的医护人员的安全。"① "@橙香88"更是说："婚前要婚检，孕前要孕检，这是对自己对另一半对下一代的负责。"② 从这些人的评论中可以看出，网民对于此次事件中新生儿及参与手术医护人员人身安全的关心，对于生命的敬畏。以及呼吁对艾滋病、梅毒这类疾病的检查和预防，避免悲剧的再次发生。

四、两个舆论场：网民态度与媒体报道的偏离

上文对网民态度比例分析的饼状图中，40%的网民指责患者，认为是患者隐瞒自身病情，29%的网民指责医方，认为医生失职。在指责患者类的评论中，诸如"自己隐瞒病史还要泼医院医生一身脏水""自己偷偷隐瞒病情，对孩子不负责，却让医生承担后果"这样的言论比比皆是，主流舆论停留在对患者的道德评判上。网民对产妇同时患有艾滋病和梅毒，自己却不自知表示怀疑。很多网民凭借自己对这两种疾病的认知或网上搜索的资料，认为孕妇本人生活作风不好，才会患上这两种疾病，以及孕妇后期的接诊医生的变化和自身产检时对医生的陈述，加之网民根据网上发出的关于首诊医生的资料及其他网民的叙述，认为一位资深的医生不会大意到不通知患者结果，从而认定产妇自己知道自己的情况，却碍于自身以后的境况故意向家人和后来的医生隐瞒，自身作风不好，无视婴儿生命。网民有这种想法的原因主要是大众对这两种病的敏感与忌讳导致的猜忌，认为患有这两种病的人一定是一个生活不检点的人，违背大众道德观，加之近年来出现的患者故意隐瞒病情，凭借患者的弱势地位作出过度维护自身权益的事件的发生，从而让网民判定是个人问题。

梳理一下媒体报道该事件的标题，《宜宾孕妇称产检HIV阳性未获告知致

① 新浪微博"@让笑折了枝a"，采集日期：2017年5月26日，http://weibo.com/1649469284/EBK4AktOD? filter=hot&root_comment_id=0&type=comment。
② 新浪微博"@橙香88"，采集日期：2017年5月26日，http://weibo.com/5044281310/EBKhJgdMm? filter=hot&root_comment_id=0&type=comment。

婴儿疑感染，卫计委介入》《关于王某投诉市妇幼保健院侵权事件的情况说明》《孕妇产检 HIV 阳性未获告知，丈夫称整个家都毁了》《新生儿感染 HIV 涉事医生被解聘吊销执业医师资格》《评论：责任心怎就成了选择题?》《医院管理漏洞比艾滋病毒更可怕》等，"产检 HIV 阳性未获告知""妇幼保健院侵权""解聘吊销执业医师资格""医院管理漏洞"等标题中出现的这些词语都是从医生失职医院管理不当的角度出发进行报道的，认为医生工作出现纰漏，侵犯了患者的知情权，酿成现如今孩子出生才被告知患有 HIV 的大错。

媒体在报道中指责医生，而网民却在指责患者，显然两者处于两个舆论场中，两个舆论场是 1998 年 1 月由新华社总编辑南振中提出，他认为在现实生活中存在两个舆论场，一个是老百姓的口头舆论场，一个是新闻媒体着力营造的舆论场。① 随着移动互联网的发展，微博成为个人表达和公共讨论的舆论场域，作为独立的民间话语场域和媒体所代表的官方舆论场域时而对立时而一致展开微妙的博弈。在这个事件中，民间舆论场域话语多元，各种观点并存，如：指责患者、抨击媒体、叱责医方等。民间的主导舆论认为错在患者，而媒体代表的官方舆论场必然考虑到政治、伦理道德、新闻客观真实性等因素，坚守媒体的社会监督责任，从正面报道认为错在医生，借此新闻事件监督医生加强责任心，督促医院加强管理。那么为什么会出现民间舆论场和官方舆论场意见偏离的现象呢？这倒是值得深思的问题。

五、后真相时代和艾滋病污名化：主观真实与媒介真实偏离的原因

（一）后真相时代媒体公信力下降

2016 年岁末，《牛津字典》将"后真相"（post-truth）定为年度词汇，它被定义为"诉诸情感与个人信仰比陈述客观事实更能影响民意"②，更直白的意思就是在这个时代，事实已经不重要了，人们对事件产生的情绪比事实究竟如何

---

① 李彪：《改革开放以来社会舆情生态演变机制及其特点分析》，《中国网络传播研究》2013 年版。
② 董晨宇、孔庆超：《后真相时代：当公众重归幻影》，《公关世界》2016 年第 23 期。

更加重要。一篇上海女孩去江西男朋友家过年的帖子引发了网民关于城乡差异、婚姻观念的热议，事后证明纯属编造。朋友圈中刷屏的一篇《罗一笑，你给我站住》的文章，父爱确凿，感动了无数人，一下子就募集了百万捐款。然而，仅仅一天之后，当事者便被揭露，其名下有三处房产，身兼两家公司法人。一起又一起的反转新闻堪比好莱坞大片，不断挑逗着网民的情绪，观众如提线木偶一般被操纵，纵使使尽浑身解数也无法看透真面目，最后导致的结果是人们丧失了对媒体的信任，丧失了对真相的追求，遇到任何事情皆不信任，坐等反转。就像狼来了的故事，当真正的狼来了的时候，一切已经晚了。

马克思曾有一句名言："人民的信任是报刊赖以生存的条件，没有这种条件，报刊就会萎靡不振。"① 媒体的公信力主要是指受众与媒体之间形成的一种信任关系。受众的信任构成媒体公信力的核心，它是媒体社会形象的一个重要指标。所谓媒体的社会形象，是指社会受众对媒体的综合评价及总体印象，它是媒体的表现与特征在公众心目中长期而集中的反映。从受众认知的角度说，媒体形象是社会公众根据一定的标准和要求，对某个媒体经过主观努力所形成和表现出来的形象特征所具有的整体看法和最终印象，并转化为受众对该媒体所持有的基本信念和综合评价。受众总是根据其头脑中某种固有的观念决定着自己的认识态度，人们对事物的态度包括是与否、赞同与反对、接纳与拒绝、喜欢与厌恶等具体评价性的内容，直接决定着人们行为的方向。媒体的社会形象影响着受众对媒体的评价，决定着受众解读新闻的态度，一个在受众心目中官气十足，面目可憎，常常说假话、套话、空话的媒体，受众注定不会对其产生好感。在澎湃新闻首发报道"宜宾孕妇产检 HIV 阳性未获告知"事件之后，引发广大网民关注，这其中不乏不信任的言论，有不少网友表示静待案情出现反转，媒体对该事件的报道框架是医生责任心缺乏、医院管理不当，然而网民意见不一，有责怪患者的，也有责怪医生的，还有保持中立。这充分体现了后真相时代媒体公信力的下降，网民不再一味信任媒体，逐渐有自己的见解。

---

① 陈瑞苗：《人民的信任是报纸生存的条件》，《新闻大学》1988 年第 1 期。

（二）刻板成见、原型沉淀与艾滋病污名化

深究网民从道德角度指责患者的原因时，我们看到的是网民对于艾滋病的污名化现象。在普遍保守的中国人心目中，艾滋病和性生活混乱、不检点等画上了等号。艾滋病的感染途径之一是性传播，但 20 世纪 90 年代政府将艾滋病界定为性传播疾病，这一话语建构起了公众关于艾滋病和性传播途径的想象，而艾滋病的多发人群是吸毒者和性工作者，加之通过性传播，公众自然而然地形成了感染艾滋病等于性生活不检点的刻板成见。按照李普曼的定义：人们对特定的事物所持有的固定化、简单化的观念和印象，它通常伴随着对该事物的价值评价和好恶的感情。刻板成见可以为人们认识事物提供简便的参考标准，但也阻碍着对新事物的接受。[1] 人们并不知道艾滋病的感染还存在其他途径，通过输血、卖血和母婴途径感染的人也被公众戴上有色眼镜去看待，于是形成了对艾滋病群体私生活不检点的刻板成见。

1985 年，中国发现了第一例艾滋病感染者后，《人民日报》发文二十多篇对艾滋病进行报道，并对其冠以"超级癌症"的名称，很长一段时间由于缺乏对于艾滋病的科学认识，大众媒体对于艾滋病的报道充斥着负面叙事和猎奇的修辞，带动了公众的恐慌。以往这些媒体对艾滋病的负面事件的报道在强化受众刻板成见的同时，又将个体事件中的人物形象和行为进行了原型沉淀。原型沉淀起源于心理学家荣格的集体无意识理论，曾庆香指出原型是具有一定稳定性的、典型的、反复出现的意象、象征、人物、母题、思想或叙述模式即情节，具有约定俗成的语义联想。[2] 它的根源既是社会心理的又是历史文化的，在新闻话语中也存在着原型沉淀，媒介对于艾滋病患者妖魔化形象的报道形成原型沉淀，隐藏在人们的潜意识里。长期的原型沉淀导致了艾滋病的污名化，使得人们一提起艾滋病就唤醒了长期以来的集体记忆，将个体形象上升至群体形象，导致在该事件中媒体并未报道任何不利于患者的言论时，网民却无端指责患者

① 郭庆光：《传播学教程》，中国人民大学出版社 2011 年版。
② 曾庆香：《新闻话语中的原型沉淀》，《新闻与传播研究》2004 年第 2 期。

私生活不检点的现象。媒介所呈现的是医生疏漏、医院管理不当的图景，而网民由于刻板成见和原型沉淀形成了自身关于这一事件的主观真实图景，即患者自身隐瞒艾滋病病情是导致一切悲剧的源头。于是，网民的主观真实和媒介真实相偏离。

六、对事件的多维度反思

随着社会的发展，医疗设施越来越完备、先进，医疗技术越来越高超，还会出现如此严重的问题，就不光是设备和医术的问题了。这是一个由多方因素造成的结果，折射出我国医疗卫生行业存在的许多问题。在复杂的社会环境中，若医务人员能够坚守医生的职业操守，负起该负的责任；医院能够认真监督管理医院事务，严格要求医务人员；患者能够负起相应的父母责任、患者责任；医疗卫生主管部门事前能够将重大疾病宣传到位，事后能够将事情调查清楚，透明公开，及时告知民众；媒体能够提供可信的报道信源；用户加强自身的媒介素养，尊重病人病情，那么这种事情就不会是如今这种局面。本文通过对"宜宾孕妇产检 HIV 阳性未获告知"事件的舆情发展历程的梳理和分析，有以下几点反思。

（一）医方：加强医德医风建设、完善医院管理工作

医乃生命所系，责任重大。既然选择医生这个职业，就要承担起相应的义务。而现在有些医生的医术虽然越来越高明，但是责任心却没有与之同步，虽然看似是小小的失误，却有可能对患者造成不可弥补的伤害。正如这次事件，医生责任心严重缺失，工作不细致，以致曾某多次就诊，都无医务人员认真按照孕期保健相关要求开展工作，没有认真核实信息，及时告知预防母婴传播及相关检测的信息，导致没有实施干预措施。如果首诊医生能够坚持联系患者，即使联系不上也应该将检验结果上报医务科或院总值班，由后者继续联系，而且该医生未对该产妇的建档信息更新，以便后来接诊的医生能够及时得知患者

的最新情况。后来接诊的医生竟没有一人对患者的检验单进行核查，仅凭患者自述情况进行诊断。这些都显现出医生的责任心缺失。医生不光要医术高明，医德也要高尚才行。医院要加强对医生医德、医风的考察。

本次事件也暴露了医院及医疗事故处理管理方面的漏洞。医院应严格遵守医疗行业各项工作的要求，加强孕妇的高危妊娠管理工作，提供相应的保健服务，认真登记、核查病人信息，加强对信息真实性的核实，加强内部投诉处理机制，增加矛盾纠纷化解手段、措施。一次由低级失误导致的医疗事故给医院形象造成的伤害，事后付出数倍代价也难以弥补。在医患关系依旧紧张的当下，医务人员和医疗机构要守住责任底线，切莫有侥幸心理，否则一旦出事后果或不堪设想。生命面前，事无大小，都必须全力以赴。

（二）卫计委：注重舆情反馈、避免舆情"烂尾楼"

本次舆情事件中网络舆论能迅速减弱与相关信息及时公开、真实透明分不开。事件曝光的当天晚上，宜宾市卫生局就对此事在官方微博上发布了《关于王某投诉市妇幼保健院侵权事件的情况说明》。"@宜宾卫生"面对质疑回应迅速，详细地向网友展示了事件的全貌，明确了事件各方的过失和责任，其权威的发声有效缓和了负面舆论，防止了次生舆论的发酵，对事件的舆论起到了积极的消解作用。然而在发布这则通报后，"@宜宾卫生"并没有履行承诺对该事件再进行后续的跟进。3 月 28 日，有媒体报道称涉事医生刘某某已被宜宾市妇幼保健院解聘，宜宾市卫生行政执法部门已对刘某某展开行政执法调查。根据已经掌握的证据和初步处理意见，刘某某将被永久吊销执业医师资格，终身不得进入医疗行业执业。但是，"@宜宾卫生"作为宜宾市卫计委官方微博，并没有对这则新闻进行核实，也一直没有公布查处情况的最新进展，甚至没有就该事件再发过声。原本应对及时的通报却以"烂尾"结束，本应持续关注说明却以"一次性回应"收尾，使得网民对于事件发生的真实原因产生争议，减缓舆情的平息。这次事件除了由于医方的责任心缺失，管理不当造成的侵犯患者的知情权以外，网民对患者本身的行为存有质疑，认为患者知晓自身情况，有意隐瞒，钻了医生和医院的漏洞。不论这种情况是否属实，卫计委都应该及时关注事件的舆情反馈，解答网民的疑惑，及时公布调查结果，还真相于民，避免舆情"烂尾楼"。这不仅是对患者、医务人员负责，更是对广大民众负责。

（三）媒体：提升媒体公信力，增强舆论引导能力和人文关怀

在社会转型和新媒体强势崛起的时代，舆论的不确定性和不可控性增加，类似本次事件中新闻媒体的报道与网民的议论点完全背离的情况越来越多，舆论引导的难度也随之增加。媒体应该增强自身的公信力，在引导社会主流舆论时发挥重要作用。提升媒介公信力应该从信源可信度和媒介可信度两个方面着手，信源可信度即新闻消息来源必须真实可靠，应该增强政府作为信源的可信度，政府应发布真实、准确、可靠的信息，始终从公众利益出发。要呈现多方信源体现新闻报道的客观公正平衡，谨慎使用网络信源。增强媒体可信度可以从增加议题来源的开放度着手，听取受众的意见，重视与受众的互动。在该事件中，媒体应持续跟踪舆情发展态势，主动介入舆论热点，及时跟进网民的热点议题设置议程，与网民形成良好互动和对话，有助于引导舆论的意见交流场，而不是与网民议题一味背离。

媒体在进行有关艾滋病的报道时，要注意立足平民视角，在标题和正文中减少贴标签的新闻生产方式，让新闻报道更加人性化、更具有接近性，体现人文关怀。提升记者的新闻道德素养，以理性客观的态度进行新闻报道。媒体应该适当科普医学知识，让更多人了解艾滋病，以消除公众对艾滋病的妖魔化印象。在本次事件中，舆论对于感染艾滋病的患者进行道德谴责时，媒体可适当增加有关艾滋病感染途径的报道，让公众了解性传播并不是感染艾滋病的唯一途径，输血等也会造成感染，传播专业知识来为艾滋病患者正名。面对舆论对于新生儿感染艾滋病的惋惜和恐惧，媒体也可在报道中增加艾滋病的治疗方法，让公众了解艾滋病患者可依靠药物过上正常的生活。

（作者：马蕾、刘蕾、李雪）

男婴"死而复生"引风波

——"赤峰引产"舆情事件分析

一、前言

医患事件一直是社会各界关注的热点问题，在各种医患关系事件中，批评医生和医院的言论主要集中于院方滥用药物、医生的灰色收入以及患者就诊困难等方面；批评患者的医患事件则通常是患者或其家属进行医闹，对医护人员进行谩骂、殴打，缺乏换位思考。在有些事件中，医患之间的矛盾往往更加复杂，不仅涉及医疗费用、语言肢体方面的冲突等，更包含了是否合乎人情道德的问题。这就使矛盾更加深入，且往往更易激起社会各界的关注和激烈讨论。医护人员救死扶伤，无论是过程还是结果，往往都是既合乎社会道德伦理，也符合院方或者相关法律法规规定的，但也不排除有时出现"情"与"理"发生冲突的情况。在这样的事件中，若倾向于从人伦情理角度出发，就违反了法律的规定，法律的威严得不到维护；若更加偏重于法律优先，就会与传统情理道德相违背。于是便引发舆论的激烈讨论，合情与合法，究竟谁更优先？

2017 年 7 月 27 日，《法制晚报》曝光了这样一起事件。在这一事件中，并不存在因为医护人员的疏忽或其他因素从而使患方致残致死的恶性后果，反而是围绕护士救了一条生命展开。赤峰 18 岁女子丽丽（化名）怀孕 35 周做引产手术，男婴却被护士梁晓华救活，送给了没有孩子的表哥夫妻俩抚养。丽丽（化名）之后得知自己的孩子当时并没有被引产成功，便向当地卫生局、计生委以及公安局报案，想要讨回自己的孩子。但各个单位之间互相推诿，都不予立案。丽丽（化名）便又向央视求助，《焦点访谈》栏目将此事曝光，随后，护士梁晓华便立即被赤峰市公安局刑事拘留，最终被法院判以拐骗儿童罪，有期徒刑2年，公安局以及医院相关7名领导也被判以玩忽职守罪和国有事业单位人员失职罪。消息一出，立即被大量转发，随后澎拜新闻、新华网、《都市快报》等也通过微博、微信公众号等公众平台对此事进行了报道。在此次医患事件中，舆论主要集中于支持护士，谩骂男婴生母方面，网民认为护士梁晓华救活被生母遗弃的男婴是合乎情理、值得鼓励与嘉奖的，护士善良仁慈的举动，挽救了一条被亲生母亲抛弃的鲜活生命；而男婴的生母丽丽（化名）怀孕35周去做引产手术，说明其本身就没有想过要这个孩子，而后得知男婴存活后她向护士索赔110万，更是显示了她的一切行动完全是出于金钱目的；在网民的态度中，也有一些网友表达了对法律法规、对法院针对此事判决的反对，以及对以《焦点访谈》为代表的媒体的抨击；同时也有一些网友进行了客观理性的分析，认为护士所作所为虽然合情但不合法，从情理道德上说是挽救了一条生命，但若鼓励她这样的行为，会给不法分子带来巨大的犯罪缝隙。

此次医疗舆情事件中蕴含的主要就是网民在面对"情"与"理"发生冲突的情况时的态度，网民是倾向于道德情理还是更加偏向于法律法规，从中可以体现当代社会民众的社会心态和价值倾向。本研究从赤峰引产事件的舆情发展历程及波动特征切入，对网民的态度类型进行分类归纳并深入探讨，再对舆情和此次事件本身加以分析，进行总结和反思。

二、舆情发展过程

赤峰引产事件的舆情波动过程经历三个阶段，属于快热快消型。舆情初现阶段，7月27日，经《法制晚报》报道了此事件之后，引发了网民的关注与讨论；7月28日至29日，随着越来越多的相关报道，参与讨论的网民不断增多，舆论高潮迭起；7月30日，舆论渐渐消退，趋于平息。

发展趋势

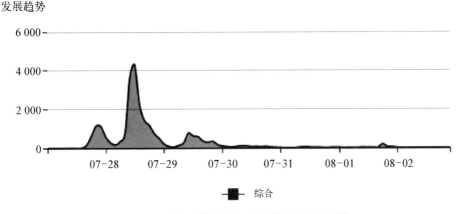

图 2-15　"赤峰引产"事件舆情发展走势图①

（一）舆情初现

2017 年 7 月 27 日，《法制晚报》曝光了这样一起事件：赤峰 18 岁女子丽丽（化名）怀孕 35 周做引产手术，男婴却被护士梁晓华救活，送给了没有孩子的表哥夫妻俩抚养。丽丽得知后向当地卫生局、计生委以及公安局报案，单位之间互相推诿，都不予立案。丽丽又向央视求助，《焦点访谈》栏目曝光之后，护士梁晓华被赤峰市公安局刑事拘留，最终被法院判以拐骗儿童罪，有期徒刑 2 年，公安局以及医院相关 7 名领导被判以玩忽职守罪和国有事业单位人员失职罪。舆论开始发酵，网民开始关注此事件。

（二）舆情高涨

2017 年 7 月 28 日至 29 日，关于赤峰引产的报道越来越多，舆情不断高涨。7 月 28 日，澎湃新闻对此事进行了详尽的报道，随后立即被大量转发和评论，阅读量超过 62 万次，将舆论引向高潮。在相关报道中，媒体类型以微博为主，共有相关微博 24 449 条，其次为新闻，共有 404 条，微信公众号和论坛分别以187 条和 156 条居于第三和第四。

---

① 图片来自上海开放大学信息安全与社会管理创新实验室统计数据库，采集日期：2017 年 10 月26 日。

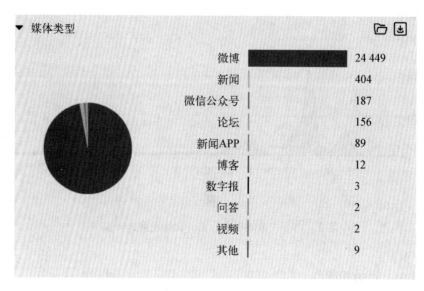

图2-16 "赤峰引产"事件媒体类型分布图①

在相关微博中，微博热词集中在护士、生母、孩子、怀孕、焦点访谈等。

微博热词

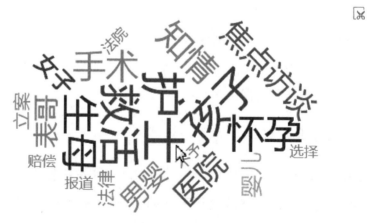

图2-17 "赤峰引产"事件微博热词②

---

① 图片来自上海开放大学信息安全与社会管理创新实验室统计数据库，采集日期：2017年10月26日。
② 图片来自上海开放大学信息安全与社会管理创新实验室统计数据库，采集日期：2017年10月26日。

（三）舆情消退

经过 7 月 27 日和 28 日的舆论高潮之后，舆论渐渐平息，男婴生母、护士或医院方并没有就此事作出回应，网民对此事激烈地发表评论之后，舆论开始消退。

三、网民态度分析

（一）普通网民态度分析

网民的关注点遍布此事件的涉事各方，关注焦点集中在护士、男婴生母以及法院。鉴于"@澎湃新闻"①在 7 月 28 日关于此事的报道关注度最高，阅读量超过 65 万次，转发量为 2 565 次，评论为 3 874 条，以网民对其报道的评论为例对网民进行态度分析。以 10 为间距对评论进行等距抽样，样本为 387 个，归纳后发现，网民的态度可分为谴责生母、反对判决、抨击媒体、中立和其他五类。

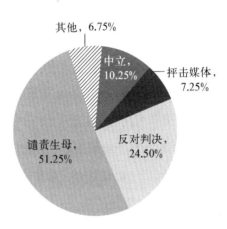

图 2－18 "赤峰引产"事件
网民态度比例图

在五种态度类型中，"谴责生母"的态度以 51.25% 的比例位居第一，在谴责男婴生母的评论中，又分为了对丽丽（化名）怀孕 35 周去做引产手术进行抨击，认为男婴生母是出于经济目的（索赔 110 万元）以及其他。这三类的比例分别为 48.29%，30.73% 和 20.98%。

关于对丽丽（化名）怀孕 35 周做引产手术的抨击中，网民主要认为丽丽（化名）怀孕 35 周还做引产手术，其本身就没有要产下孩子进行抚养的打算，

① 新浪微博，采集日期：2017 年 11 月 10 日，https：//weibo.com/ttarticle/p/show? id = 2309351002454134510924044979。

而后得知男婴存活之后进行上诉是完全没有立场和资格的，对其进行了强烈的谴责。网民"@奈何2331489963"评论说："35周引产？八个月的胎儿说不要就不要还好意思谈钱？无耻之极！"网民"@氢气球 Cara"评论说："我觉得……都35周了这时候引产（足月是37周），不就是想让孩子死吗？人家护士不忍心让孩子死，找到人把孩子养大，凭什么要求别人赔偿……"网民"@张振宇 Surgeon"评论说："35周还引产，真是残忍，不配当妈！"①

另一方面则集中在丽丽（化名）提出的要求护士梁晓华赔偿医疗费2万元，交通费、律师费8万元，精神抚慰金20万元，抚养费、教育费80万元，共计110万元方面，网民言辞激烈，对其进行了强烈的抨击，认为丽丽（化名）完全是出于金钱利益的考虑。网民"@安琪拉烧你脑壳"评论说："她其实一开始是巴不得自己孩子死了，因为她还要嫁人还要生活，这么多年过去了她突然听到孩子还活着，生怕老公知道，婆婆知道。所以现在干脆将计就计，先讹一笔钱，把罪名推给一个救了孩子一命的护士。"网民"@XJH 不信邪"评论说："虎毒不食子，不比妇人心。她告人不是为了小孩，而是为了钱，110万你咋不抢去。"网民"@婧婧今天背单词了吗"评论说："索赔110万，她根本不是想要孩子，是想要钱。"②

除了对男婴生母丽丽（化名）怀孕35周引产和索赔110万两个方面的抨击之外，还有一些对其18岁怀孕的抨击，网民"@枫叶 HF2016"评论说："18岁的恶魔！"网民"@Pchrio"评论说："18岁就这么大肚子，不是什么正经女孩子，还有脸告别人。"还有对丽丽（化名）找到孩子之后感慨如果不是有人报案，自己可能一辈子都不知道自己的孩子还活在世界上的抨击，网民"@贝塔 T-T"评论说："感慨，你决定引产的时候咋没感慨呢？"网民"@Becky 雯"评论说："你不要的小孩，护士救一命，给没有小孩的人养，至少这孩子活了吧？你才是谋杀亲子的好吗？你还感慨……良心不会痛吗？"还有一些对丽丽

---

① 新浪微博，采集日期：2017年11月10日，https：//m. weibo. cn/status/4134552970105255？wm=3333_2001&from=107C293010&sourcetype=weixin&featurecode=newtitle。
② 同上。

（化名）的辱骂，网民"@浩南哥的小尾巴"评论说："垃圾女人，不配做母亲。"网民"@快乐猴哥小冰雹"评论说："亲妈就是个畜生，恶人。"①

五种态度类型中，对此事件判决的反对以24.5%的比例列居第二，网民认为护士梁晓华没有做错，不该以拐骗儿童罪判刑2年，认为应该获刑的是男婴生母丽丽（化名），网友表达了对判决的不服，以及对法律法规的质疑。网民"@老男孩35"评论说："1.孩子出生后没有死亡，既是一条生命，家人或者医生遗弃，涉嫌犯罪。把生下来活的孩子弄死是故意杀人。2.产房护士发现被遗弃孩子没死，救活，孩子家长应支付救治费用。3.将被遗弃的孩子送给他人抚养，不属于拐骗儿童。4.小孩母亲索赔110万，不禁让人怀疑其追究此事的真正目的。否则要回孩子即可。判刑荒谬！"网民"@总之不要叫名字"评论说："法院在搞什么啊。孩子母亲意图谋杀孩子证据确凿，就算引产构不成谋杀罪，遗弃罪总算吧，一个试图谋杀遗弃孩子的母亲还能享有对孩子的监护权吗？法官你在想什么？监护权不成立，护士拐卖更不成立。这个判我不服，憋屈。"网民"@马山无影脚1979"评论说："1.只是在法律层面上她有权无罪，在我的道德标准中就是杀人，这个不讨论。2.只能算捡到弃婴，不能算贩卖人口。3.从她决定流产并付诸实施的时刻，她就已经对这个孩子没有任何权，既不合情，也不合理。维护杀人者，惩罚救人者的法，允许杀人者敲诈救人者的法，就是恶法。"网民"@原本一二三"评论说："我彻底被这个判决征服，从人性上讲，真正做到了，惩善扬恶！"②

第三种态度类型为中立，比例为10.25%，在五种态度类型中位居第三。持这种态度类型的网民或从法律的角度，或从道德的角度进行了阐述，在看到男婴生母应该抨击的地方的同时，也看到护士不对的地方，不会偏向于某一方，也不会抨击某一方，不仅认为男婴生母丽丽（化名）有错，同时认为护士的做法也存在漏洞。网民"@奥威尔忠实读者"评论说："救活一个小生命其实是

---

① 新浪微博，采集日期：2017年11月10日，https：//m.weibo.cn/status/4134552970105255？wm=3333_2001&from=107C293010&sourcetype=weixin&featurecode=newtitle。

② 同上。

一桩善举，把某种意义上算是'错误出生'的孩子送给想要的人抚养，也算是一件积德的善事。但善良的动机需要正确的程序，如果忽略必需的法律程序，也会由此引发一连串尴尬的甚至是悲剧性的结局。"网民"@东晓亮圆"评论说："如果当时护士告诉当事人孩子还活着没死，她或许改变主意把孩子留下呢？她应该是有这个监护人权利的，当时护士确实应该汇报上级，医院告知当事人，履行好这些手续相信也不会有这么多人背锅了，法院也不是完全瞎判，不过后来索赔这个就真的吃相难看了！来喷吧，我做好准备的，概不回复了。"网民"@清晨-SunP"评论说："护士错在于未经家属同意，私自救活引产男婴，并无偿将男婴送于亲戚抚养。但救人一命的同时，又挽救了一个家庭，这又是做了善事，无论如何也不到赔偿110万的地步，这家人是拿孩子当摇钱树了，孩子何其无辜，是有多爱钱，是有多缺钱，昧着良心，人在做，天在看。"网民"@暮春桃夭夭"评论说："护士救人没有问题，但是救活了得告诉医院，联系家属通知一下。家属如果不要这个孩子，再给亲戚领养。从这家属后面的处理看，有点像讹钱。孩子在原家庭里不知道会怎样。如果没被告发就好了，但是又不能怪告发的，万一是拐卖，还是要告发的。好复杂。"①

第四种态度为抨击以"焦点访谈"栏目为代表的媒体，比例为7.25%。在此事件中，男婴生母丽丽（化名）得知孩子存活之后，向赤峰市卫生局以及计生委求助，但单位之间都相互推诿，丽丽又向其做引产手术的生殖健康专科医院所在的红山区公安分局刑警大队报案，公安局做了笔录，做了DNA亲子鉴定之后并没有予以立案。丽丽投诉到央视"焦点访谈"之后，经过报道，护士梁晓华被赤峰市公安局刑事拘留，后被公诉至红山区法院，最终被判以拐骗儿童罪，有期徒刑2年。持抨击媒体态度的网民多对"焦点访谈"栏目进行了抨击，网民"@光华潋滟"评论说："这个丽丽无耻，焦点访谈节目组也很无耻，为了追求收视率，去支持这种诉求。"网民"@乐呵开熏几su晓媛"评论说："焦点访谈还是原来的焦点访谈吗？"网民"@坚持每天进步一点点"评论说："焦点访

---

① 新浪微博，采集日期：2017年11月10日，https：//m.weibo.cn/status/4134552970105255？wm=3333_2001&from=107C293010&sourcetype=weixin&featurecode=newtitle。

谈早点停啊。"网民"@我想这是命吧 0725"评论说:"没想到央视也这么喜欢博人眼球。"网民"@奋斗 20370"评论说:"焦点访谈没别的有意义的事播放吗?"

最后一种其他类型的态度,比例为 6.75%。包括对那名富有正义感进行举报的村民的抨击,还有对致使丽丽怀孕的男方的谴责,以及对孩子现在的状况的疑问等。网民"@陈昕宸"评论说:"一位有正义感的村民???"网民"@大鲶鱼 Sonic"评论说:"孩子的爸爸是谁? 17 岁就怀孕了? 这不是强奸罪吗?"网民"@ Mr-Lizhi"评论说:"只想知道现在孩子的情况。"网民"@图里努思"评论说:"若这孩子长大后知道自己的这番经历,不知道会如何看待自己的亲妈。"网民"@永远的客家 one"评论说:"太过复杂,无法评论。"网民"@范范儿的章大爷"评论说:"好人越来越难做! 社会越来越黑暗了。"①

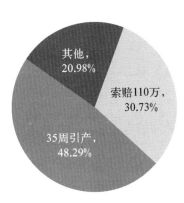

图 2-19 "赤峰引产"事件"谴责生母"具体态度比例图

(二) 微博"大 V"态度分析

在此次赤峰引产事件中,涉事主体包括有医院、护士、男婴生母、公安局、法院、媒体等,于是相应的也涉及医疗及法律方面的专业知识。在整个舆情发展过程中,媒体类型以微博为主,共有相关微博 24 449 条,其中包含许多微博"大 V"原创的微博,他们有的是法律或者医疗方面的专业人士,或者是极具影响力的人物,往往都有数十万甚至百万的粉丝,他们对赤峰引产事件所发表的相关微博,或被大量转发,或被成千上万地点赞,他们的评价往往会引导社会大众对此事的态度和见解。

网名"@科学家种太阳"拥有 663 万名粉丝,2017 年 7 月 29 日,他从法律的专业角度对此事发表了自己的见解。

① 新浪微博,采集日期:2017 年 11 月 10 日,https://m.weibo.cn/status/4134552970105255? wm = 3333_2001&from = 107C293010&sourcetype = weixin&featurecode = newtitle.

首先，网名"@科学家种太阳"指出"孕妇引产，等于不要孩子"这一观点可能在我们的既定认识中是成立的，但常识上的成立不等同于法理上成立。孩子不是财产，不存在所有权人，被监护人抛弃之后也不会变成无主物，是不可以被随便占有的。如果是正常的婴幼儿，父母将其遗弃可根据刑法第261条遗弃罪追究父母的刑事责任。但在赤峰引产事件中，孩子当时尚是胎儿，且已宣告死亡，所以不存在遗弃，其生母丽丽（化名）是无责的。同时，《民法通则》第24条规定，当被宣告死亡的当事人重新出现时，视同从未宣告死亡，一切权利自动恢复。所以男婴同其生母的血缘关系在其被救活时便恢复了，无论是谁救活了他，都不可能直接变成他的监护人。正常的领养也需要固定的流程手续，否则不生效。

针对护士梁晓华的行为是否属于拐卖，"@科学家种太阳"指出，刑法第240条规定："拐卖妇女、儿童是指以出卖为目的，有拐骗、绑架、收购、贩卖、接送、中转妇女、儿童的行为之一的。"在此次事件中，护士梁晓华供述交代，她自己事先就知道足月引产儿有被救活的可能，又想到表哥无生育能力想要孩子，所以在进产房前就先联系了表哥，在孩子救活后马上将其送出。这是非常清晰的预谋犯罪；即使她没有收表哥的钱，拐卖行为也是完全成立的。

针对赤峰市当地公安部门以及赤峰生殖健康专科医院的责任，"@科学家种太阳"也进行了简短的分析。刑法第416条，对被拐卖、绑架的妇女、儿童负有解救职责的国家机关工作人员，接到举报而不进行解救，造成严重后果的，判5年以下或拘役。在此事件中，法院认为，四人的行为都已构成玩忽职守罪，但考虑存在集体决策行为，责任比较分散，四人也不是决策者，犯罪主观恶性较小，犯罪情节轻微，法院判四人均为玩忽职守罪，但免予刑事处罚。同时关于医院的责任，刑法第397条规定，国家机关工作人员滥用职权或者玩忽职守，致使公共财产、国家和人民利益遭受重大损失的，判3年以下的拘役。法院同样判决罪名成立，但免予处罚。①

---

① 新浪微博，采集日期：2017年11月10日，https：//m.weibo.cn/status/4134895666791849？wm=3333_2001&from=107C293010&sourcetype=weixin&featurecode=newtitle。

网民"@严峰"微博认证为复旦大学中文系教授，在"@澎湃新闻"对此事的报道微博下，"@严峰"进行了转发并评论道："拐骗儿童罪？明明是拯救遗弃婴儿，判刑2年太过分。"获得了645个赞。① 网民"@陈满华CMH"微博认证为中国人民大学文学院教授针对此事发表了题为"悖逆人性、扭曲法律的判决"的文章，他认为法律判决从道德层面上讲是悖逆人性的，认为护士虽有私心，但施救于婴儿，让他免遭夭亡的命运，是做了善事。②

在对"@澎湃新闻"报道的评论中，按热度前三条评论分别为：网民"@甘堡小妖"的评论"她不要的，人家救活收养，为什么是拐卖？这个判决太不公平、35周引产，难道不是故意杀人了吗？"获得5 006个点赞；网民"@洪志小天使"的评论"自己不要的孩子结果要赔110万？"获得3 012个点赞；网民"@肉墩墩rock"的评论"我天难道是我的三观有问题？我怎么觉得护士并没有做错什么啊，救了一条命啊，倒是那个所谓的生母不配当妈吧！！！"获得2 926个点赞。③

四、相关主体的表现和回应

2013年4月，刚满18岁的丽丽（化名）发现自己怀孕了。11月5日，已经怀孕35周多的她到赤峰市生殖健康专科医院做引产手术。手术很顺利，出院清单上写明了20元的死婴处理费。两天后，赤峰市阿鲁科尔沁旗公安局双胜派出所接到群众举报，称当地居民温某家有一名来历不明的儿童。公安局经过调查，确定了孩子的来源和生母情况，同时也请赤峰市红山区分局协助调查。

在引产手术后的第三天，丽丽（化名）接到来自警方孩子还活着的通知。11月10日，丽丽（化名）应警方要求作了笔录和DNA亲子鉴定，笔录录完

① 新浪微博，采集日期：2017年11月10日，https：//m. weibo. cn/status/4134787122375098？wm＝3333_2001&from＝107C293010&sourcetype＝weixin&featurecode＝newt。
② 新浪微博，采集日期：2017年11月10日，https：//m. weibo. cn/status/4134791786295674？wm＝3333_2001&from＝107C293010&sourcetype＝weixin&featurecode＝newtitle。
③ 新浪微博，采集日期：2017年11月10日，https：//m. weibo. cn/status/4134552970105255？wm＝3333_2001&from＝107C293010&sourcetype＝weixin&featurecode＝newtitle。

后，警方没有再给答复，办案警官只透露，孩子在当地一个镇上。丽丽（化名）说，这时警方的态度开始变化，之后再打电话、发短信，警官都不回复了，她找赤峰市卫生局、赤峰市计生委，还到赤峰市生殖健康专科医院所在的红山区公安分局刑警大队报案，但单位之间相互推诿，公安局也不予立案。丽丽（化名）在收到了不予立案的决定书之后申请行政复议，复议决定仍是不予立案。丽丽（化名）感到不能接受，于是投诉到央视"焦点访谈"。2014年1月6日晚，"焦点访谈"节目对此事作出报道。舆论开始发酵。1月7日，赤峰市作出回应，称已在第一时间将孩子接回赤峰市区，并积极联系男婴生母，同时采取措施，切实保证孩子生命、健康安全。事件直接负责人、赤峰市生殖健康专科医院产科护士梁晓华已被控制。同时，赤峰市委、市政府领导及市政府办公厅、检察院等部门和阿鲁科尔沁旗政府、红山区政府主要负责人，组成事件调查处置领导小组，启动相应调查程序，彻查事件的来龙去脉。纪检监察、检察机关迅速启动了问责调查程序，严格核实有关部门和人员是否存在渎职失职、违法违纪等问题，称一经查实，将对相关责任人及涉事责任部门严肃处理，绝不姑息、绝不护短。

1月8日，护士梁晓华因涉嫌拐骗儿童罪被赤峰市公安局刑事拘留，后被公诉至赤峰市红山区法院。男婴生母丽丽（化名）提出附带民事诉讼，要求梁晓华赔偿医疗费、交通费、律师费、精神抚慰金、抚养费等共计110万元。法院以拐骗儿童罪判处梁晓华有期徒刑2年，但不承担对丽丽（化名）的民事赔偿责任。宣判后，梁晓华和丽丽（化名）均不服，分别上诉。

2014年1月10日17:06和17:18，微博认证为《赤峰日报》副总编的网民"@赤峰日报杨贺卿"先后两次以同样的内容评论了"@CCTV焦点访谈"对此事的报道微博，评论为："一切让事实说话吧。赤峰党委政府已经召开过一次新闻发布会，并组成事件调查处置领导小组，启动相应调查程序，彻查事件的来龙去脉，给公众以交代。以后将根据调查进展情况，也会及时召开第二次第三次发布会予以公开。"①

---

① 新浪微博，采集日期：2017年11月10日，https://m.weibo.cn/status/3663828514031360? wm=3333_2001&from=1081293010&sourcetype=weixin&featurecode=newtitle.

2014年10月26日，内蒙古自治区赤峰市中级法院维持原判。同时，赤峰生殖健康专科医院的三名医院领导也被追究了刑事责任。2017年5月25日，赤峰市中级法院判决其构成国有事业单位人员失职罪，但免于刑事处罚。2014年2月14日，赤峰市红山区公安局四名公安领导因涉嫌玩忽职守罪被查，公诉至敖汉旗法院，被判以玩忽职守罪，但免于刑事处罚。四人均不服，分别上诉。2017年5月25日，赤峰市中级法院终审维持原判。

由此看来，自2014年初"焦点访谈"节目对赤峰引产事件作出报道之后，赤峰市相关部门都给出了一些回应，从而使这件事得到了彻查。但是此事在2017年才全部终审结束，由此引来网民热议，而无论是对男婴生母丽丽（化名）的抨击，或是对医院管理的质疑，还是对法院判决的不解，抑或是对"焦点访谈"节目的指责，都没有相关部门进行回应。

五、反思

（一）对舆情的分析

1. 涉事主体并未应对，舆情事件快热快消

在2017年7月此次赤峰引产事件被报道出来至今，涉事主体并未作出任何应对，包括护士梁晓华、男婴生母丽丽、生殖健康专科医院方、公安局和法院方等。虽然舆论的态度较为多样化，但由于事件始末的诸多细节无法考证，导致了舆论半数以上倾向于谴责生母。另一方面，此事涉及法律方面的专业知识，没有法院或警方给出判决或者不予立案的由因，而大多数网民又是不具备相关的专业知识的，所以更加强了一味地抨击男婴生母的倾向。同时，涉事主体并未作出回应，也是导致此次事件热度快速消退的原因之一，多数网民只是表达了自己的观点，而没有相关方根据网民的激烈讨论进行出面解释。当今社会，网络上有源源不断的消息让人关注。人们对一件事情进行激烈的讨论，但可能持续不久，就有其他事情曝光出来夺人眼球，一波未平，一波又起，网民在同一件事情上的持续关注时间并不会太长，所以大多数舆情事件都属于快热快消

类型。而当涉事主体没有出面进行回应时更是如此，不仅快速出现快速消退，而且舆论态度类型也会由于没有得到相关方给出说法而保持不变。在此次赤峰引产事件中，也有许多网民的评论是针对于事件中的男婴，男婴最终状况如何，有赤峰当地的网民给出一些说法，但是并没有男婴生母丽丽给出的说法，所以在某种程度上，此次事件也就这样不了了之了。

2. 网民评论反映社会心态：道德第一

在此次事件中，超过半数的网民是持谴责男婴生母的态度的，在对澎湃新闻报道的评论抽样中，谴责生母的比例为51.25%，反对对护士等8人被追刑责的判决的比例为24.5%，而进行理性的客观分析的网民比例较低，占10.25%。护士梁晓华的做法合情合理但不合法，从舆论的态度倾向中可以看出，网民更倾向于从社会道德角度出发来分析问题，例如认为护士救了孩子一命是合乎道德人情的，认为其做法既解决了母亲不愿养育的问题，也救助了孩子，还解决了一个家庭的不能生育的问题。而男婴生母丽丽怀孕35周进行引产手术，网民认为其是残忍的，不道德的。而且在谴责生母的具体态度类型中，48.29%的比例是倾向于就"丽丽怀孕35周做引产手术"这一点对其进行谴责，网民不会去考虑或许丽丽背后的动机，而是坚定地从道德的角度出发，认为其做法无异于谋杀一条生命，是其要亲手杀害自己的孩子。30.73%的舆论是就"丽丽向护士梁晓华索赔110万元"这一点对其进行谴责，网民认为丽丽向公安机关、法院、央视投诉都只是为了金钱利益，这也是与我们的社会人伦道德极其相悖的。正是出于这样的认知，因而认为法院的判决不合理，这也反映了当下我国社会的一种道德至上的社会心态，人们习惯于从道德的角度去评论一件事情。另一方面，也可能是由于被法律知识的专业程度限制的缘故，网民在考虑问题、评价事件时并不会理性地从法律角度出发。例如护士的操作程序是否合法，护士救活男婴私自送人是否触犯法律，男婴生母进行引产之后是否还有对孩子的监护权，法院对护士判以拐骗儿童罪2年有期徒刑究竟是否具有法律依据等。网民们还是会站在一个道德的高度来看待问题，本能地以道德为第一标准来评价事件。网民对法院判决的反对，对以"焦点访谈"为代表的媒体的抨击，都体现了网民倾向于认为合乎道德比合乎法律更加重要，当法律与道德发生冲突的时候，人们会认为法律应该遵从道德。

3. 与2015年"温州产科医生贩婴案"相比

2015年9月23日，《温州日报》等媒体报道了温州产科医生涉嫌贩卖婴儿的事件，涉案医生为一对夫妇，当婴儿父母决定做引产手术拿掉婴儿时，他们会利用专业手法提高婴儿的存活率，谎称婴儿已经死亡，再以高价将活婴卖出。在对此事件的网民态度分析中，谴责医生的态度比例为59.33%。因为涉及金钱利益，人们可以确定地从法律角度出发对涉事医生加以谴责，也有网民抨击做引产手术的婴儿父母并支持医生，但比例仅为9.78%。而在赤峰引产事件中，护士梁晓华的做法并没有牵扯到经济利益，并且将孩子送给了没有孩子的哥嫂抚养，没有直观、敏感的违法行为，对其的评论就更多地从道德角度出发，认为她给了被遗弃的孩子生命，对她的谴责非常少。相比而言，是男婴的生母丽丽提出索赔110万元，加之其怀孕35周做引产手术的前提，她便成了舆论中最受抨击的一方。

（二）对事件的分析

1. 既要合情也要合法，道德与法律都很重要

道德和法律是社会的两条准绳。当二者统一时，即一个事件既符合法律也符合道德，或者既不合乎道德也不合乎法律时，对事件的判断就很直观和简单。但是法律和道德并不总是一致的。当法律和道德相互冲突的时候，人们可能会倾向于将合乎情理合乎道德看的比是否违背法规更加重要，但或许这也并不是最好的选择和态度。针对此次赤峰引产事件，如果在引产手术中医生或护士可以私自将婴儿救活后抚养或送人，在表面看来似是给了"本会死去"的孩子生命，但同时也可能会存在贩卖婴儿或利用孩童乞讨等不堪设想的后果。在此次事件中，护士梁晓华是将男婴送给了没有孩子的亲戚抚养，也正是因为如此，舆论的矛头才会指向男婴的生母丽丽，而对护士梁晓华的指责非常少，至多也是理性客观地分析认为其做法不可取。但是如果救活孩子后不是这样的结果，

而是将救活的婴儿用于金钱交易或其他非法用途,后果不堪设想。网民"@老夏0658"评论说:"如果上来就打算把这个孩子给哥嫂,并配合弄到相关手续或联合医生违反医疗操作规程促成引产未死,之后未告诉18岁的她儿子没死就把孩子送给哥嫂,那肯定有责任,如果医生没有违反医疗规程等,那当然不该判刑,判错了可以上诉、申诉。如果打胎没死就可以不问自取,细思恐极。"在新闻报道中,"产房护士梁晓华供述称,引产手术前,她给丽丽做了内诊。根据经验判断,她觉得引产的孩子有活下来的可能,因为她做实习护士时见过大月份引产的孩子活产的例子。丽丽进产房前,梁晓华给表哥温某打电话,说如果他想要个孩子,就到赤峰来,温某问她是男孩还是女孩,她说还没生下来,不知道。"① 从这里可以看出,护士梁晓华对男婴的处置是存在私心的,她救活了孩子,但在程序上、法律上是不妥当的。如果关于她的这一案例处理不当,会给医院引产带来很大漏洞和风险,产生非常恶劣的社会影响,所以最终被判以拐骗儿童罪,有期徒刑2年,但不承认对丽丽的总计110万元的民事赔偿责任。

2. 医院监管力度需加强,程序需严谨

在"焦点访谈"节目中,男婴生母丽丽声称在引产手术后被告知是死婴后她并没有亲眼看到婴儿,这说明赤峰市生殖健康专科医院违背了病患的意愿,表面上为丽丽做了引产手术,也开具了死婴的处置费,但却并没有把胎儿拿给当事人看;引产手术医生认为婴儿已经死亡,护士梁晓华将孩子装进塑料袋,放在储藏间专门存放医疗垃圾的袋子里,后来听到有孩子的哭声时,梁晓华将孩子从塑料袋中拿出来抢救并放在了产房的婴儿辐射台上,但这整个过程中都只有梁晓华一人负责男婴,其他护士或者医生都没有出面;医院的清洁工张某证实,"医疗垃圾死婴的处理本应由护士装在垃圾袋后通知我去取,由我在交接表上签字。但一般都是护士替我签。当天,梁晓华并没有通知我去取死婴。"② 这些都暴露了赤峰市生殖健康专科医院在监管等方面存在的漏洞。医院是救死

---

① 法制晚报微信号,采集日期:2017年11月10日,http://www.thepaper.cn/newsDetail_forward_1745390。
② 同上。

扶伤的地方，各道工作程序都应该严谨仔细，医院也应该严格监管，否则只会造成社会公众对医院的不信任。

3. 媒体报道应全面属实，才能获得民众信任

在当今互联网时代，媒体的发声，特别是影响力较大的官方媒体，他们对事件的报道会引起社会各界的极大关注，造成较大的社会影响，引导着民众对事情的评价，从而会对整个事件的走向产生推波助澜的巨大作用。在此次事件中，当男婴生母丽丽得知孩子仍然存活时，向当地公安局请求帮助。但是经公安机关了解之后，作出了不予立案的决定。而后丽丽投诉至央视，经"焦点访谈"栏目将此事曝光之后，梁晓华护士便被赤峰市公安局刑事拘留，后被公诉至红山区法院。这就体现了许多事件都需要媒体的力量介入或者是迫于舆论的压力才能得以处理。在当今这样一个社会中媒体的力量越来越强大，似乎可以左右事件的发展，网民的声音更容易被听到，更大程度地起到了监督的作用，社会民众可以参与到舆情事件中。而正是因为媒体有着这样的作用，才更要作出全面属实的报道，若媒体明显地偏向于舆情事件中的某一方，或者未经核实、有意作出失实的、具有明显导向性与煽动性的报道，不仅会使舆情走势产生截然不同的后果，对媒体自身也有巨大的影响。

在此次赤峰引产事件中，"焦点访谈"栏目于2014年1月6日对此事进行了报道，当时虚化了男婴生母丽丽（化名）是怀孕35周多做引产手术的背景，整个报道主要围绕丽丽（化名）向当地公安局投诉后得到的不予立案的通知，以及各个单位互相推诿的情况。2014年1月6日，"焦点访谈"官方微博"@CCTV焦点访谈"对此事所发表的微博报道内容为"今日焦点：世间最痛苦的事莫过于骨肉分离。内蒙古赤峰的年轻妈妈小张就遭遇到这样的痛苦：孩子呱呱落地后，被告知孩子已经死亡，在自己不知情的情况下就被护士抱走卖给了别人。一次意外的事件，她才得知自己的孩子还活着，于是她就开始了漫漫的寻子路……"① 由此可见，"焦点访谈"不仅虚化了男婴生母丽丽（化名）

---

① 新浪微博，采集日期：2017年11月10日，https：//m. weibo. cn/status/3663828514031360？wm＝3333_2001&from＝1081293010&sourcetype＝weixin&featurecode＝newtitle。

大月份做引产手术的背景，更是将男婴报道为呱呱落地，而后被宣告已经死亡。舆论开始发酵，节目一经播出，在"@CCTV焦点访谈"的微博下，网民的评论大量地抨击赤峰市当地卫生局、公安局。网民"@福大的阿跳"在2014年1月6日20:01评论道："太气愤了，刚刚看完焦点访谈，明明知道是哪个护士抱走的，明明知道孩子被抱到哪里去，公安局却不肯立案，这个护士到底有多大的关系，看来这个地方的卫生局、公安局整个系统都烂掉了，明明违规了，却还好意思说做着有良心的事，太气愤了! 希望孩子早点回到妈妈的身边，坏人受到惩治!"① 网民"@genius毛毛"在2014年1月6日20:00评论说："国内大力打击腐败，实际来看，还不如收钱给办事来的痛快，至少能帮老百姓实际办事。"随后，微博认证为赤峰助孝联义志愿者协会副会长的"@王铁源"对"@CCTV焦点访谈"的微博进行了转发与评论，并艾特了公安部刑侦副局长陈士渠，评论道："主任，看一下这个情况!!!"2014年1月7日00:47，"@陈士渠"转发并评论："已部署立案侦查。"②

2017年此事终于告一段落。再去看"@CCTV焦点访谈"当时对此事所发表的微博，2017年的网民评论与2014年的完全不同。在2014年的评论中，网民"@西贝blog"评论说："看了相关新闻报道，真的心里一阵阵发寒。报道上面的人民警察、卫生局的人民公仆，就是这样为人民服务的，面对一个孩子，面对一个失去了孩子的母亲，公信何在? 道德何在? 良心何在? 底线何在?"网民"@谁关注我和谁急"评论说："找，找，找，一定要一查到底，官官相护无法无天至此?! 这种证据确凿都查不出，一定移民!"网民"@佛祖教人做好事"评论说："希望公布处理结果，这样放任警察，汗，这样的卫生局干部，大汗。"③ 而在2017年对此事有了更加全面属实的报道之后，在"@CCTV焦点访谈"当时的微博下方的网民评论则大量集中为抨击"焦点访谈"栏目。网民

---

① 新浪微博，采集日期：2017年11月10日，https://m.weibo.cn/status/3663834655084251? wm=3333_2001&from=1081293010&sourcetype=weixin&featurecode=newtitle。
② 新浪微博，采集日期：2017年11月10日，https://m.weibo.cn/status/3663906411357854? wm=3333_2001&from=1081293010&sourcetype=weixin&featurecode=newtitle。
③ 新浪微博，采集日期：2017年11月10日，https://m.weibo.cn/status/3664169255992336? wm=3333_2001&from=1081293010&sourcetype=weixin&featurecode=newtitle。

"@唔知乜事"评论说:"央视的访谈节目现在也变成了一个博取收视的真人秀了,恶心!!本来新闻类节目就是要深入调查,不偏不倚,采取中立的,只能说这个节目既没有调查,而且题目已经表明偏颇的立场,最近沸沸扬扬的,这节目不应该跟进采访?如果之前失实了,也要及时说明矫正啊!"网民"@saihyde"评论说:"垃圾新闻,占据舆论优势,信息公布不全面,倾向性太明显,指鹿为马,颠倒黑白。做这条新闻的人小学毕业了吗?简直丢你祖宗十八代的脸。"网民"@Rain-JP"评论说:"作为一个39周的准妈妈,看到了这样的新闻,我非常气愤,你作为主流媒体,发布不实新闻,凌驾于法律之上,拆散别人家庭,破坏良好社会风气,你欠我们一个道歉,你欠社会欠医院和护士一个公平公正。"网民"@资深网页评论家"评论说:"焦点访谈当初你们可真能装得大义凛然,带节奏啊?引产的情况为什么不交代?祸害好人你们这么起劲?一起国家级媒体劫持法律,丧失公德的典型案例。"网民"@琪花玉束"评论说:"世间最痛苦的事莫过于骨肉分离!这句话用在这里可真是讽刺啊!孩子35周已经有生命了,她那么狠心地把孩子给扼杀了。报道新闻能在调查清楚了之后再报道吗?这样断章取义的报道,只会让好人心寒!"网民"@yurly"评论说:"焦点访谈,你作为一个严肃的新闻节目请保持公正,不要为了收视率利用自己的影响力带节奏!你知不知道因为你们偏颇的报道,害了孩子的一生!"

从整个事件可以看出,因为"焦点访谈"的报道,导致了网民对此事中公安局、卫生局的严厉抨击,迫于舆论的压力,当地公安部门对事情进行彻查,媒体对舆情事件巨大的推波助澜作用由此可见。但在此次赤峰引产事件中,"焦点访谈"节目在未对事件进行彻查,未了解事实真相的情况下就对事件作出了具有明显偏向性的报道,因其在社会上存在巨大影响力,于是"如愿以偿"地将整个事件导向网民对公安部门不予立案、多个部门不作为的抨击。然而在2017年事件的真相为大众所知之后,网民的态度转变为对"焦点访谈"强烈地抨击,节目自身也丧失了民众对其的信任。

(作者:王亲、刘长喜、侯劭勋)

医生学术造假是与非

——《肿瘤生物学》撤稿舆情事件分析

一、前言

生活在现代社会，即使人人都有着不同的生活轨迹，但是医院和医生是每个人都会接触到的组织或群体。由于医生职称的评定中，需要发表相应质量和数量的学术论文，所以大众对于"医生的天职到底应该是以治病救人为主，还是应该以科研创新为主"的讨论层出不穷，不论是医务人员还是普通大众，对此都各有看法，然终无一定论，只是随着每次舆情事件的兴起和消退，或隐或现罢了。

然而当科研的诚信问题和医生的天职讨论汇于一事件时，该事件的舆论热度显而易见地被引爆了。

在 2017 年就有这么一起事件踩着了两条易燃的舆情引线。2017 年 4 月 20 日，德国学术期刊《肿瘤生物学》一次性撤下 107 篇学术论文，而它们全部与中国研究机构有关，瞬间震惊国内。国家机构积极回应，各界媒体纷纷报道，普通群众热切关注着事件的发展变化，在整个舆情事件中，相关机构的每一次应对行为都会引来一波群众的关注，人们纷纷讨论科研诚信该如何保证、医生评职称到底需不需要发论文等问题。

二、舆情的生命历程

2017 年 4 月 20 日，德国学术出版商施普林格（Springer）旗下期刊《肿瘤生物学》一次性撤下该期刊于 2012 年至 2016 年期间发表的 107 篇论文，原因是这些论文在同行评审中伪造了专家审查意见。这 107 篇论文全部与中国研究机构有关，涉及 524 名作者，来自 127 家中国研究机构和日本、美国、加拿大的 4 家机构。

撤稿事件并非没有先例，施普林格和《肿瘤生物学》在此事件之前已有多次类似的撤稿事件，但是此次撤稿 107 篇创下了世界正规学术期刊一次性撤稿数量的纪录，事件发生之后就引发国内广泛关注。由于涉事机构中有中国科学院上海药物研究所等中国顶级研究机构，还有中国医学领域知名高等院校和医院，形成了较大的社会影响。

（一）快热慢消式的长期舆情事件

综合 11 种媒体的舆情热度曲线如图 2－20 所示，单独观察全网综合舆情热度波动曲线如图 2－21 所示。

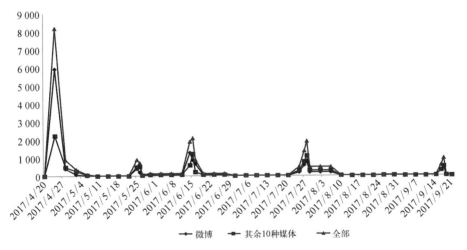

图 2－20①　《肿瘤生物学》撤稿舆情事件波动情况

在事件发生后，中国科协迅速作出回应，认为出版集团和期刊编辑内部存在内控机制不完善、审核把关不严等问题，理应对此承担责任，引发网友热议；

---

① 来源：新浪微舆情，采集日期：2017 年 11 月 12 日。

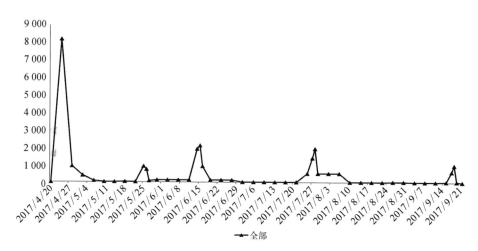

图2-21①   《肿瘤生物学》撤稿舆情事件全网波动情况

而紧随其后,网易新闻翻译整理并公布了107篇涉事论文的524名作者的姓名、供职单位、所在科室及论文题目,一度引发争议,也迎来了此次事件舆情的最高峰值。在此之后,国家相关部门及涉事学者所在机构分别成立特殊调查组等,积极应对此事,及时向公众公布调查情况;5月25日中国科协表示"这次撤稿事件严重损害了中国科技界的声誉,甚至对国家声誉也造成了不良影响。查实结果之后,依法依规严肃处理,绝不姑息、绝不护短,结果会向社会再进行公布。"6月14日,发布《科技部办公厅、中国科协办公厅关于对集中撤稿论文涉事作者处理指导意见的函》,成为后来很多科研机构处理集中撤稿涉事论文作者的依据;7月28日,科技部等通报中国作者遭《肿瘤生物学》集中撤稿调查处理情况;8月和9月,陆续有多家高校、科研机构公布对涉事作者的处理结果,甚至在11月仍有相关人员因此事受到处理,整个事件持续了约6个月的时间。此次舆情事件总体呈现快热慢消的舆情生命波动态势。

　　根据图2-20和图2-21,我们可以看到此次事件的舆情经历了较为明显的一个大波峰和四个小起伏的过程,由此将此次事件划分为两个大区间:第一个是短期爆炸区间,从4月20日事发至5月9日基本消退,在此区间中,4月24

　　①　来源:新浪微舆情,采集日期:2017年11月12日。

日达到舆论热度的峰值，也是此次事件的舆论热度最高峰值；第二个是长期波折区间，即从 5 月 10 日到 9 月 30 日，其中包含了 5 月 25 日、6 月 15 日、7 月 28 日、9 月 18 日四个舆论热度的阶段小峰值。

（二）短期爆炸至最高峰

虽然此次事件的舆情关注度延续了较长的时间，但是，热度主体仍聚集在 4 月 20 日至 5 月 9 日这一段爆炸式的短期时间内，我们将这一段时间的全网 11 种媒体舆情热度进行分析，可得图 2－22；将 11 种媒体热度合并成全网在这一段时间内的舆情变动，可得图 2－23。

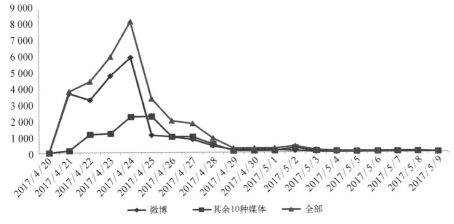

图 2－22 "撤稿事件"短期爆炸区间各媒体热度曲线图①

在这个产生了事件舆情热度最高值的区间里，我们可以发现最高峰值（4 月 24 日 8 393 次）之前的阶段呈现累积式的热度增长态势，而最高峰值之后的消退阶段呈现跳崖式迅速消退趋势。观察舆情波动曲线，在 22 日至 23 日之间出现一个明显的抬升阶段，在这一阶段内发生了两件极具话题度的事情，第一件事情是集中撤稿发生后，中国科协迅速回应"出版集团没有采取积极有效措施防止类似事件发生，施普林格·自然出版集团和期刊编辑存在内控机制不完善、审核把关不严格等问题，理应对此承担责任。"各大媒体进行了报道，引发网民

① 来源：新浪微舆情，采集日期：2017 年 11 月 12 日。

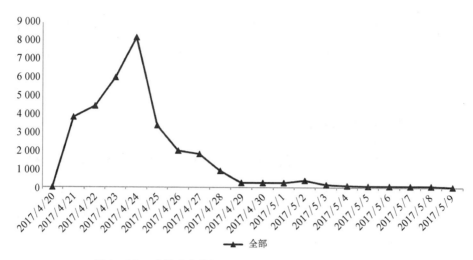

图 2‑23 "撤稿事件"短期爆炸区间全网热度曲线图①

关注;第二件事情是网易新闻在 23 日凌晨整理公布了 107 篇涉事论文的 524 名作者的姓名、供职单位、所在科室及论文题目,引发网友激烈的争论,在网易新闻网站发布的新闻《524 名中国医生论文造假,我们找到了几乎所有医生的名字》② 共有 187 319 人次的参与、8 393 条跟帖;而在新浪微博的"@网易新闻"账号下,同样内容的新闻微博《524 名中国医生论文造假名单,有你曾跪求过的名医吗》③ 共有 29 920 次转发、24 802 条评论、44 594 次点赞。该事件于 24 日到达热度最高峰后,就迅速地消退了。

(三)长期绵延的小波峰

对比事态进展,我们可以发现长期波折区间内,每一次阶段峰值都是随着相关主体的表态或行动而引发的。

5 月 25 日国务院新闻办公室举办的新闻发布会上,中国科协党组书记、常务副主席尚勇在回应施普林格撤稿事件时表示,针对该事件的调查分析已经取

---

① 来源:新浪微舆情,采集日期:2017 年 11 月 12 日。
② 数据来源:网易新闻报道,采集日期:2017 年 11 月 12 日,http://news.163.com/17/0423/03/CIM7VDQC00018M4D.html#。
③ 数据来源:新浪微博"@网易新闻",采集日期:2017 年 11 月 12 日,https://weibo.com/1929329727/EFNKqChUu?filter=hot&root_comment_id=0&type=comment#_rnd1515101059622。

得了初步阶段性成果。查实结果之后，中国科协将依法依规严肃处理，绝不姑息、绝不护短，结果会向社会公布。这表明了科技界对学术不端行为零容忍的态度，引发多家媒体报道，对应图 2 - 20 和图 2 - 21，可以看到在 5 月 25 日和 5 月 26 日产生了一个小的波峰。

6 月 14 日科技部举行《肿瘤生物学》集中撤稿事件调查处理新闻通气会，这是科技部针对施普林格出版集团对中国的 107 篇学术论文的撤稿事件的首次回应，这当然也引发了网络舆论的热度，在图 2 - 20 和图 2 - 21 中，我们可以看到在通气会的第二天——6 月 15 日，网络舆情产生了一个新的小波峰。

7 月 27 日下午，《肿瘤生物学》集中撤稿调查处理情况新闻通气会在科技部召开，向各新闻媒体记者通报了《肿瘤生物学》集中撤稿事件彻查处理总体情况和下一阶段工作安排。对应舆情总体波动图，发现在 7 月 28 日又带动了一个舆情的小波峰。

9 月上旬，华东师大、中南大学等至少 9 家医院、学校已经公布处理决定，根据每位涉事作者的不同情况给予相应的处罚，由于多家医院和学校较为密集地在 9 月上旬公布处理决定，所以这段时间又将这次撤稿事件引入了网民视野，引发了一定的讨论，产生了舆情的波动，但是对比之前的三个小波峰，可以发现第四个小波峰的总体舆情热度明显低于之前的热度，呈现了这个舆情事件的衰退之态。

三、舆情特征

（一）快热爆炸期获得主要关注度

如图 2 - 24 所示：在 4 月 20 日至 9 月 30 日的整个事件采集时期内，各类型媒体报道 50 544 次，其中微博媒体以 21 276 次的报道占据了总体报道次数的 53.8%，其次是网站媒体和新闻媒体分别以 7 040 次和 6 440 次报道占据总体报道次数的 13.9% 和 12.7%，后续占比由高到低排序为微信（3 040 次/6%）、客户端（2 448 次/4.8%）、论坛（2 036 次/4.0%）、博客（1 002 次/2.0%）、政务（616 次/1.2%）、报刊（520 次/1%）、视频（103/0.2%）、境外（83/0.2%）。

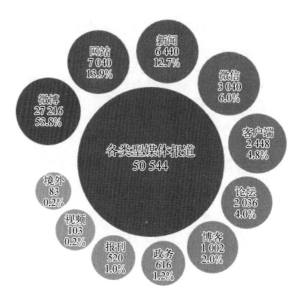

图 2-24 "撤稿事件"各类媒体报道频次统计示意图①

微博媒体在此次事件的报道中占主要比重,网站和新闻媒体也积极参与其中。如图 2-25 所示。

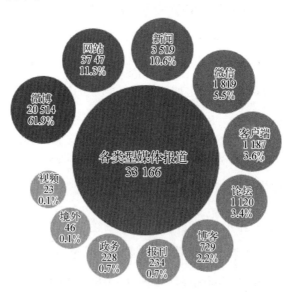

图 2-25 "撤稿事件"短期爆炸区间各类媒体报道频次统计示意图②

---

① 来源:新浪微舆情,采集日期:2017 年 11 月 12 日。
② 来源:新浪微舆情,采集日期:2017 年 11 月 12 日。

从 4 月 20 日到 5 月 9 日的爆炸热度期间，全网各类型媒体报道 33 166 次，约占事件总时间段报道总数的 65.62%（33 166/50 544），可见其快热的趋势。在最高峰值阶段内，依旧是微博的报道占主体比重（20 514/61.9%），网站（3 747/11.3%）、新闻（3 519/10.6%）报道数相似占据比重的第二名和第三名，同事件总体时期内媒体报道数比例顺序保持一致，在比重最小的境外和视频两类媒体中略有排序的调整，但两者报道占比都未超过 0.3%，几乎不存在影响。

（二）新浪微博是最活跃的舆论场

近年来，随着微信公众号的壮大，知乎、豆瓣等专业性聚集度高的网站的发展，微信、知乎等公众平台在许多舆情事件中释放着他们的影响力，但是，此次事件的媒体活跃度仍旧回归了微博，媒体活跃度排名如图 2-26 和图 2-27 所示。

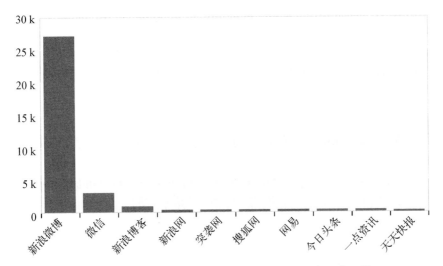

图 2-26 "撤稿事件"全时期媒体活跃度排名示意图①

---

① 来源：新浪微舆情，采集日期：2017 年 11 月 12 日。

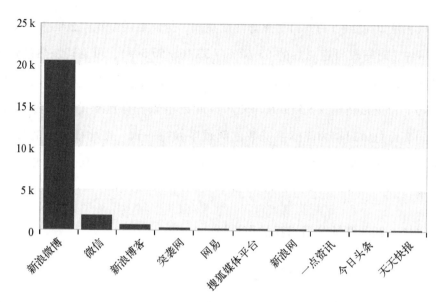

图 2-27 "撤稿事件"短期爆炸区间媒体活跃度排名示意图①

全时期中,新浪微博以 27 092 的活跃度遥遥领先其后的微信平台(2 979 活跃度),而在舆情爆炸期中,新浪微博仍是以一骑绝尘之势,在媒体活跃度中高居榜首(20 421 活跃度),说明新浪微博当之无愧是此次事件舆情最活跃的平台。并且,舆情爆炸时期微博媒体活跃度约占全时期事件微博活跃度的 75.38%(20 241/27 092),可见微博媒体活跃集中在事件最高峰值阶段,后续关注比例明显降低。

(三)主流新闻媒体是传播主力

借助微舆情平台,对全时期的舆论传播路径进行分析,可以发现:该事件的首篇相关报道于 2017 年 4 月 20 日 21 时 36 分 48 秒在陕西省政法网发布,报道标题为:量子金融直播间。而后更多相关报道出现,并通过新华社进行传播,中国新闻网、人民网、中国青年网、央视网、光明网等官方主流的新闻媒体进行二度传播,中国新闻网至南方网、参考消息、中华网、羊城晚报、山西新闻

———————————

① 来源:新浪微舆情,采集日期:2017 年 11 月 12 日。

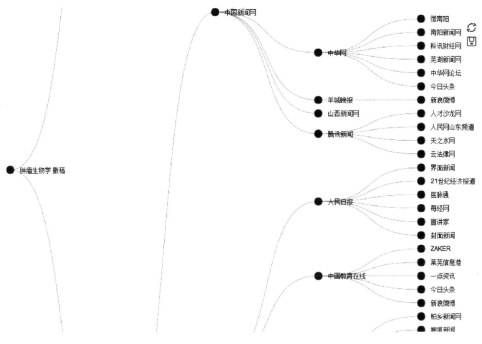

图 2-28 "撤稿事件"舆论传播路径示意图①

网、腾讯新闻实现三度传播，人民网至人民日报、中国教育在线、搜狐媒体平台等，新华网至中国在线、中国科协、腾讯科技等实现三度、四度的传播，并逐步扩散。

（四）媒体报道呈现统一化

在集中撤稿的事件中，媒体对事件保持了高度且持续的关注，但是在报道内容上呈现统一化的趋势，例如事件发生后，"@澎湃新闻"就进行了陈述式的报道《107 篇中国医学论文齐被撤，杂志回应澎湃：涉伪造同行评议》②，其他媒体的报道也大同小异。在科协第一次进行回应"出版集团理应负责"时，

---

① 来源：新浪微舆情，采集日期：2017 年 11 月 12 日。
② 数据来源：新浪微博"@澎湃新闻"，采集日期：2017 年 11 月 12 日，https://weibo.com/5044281310/EFEa5z1ga? type＝repost#_rnd1515101622379。

中国新闻出版社的新闻《施普林格撤稿 中国科协：出版集团也有责任》① 如是
报道，另外，通过微舆情对4月20日至5月9日的全网新闻观点进行分析，可
得下图2-29。

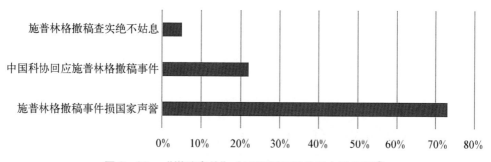

图2-29　"撤稿事件"短期爆炸区间新闻媒体观点示意图②

新闻媒体即是统一的单纯的陈述式转发式新闻。

在全时期的新闻媒体舆论来看，统一化的特征依然明显，较少出现不同角
度的新闻探索。

图2-30　"撤稿事件"全时期新闻媒体观点示意图③

（五）医务人员及相关人群积极表态为医生辩护

纵观整个事件，医务人员、医学生还有他们的家人在这次舆情事件中积极

---

　　① 数据来源：中国新闻出版社新闻，采集日期：2017年11月12日，http://www.zgxwcbs.com/
index.php? m=content&c=index&a=show&catid=8&id=40325。
　　② 来源：新浪微舆情，采集日期：2017年11月12日。
　　③ 来源：新浪微舆情，采集日期：2017年11月12日。

表态，解释医生的工作的辛苦、晋升机制的不合理、临床治疗和学术研究的冲突，这类网友在评论中表明了自己的身份，有些人是可以通过个人资料看到毕业学校为各地的医学院。比如"作为未来的医生，我认为医生论文跟医术水平没多大关系""我在医院上班就知道，除了看病治疗，其他乱七八糟的事情多的是，更应该注重医术、经验，论文写得再好，你不会看病，有什么用！！！""但凡学医的或者家里有人是医生的才懂为什么这么多人骂网易"①等评论都是医务相关人员的表态。我们可以发现，越来越多的医务及相关人员更愿意在医疗相关的舆情事件中表态，塑造职业或行业在大众舆情中的话语影响力。

（六）国家机关、学术机构在舆情事件中反应迅速、同媒体长期互动

自事件发生起的两天内，中国科协就对此事件表态，接着 5 月 25 日的新闻发布会科协负责人接受采访，而科技部则在 6 月和 7 月举行新闻通气会，积极向媒体和公众回报调查进展，还有后续学术机构对涉事作者的处理也积极公之于众，在整个舆情事件中没有回避拖延，而是表示会认真核查，这种行为方式获得了网友的认可。

四、网友评论分析

在本次集中撤稿的舆情事件中，最引人注目的一个发展就是网易新闻在 4 月 23 日凌晨将 107 篇涉事论文的题目、作者及作者所属科研机构或医院进行整理并发布，这又将"集中撤稿"事件的舆情热度推上了顶点，分析本次撤稿的舆情可以以——揭开盖子的"网易新闻"而引发的学术造假和医生天职的大讨论——为剖面。

首先，网易新闻的文章内容是整合了一些在期刊上公开的信息，内容只是

---

① 数据来源：新浪微博评论，采集日期：2017 年 11 月 12 日，https：//weibo.com/1929329727/EFNKqChUu？filter＝hot&root_comment_id＝0&type＝comment#_rnd1515101059622。

单纯的整理，并未进行任何评论，但是题目"524名中国医生论文造假名单，有你曾跪求过的名医吗"，以"论文造假""跪求""名医"几个词瞬间把学术造假和医生天职、医疗资源不均等社会热议的点串联在了一起，所以引爆舆情热度也是有因可循的。

取新浪微博里"@网易新闻"的账号在23日发布的微博文章"524名中国医生论文造假名单，有你曾跪求过的名医吗"下的24 802条微博评论①为总体，进行随机抽样，抽选250条评论为样本进行网友的评论分析。由于存在一条评论包含多个观点的情况，所以本文把网友的观点进行分类阐述。

整理抽取的样本，总结网友的观点主要有以下十类：

第一，网易新闻的编辑做得对；

第二，网易新闻的编辑做得不对；

第三，医生学术造假很正常；

第四，不只医生存在学术造假；

第五，晋升体制是医生学术造假的原因；

第六，体制不是医生学术造假的理由；

第七，论文的水平与医生的医术无关；

第八，论文的水平与医生的医术有关；

第九，这样的新闻就是在加重医患纠纷；

第十，更应该用这种态度追踪医闹。

（一）网易新闻编辑行为引热议

在网易新闻的编辑行为是否正确的观点上，在抽取的250个样本中，共有124个样本对此进行讨论，其中，有46条评论（37%）认为网易编辑做得对，有10条评论（8%）持中立观点，有68条评论（55%）认为进行这样新闻报道的网易新闻编辑做得不对（统计结果如图2-31所示）。例如，新浪微博网友

---

① 数据来源：新浪微博评论，采集日期：2017年11月12日，https：//weibo. com/1929329727/EFNKqChUu? filter＝hot&root_comment_id＝0&type＝comment#_rnd1515101059622。

"@ GreatEmperorYAO"的评论："首先先声明下我也反对这些作者的做法，但网易的报道本身也有问题，论文被撤是因为同行评审信息造假，主要是电子邮件地址造假，而不是论文本身的内容是造假的，而网易为了追求标题党效应，故意笼统称之为'论文造假'，这样会让很多网友误以为论文内容和数据造假，这种报道方式也是很low 的。"直指网易新闻的报道本身也有问

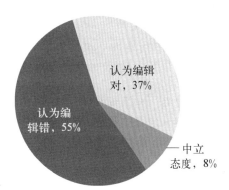

图 2 - 31　网友观点分布图之
网易新闻编辑行为
是对是错

题。而也有新浪微博网友"@大概是京南方"的评论简单直接支持网易的新闻报道，称其为"良心网易"，也有类似于新浪微博网友"@菌小谱"认为："造假到什么程度呢？我想知道是抄袭，还是伪造实验结果，整个科研发现都是假的吗？这事关某一个具体的病症，关系到某一类患者的切身利益，想知道这个行业的良心败坏到什么程度，是可饶恕，还是不可饶恕。"

（二）网友如何看医生学术造假？

在医生学术造假很正常和不只是医生学术造假的这组观点讨论上，250 个样本中，有 56 条评论涉及了这方面的讨论，其中 42 条评论（75%）认为医生学术造假很正常，14 条评论（25%）提到不只是医生存在学术造假的情况（评论分布情况如图 2 - 32 所示），例如新浪微博网友"@吉家风水"直接表示："造假一点不稀奇。""@千风乱"的评论为："傻子都知道医院论文造假很正常，因为医生忙着搞临床，体制却要求他们写不出论文就评不了职称，不给发工资。你觉得公平吗？医生不造假你来给病人看病吗？你来发工资吗？呵呵。"同时也有网友认为学术造假这种事在我国

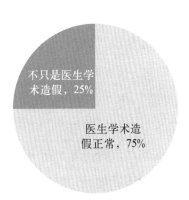

图 2 - 32　网友观点分布图之如
何看待医生学术造假

不只发生在医学界，其他领域也有存在，比如新浪微博用户"@嚣张P"就表示："敢不敢查查全国各大高校本科生和研究生毕业论文。""@miss的骆驼"则表示："知道为什么要造假吗？只有医疗界吗？肤浅网易！不负责任的媒体！果断取关，卸载所有网易软件！"

（三）晋升机制是医生学术造假的原因吗？

在对论文造假的原因进行的讨论中，分为两种观点，一种是医生评定职称的晋升机制是医生学术造假的原因所在，一种是晋升机制并不能成为医生学术造假的理由。在总体250个样本中，有78条评论涉及这个内容的讨论，其中48条评论（62%）认为晋升机制是医生学术造假的原因所在，而有30条评论（38%）认为外在的晋升机制并不能成为医生学术造假的理由（如图2-33所示）。新浪微博网友"@你是草莓族"的评论："这种做法太偏激了，有这时间还不如调查为什么造假，医生一个手术能做十几个小时，凌晨下手术台的多的是，请问你这种时候还有时间阅读大量的文献，大半夜的跑去实验室养细胞养老鼠吗，评职称又得文章，又得临床，哪

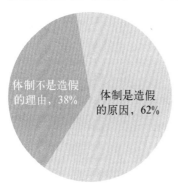

图2-33 网友观点分布图之晋升体制是否是学术造假的理由

个医生也不是铁做的。""@墩小墩0326"表示："呵呵，我就想说，是谁把医生评级和学术论文挂钩，是谁把评定行政职务和学术论文挂钩！你政策就不允许你当个纯粹的大夫！现在出事了，又来怪大夫！对不起，这锅我们不背。"与之对立的网友评论有新浪微博网友"@我的馒头没有馅"的"造假就是造假，你说体制有问题，可以怼体制，但为了进体制而造假有什么可以原谅的。出不了有质量的论文还是你水平不行，没时间做研究那是医院与政府问题，而不是你造假的理由。就事论事，全国这么多医生，怎么别人就不用造假，想升职没机会就造假创造机会？"还有"@爱上电影"的"作假是一个人品德问题，这种品德的人医德会好到哪里去，我看热门说医生太忙，只能造假，这是什么逻辑，

难道赚不到钱就可以去偷去抢？找不到老婆就可以去强奸？好的医生不仅仅是忙在手术台上，更应该有医德，有颗救死扶伤的心，而不是天天弄虚作假想着怎么升职加薪。当然国家对于医生的考核还有待改进！"都表明了自己独到的观点。

（四）医术和科研有关系吗？

另外，针对医生的医术和论文造假的关系，有网友认为医术和论文造假无关，也有网友认为医术和论文造假有关，在总体的 250 个样本中，有 72 个样本涉及这一观点的讨论，其中 62 条评论（86%）认为医生的论文造假与他的医术无关，有 10 条评论（14%）认为医生的医术和论文的造假有关（如图 2 - 34 所示）。例如新浪微博网友"@ Gentleman船长"表示"医生重要的是临床经验，我不否认学术基础的重要性，但是仅仅因为论文造假就全然否定是不是有些本末倒置呢？中国自古以来优秀的医生无数，但流传下来的医学著作不多，学医的本分是医世救人，即使文章写得再好，到了手术台上手术刀都拿不起来，这样

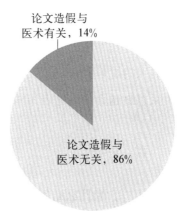

图 2 - 34　网友观点分布图之论文造假与医术有无关联

的医生又有什么用？""@ 禾一了"认为"文章和医术没有关系啊……而且这次有更大可能是这群倒霉的医生找了个错误的论文公司"。但是也有一些网友表示反对，比如"@ 说说听听 6161197675"就认为："一份血淋淋的名单，他们辜负过多少患者的信任。""@_RENNN"认为："论文体现的是一个医生在学术性的程度，而会看病则体现在学术的运用上，那按道理最好的评职称方法就是两者的结合。一个只会看病不会写论文的医生，意味着看病凭借的只是经验，缺乏客观性。还有人提李时珍的，别忘了人家的《本草纲目》。"

（五）面对医患矛盾媒体该怎么做？

最后，还有一部分网友由此次网易新闻的行为延伸到对媒体责任与医患矛

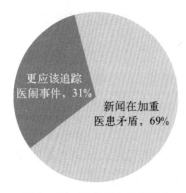

图2-35 网友观点分布图之媒体与医患矛盾的关系

盾的讨论上，认为"网易新闻的煽动性内容在加重医患矛盾"和"如果能在医闹问题的报道上也如此热情就好了"。在总体250个样本中，有26条评论涉及这类内容，有18条评论（69%）认为这样的新闻是在加重医患矛盾，有8条评论（31%）认为更应该用这种态度来追踪医闹事件（如图2-35所示）。例如新浪微博网友"@donoharmtakenoshit"就表示"你们在追究医闹的时候也有这种热情劲儿就好了，比如曝光一下医闹的人的姓名家庭住址"，"@怯梦三旬"则表示"医生挖你祖坟了？现在医患关系越来越紧张就是因为你们这一群人"。[①]

五、反思

（一）为什么有很多人会包容这次学术造假事件？

在之前的网友评论抽样分析时，可以看到在涉及对医生学术造假的看法时，有75%的网友认为医生学术造假是正常的、可以理解的事情，这显然和我们过去面对学术造假的舆情事件的情况有所不同。因为学术造假是不正确的，我国的教育机构也在严查学术造假行为，但是为什么这次事件中很高比例的网友会理解医生进行学术造假？这一反常的态度值得我们思考。

结合这部分网友的评论，他们谈到最多的理由就是医生的日常工作太忙了，没有时间好好做科研，而进一步，医生的职称评定又需要在特定等级的期刊上发表学术论文，重重压迫之下，论文造假也是可以理解的了。

针对这些评论，也有一部分网友认为晋升体制不能作为学术造假的借口，并不是所有医生都会为了晋升而选择学术造假，学术造假无论有什么借口都是

---

① 新浪微博，采集日期：2017年11月12日，https：//weibo.com/1929329727/EFNKqChUu？filter=hot&root_comment_id=0&type=comment#_rnd1515101059622。

错误的行为。

在这里我们不评判理解医生学术造假的观点是否正确，我们需要的是去好好反思一下为什么这种态度会呼声很高。这是这次舆情事件值得我们反思的第一点。

（二）考核医生的标准是什么，科研还是临床？

上文讨论到很大比例的人理解医生学术造假，大家也把原因归结为医务人员群体的高强度工作负荷和"不合理"的晋升机制，这引发一个更深入的思考，就是考核医生的标准到底该是什么？是科研水平还是临床治疗水平，科研水平体现的是一个医生的知识理论高度，作为一个需要很高技术含量的职业，知识理论是医生所必需的，同时医生的工作是将知识落实到日常对病人的临床治疗中，需要完成对病人病症的诊断和治疗，才算完成一整个工作的流程，现阶段我国在医生晋升方面是对学术论文的发表有要求的。但是近年来越来越多的声音批评这种晋升机制的不合理性，这次事件也是如此。

（三）媒体在舆情事件中该发挥怎样的作用？

在整个舆情事件中，我们可以看到媒体在其中有两类比较明显的行为状态，第一种是单纯地复述撤稿事件和单纯描述国家机构态度的新闻占据了报道绝大的比例，甚至新闻标题都基本一致；第二种是网易新闻在撤稿事件发生后发表的含有"跪求""神医"此类刺激性词语的新闻，引爆了网友的议论，甚至在新闻的评论中，对网易新闻行为评价的评论内容占了较高的比例，分散了对撤稿事件本身的讨论。

面对这两种情况，我们的确要反思媒体在舆情事件中该发挥怎样的作用，追踪怎样的新闻，我们一方面不希望新闻媒体的报道在深刻挖掘事件背后成因上缺失，不想看到媒体的作用浮于报道表面事实的浅层次，而没有对社会事件进行更深刻的关怀；同时也不希望媒体为"轰动"而"煽动"，只追求关注度而丧失新闻人的底线。

六、建议

（一）国家相关机构应明确应对舆情的责任主体

在这次舆情事件中，我们可以看到国家的相关机构在应对负面事件时，采取了公开透明，积极回应公众的态度，这显然获得了广大网友的关注和支持。

但是在整个应对过程中，我们也不难发现一些问题，第一是中国科协的态度前后差距很大，事件刚发生时，中国科协就表明稿件出现问题，出版商也有责任，而在5月份又表示会在调查以后依法依规严肃处理，这两种态度的差异太大，导致科协面临一定的舆论危机；第二，前期中国科协作为应对主体，而后期则是科技部在持续处理和应对这次事件，不由得让公众心生疑虑：到底是国家的哪个部门应该对这次撤稿事件负责呢？

所以，我们希望在以后的舆情事件中，国家应明确应对主体，这样才会使后续的表态更有说服力。

（二）媒体应发挥自己的独特作用

上文中提到在此次舆情事件中，媒体行为走向存在两个方向，新闻报道停留于表面和新闻报道很有煽动性，这两种状态都不是新闻媒体应该秉持的正确态度，所以在这起舆情事件中，新闻媒体就成了"传声筒"和"热点引爆者"，既没有对事件的反思发挥作用，又分散了舆论的焦点，所以我们建议新闻媒体应恪守新闻报道的纯粹性底线，对社会深层的问题保持应有的关注和人文关怀，发挥媒体独有的影响。

（作者：沈宁然、刘长喜）

三　专题研究

医疗网络舆情的法律规制专题研究

我国政策制定者早已意识到网络舆情正、负两方面的影响，且逐步加强对网络舆情的制度化管理和引导，初步形成了网络舆情管控的法律法规。相关法律法规、规章制度、管理条例相继出台，既规范了互联网的发展，也保障了中国公民合法、安全上网的权利，标志着中国网络空间法治化进程的实质性展开①。在我国由宪法、法律、法规、规章等构建的一般性网络舆情管控法律法规的框架下，从医疗卫生网络舆情规制的维度，能够较为清晰地呈现出我国医疗网络舆情规制法制的体系。网络谣言突破言论自由的合法尺度，侵犯他人合法权益或社会公共秩序，应受法律惩罚。从民事到行政再到刑法，网络从未成为"法外之地"，网络谣言也从未成为"法外之行为"②。本研究首先梳理我国医疗网络舆情规制的法律制度体系，其次剖析医疗网络舆情规制的民事法律制度，再次检视医疗网络舆情规制的行政法律制度，最后考察医疗网络舆情规制的刑事法律制度。

一、医疗网络舆情规制的法律制度体系

（一）宪法

《中华人民共和国宪法》（以下简称《宪法》）确立了医疗网络舆情法律规

---

① 环球网：《建设网络强国中国如何发力》，采集日期：2018 年 4 月 1 日，http：//china. huanqiu. com/hot/2017-04/10499991. html。

② 正义网：《防谣止谣，执法比立法更"对症"》，采集日期：2018 年 4 月 1 日，http：//news. 163. com/13/0902/06/97OF18ER00014AED. html。

制的根本法基础。这主要体现为《宪法》对作为公民基本权利之一的言论自由的规定。首先,《宪法》通过赋予公民言论自由权为民众在网络上发表对医疗卫生事务的看法提供了支撑。言论自由是指公民通过各种语言表达、传播自己的思想和观点的自由①。依据《宪法》规定,中华人民共和国公民对任何国家机关和国家工作人员,有提出批评和建议的权利;一切国家机关和国家工作人员必须倾听人民的意见和建议,接受人民的监督。公民作为基本权利主体,有以网络等传播媒介自由地表达对医患冲突、医疗卫生领域立法等方面看法和见解的权利。医疗机构及医护工作者,有义务接受他们对医疗卫生问题在网络上发表的看法。这是医疗网络舆情得以产生和存在的前提。

其次,《宪法》通过对公民言论自由设定必要的限制为依法规制医疗网络舆情奠定了根本法基础。作为公民的一项基本权利,言论自由并不是绝对的,在客观上存在一定的界限,要受到法律的限制②。依据《宪法》规定,中华人民共和国公民在行使自由和权利的时候,不得损害国家的、社会的、集体的利益和其他公民的合法的自由和权利。网络活动由现实生活中的人控制,它的主体是现实生活中的人,即使是虚拟主体,也是人创造的产物,反映着人的思想。③ 虽然我国国家机关很少直接适用《宪法》,人民法院在判决中一般也不引用《宪法》④,不过,相关《宪法》规定确实为依法规制医疗网络舆情提供了根本法依据。

(二) 法律

1. 网络安全法

《中华人民共和国网络安全法》(以下简称《网络安全法》)从维护医疗卫生秩序等社会公共利益的角度规制医疗网络舆情。网络安全,是指通过采取必

---

① 《宪法学》编写组:《宪法学》,高等教育出版社、人民出版社 2011 年版。
② 《宪法学》编写组:《宪法学》,高等教育出版社、人民出版社 2011 年版,第 211 页。
③ 叶金强:《网络环境中侵犯名誉权应当承担民事责任》,采集时间:2018 年 3 月 19 日,http://www.njglfy.gov.cn/alzs/news/? id = 417。
④ 姜明安主编:《行政法与行政诉讼法》,北京大学出版社、高等教育出版社 2011 年版,第 51—52 页。

要措施，防范对网络的攻击、侵入、干扰、破坏和非法使用以及意外事故，使网络处于稳定可靠运行的状态，以及保障网络数据的完整性、保密性、可用性的能力。旨在保障网络安全，维护网络空间主权和国家安全、社会公共利益，保护公民、法人和其他组织的合法权益，促进经济社会信息化健康发展的《网络安全法》虽然不以医疗网络舆情为核心调整对象，但是它在下述两个方面发挥着规制医疗网络舆情的作用。第一，《网络安全法》通过明确规定任何个人和组织使用网络应当守法，不得利用网络扰乱社会秩序和侵害他人合法权益的方式约束各类主体利用网络传送涉医疗卫生信息的行为。譬如，《网络安全法》第十二条规定，任何个人和组织使用网络应当遵守宪法法律，遵守公共秩序，尊重社会公德，不得利用网络从事编造、传播虚假信息扰乱社会秩序，以及侵害他人名誉、隐私、知识产权和其他合法权益等活动。第二，《网络安全法》通过网络实名制等制度设计构建了医疗网络舆情规制的法律制度前提。譬如，《网络安全法》第四十六条规定，任何个人和组织应当对其使用网络的行为负责，不得利用网络发布涉及实施诈骗以及其他违法犯罪活动的信息。

2. 民法

《中华人民共和国民法通则》（以下简称《民法通则》）、《中华人民共和国侵权责任法》（以下简称《侵权责任法》）、《中华人民共和国民法总则》（以下简称《民法总则》）等共同构成了医疗网络舆情规制的民事法律制度。按照一般法理，立法史上没有网络的《民法通则》适用于当前通过网络实施侮辱、诽谤等的行为。依据《侵权责任法》的规定，因医疗网络舆情而引起的侵犯医护人员名誉权等的侵权行为，网络用户、网络服务提供者需要承担连带责任。《民法总则》在明确规定自然人、法人、非法人组织享有名誉权、荣誉权等权利的同时，再次重申这些权利受法律保护。

3. 治安管理处罚法

《中华人民共和国治安管理处罚法》（以下简称《治安管理处罚法》）规定，扰乱公共秩序，妨害公共安全，侵犯人身权利、财产权利，妨害社会管理，具有社会危害性，构成犯罪的，依法追究刑事责任；尚不够刑事处罚的，由公安机关依照本法给予治安管理处罚。就医疗网络舆情法律规制而言，通过网络实施的涉医类寻衅滋事、诽谤、敲诈勒索等行为，如果尚未严重到触犯刑法规定的起刑标准，则可依据《治安管理处罚法》的规定予以处罚。

4. 刑法

《中华人民共和国刑法》（以下简称《刑法》）在医疗网络舆情规制中发挥着重要作用。首先，刑法修正案（九）将在微信、微博发布假消息，试图通过医闹获利等行为列入刑事处罚范围。其次，《刑法》还为处理公然侮辱或者捏造事实诽谤、诬告陷害医务人员，以及利用互联网挑拨医患矛盾，引发涉医突发案件、群体性事件或者造成恶劣社会影响的犯罪[①]提供了法律支撑。最后，最高人民法院、最高人民检察院发布的《关于办理利用信息网络实施诽谤等刑事案件适用法律若干问题的解释》是目前我国对网络言论进行法律规制最为详细的一个刑事司法解释[②]，它对利用信息网络实施诽谤、寻衅滋事、非法经营等犯罪行为作出了具体规定。

（三）法规规章

1. 行政性法规规章

《计算机信息系统安全保护条例》等网络专门管控类行政法规规章对医疗网络舆情规制多有涉及。譬如，为规范互联网信息服务活动，促进互联网信息服务健康有序发展，国务院在 2000 年公布施行的《互联网信息服务管理办法》第十五条、第十六条明确规定，互联网信息服务提供者发现其网站传输的信息明显属于散布谣言，扰乱社会秩序，破坏社会稳定等内容的，应当立即停止传输，保存有关记录，并向国家有关机关报告。

2. 地方性法规规章

各地根据当地实际情况较早地制定和颁布了地方性法规，对负面医疗网络

---

① 澎湃新闻：《最高检首邀医药卫生界座谈，严惩故意伤害杀害医务人员等犯罪》，采集日期：2018 年 3 月 15 日，http://www.thepaper.cn/newsDetail_forward_1535686。
② 李刚、马泽红：《网络舆情的法律应对机制研究》，《辽宁警察学院学报》2017 年 9 月第 5 期，第 8 页。

舆情问题进行了较为具体和详细的规定。譬如，为了有效预防与规范处理医疗纠纷，保护患者、医务人员和医疗机构的合法权益，维护正常医疗秩序，构建和谐医患关系，江苏省人民代表大会常务委员会制定的《江苏省医疗纠纷预防与处理条例》第六条第二款明确规定新闻媒体在报道医疗纠纷时应当遵守法律、法规，恪守职业道德，客观公正报道，正确引导社会舆论。

二、医疗网络舆情民事规制法律制度

《侵权责任法》第三十六条第一款规定，网络用户、网络服务提供者利用网络侵害他人民事权益的，应当承担侵权责任。从人民法院的审判实践看，利用网络侵害他人名誉权、隐私权的案件呈上升趋势。其中，有些案件社会影响恶劣，成为社会热点。[①]

（一）逐渐增多的医护人员诉名誉权受损案

检索媒体公开报道发现，医护人员起诉媒体或者病患家属等利用网络实施名誉侵权的案件有增多趋势。2015 年，针对病患家属在网上造舆论、发帖子等行为，武汉大学中南医院的医生梅某起诉患者家属金某，要求其立即停止一切侵害名誉的行为，以公告的方式向她赔礼道歉、恢复名誉并赔偿精神损害费5 000 元。有媒体称其为国内首例医生状告患者家属的名誉侵犯案。[②] 2015 年 11月 15 日下午开始，一条标题为《中日联谊医院无德医生王刚》的文章发出后，在短短的三天内，该文的阅读量便已达 10 万次以上，点赞达到 19 539 次。网友及网站的抓取或就该事件发表的新闻、评论、议论不计其数。王刚医生最终将

---

① 最高人民法院:《关于审理利用信息网络侵害人身权益民事纠纷案件适用法律若干问题的规定》，最高人民法院民一庭负责人答记者问，采集日期：2018 年 4 月 2 日，http：//news. cnhubei. com/xw/gn/201410/t3066917. shtml。

② 杨刚、张昀:《武汉现首例医生状告病患家属名誉侵权案 要求道歉索赔 5 000》，央广网，采集日期：2018 年 3 月 21 日，http：//china. cnr. cn/xwwgf/20151120/t20151120_520558671. shtml；及湖北之声:《全国首例医生状告患者家属侵犯名誉权案将在武汉开审》，采集日期：2018 年 3 月 21 日，http：//news. hbtv. com. cn/p/98254. html。

发帖人孟某某等告上法庭。有法律从业者将其称为"中国首例因网络侵权医生状告患者的名誉权纠纷案"①。

（二）特点鲜明的医护人员起诉名誉权受损案

已有研究指出，网络名誉权侵权案件主要呈现出如下四大特点，一是侵权主体呈多样性和特定性相互交织的特点，二是侵权方式呈便捷性与多样性相互交织的特点，三是侵权行为呈隐蔽性与匿名性相互交织的特点，四是侵权后果呈扩大性与持久性相互交织的特点②。进一步分析，当前侵害医护人员名誉权的案件表现出以下特点。第一，严格区分正当批评和侵害名誉权行为。利用信息网络侵害人身权益民事纠纷案件侵权行为的认定难，即如何区分正常的批评与恶意的诋毁诽谤？这需要根据案件的具体情况、社会的一般标准等因素综合判断，不能一概而论③。一般说来，患者及其亲属对医疗卫生服务情况进行批评、评论，不应当认定为侵害他人名誉权；只有那些借机诽谤、诋毁，损害医护人员名誉的，才应当认定为侵害名誉权。这种侵权与不当的区分影响着医护人员权益的维护，如何解纷，相当微妙。譬如，在"走廊医生"兰某某起诉原央视工作人员王某某在新浪微博发布的言论对其构成侮辱和诽谤，要求删除侵权微博、赔礼道歉并赔偿损失一案中，法院判定王某某发表的部分言论虽不构成侵权，但也有失妥当，王某某今后在发表评论意见时，亦应谨慎注意，避免使用过激的语言④。

第二，侵权行为与侵权责任承担不尽相当。医护人员因名誉权受到侵害提出精神损害赔偿要求的，人民法院可根据侵权人的过错程度、侵权行为的具体

---

① 中国吉林网：《吉大中日联谊医院医生诉患者名誉权纠纷一案开庭》，采集日期：2018 年 4 月 2 日，http：//jl. sina. com. cn/news/s/2016-04-08/detail-ifxrcizs7084433. shtml。

② 宝安日报：《宝安法院建议完善立法并加大网络环境整治力度》，采集日期：2018 年 4 月 2 日，http：//barb. sznews. com/html/2016-12/21/content_3691986. htm。

③ 最高人民法院：《关于审理利用信息网络侵害人身权益民事纠纷案件适用法律若干问题的规定》最高人民法院民一庭负责人答记者问，采集日期：2018 年 4 月 2 日，http：//news. cnhubei. com/xw/gn/201410/t3066917. shtml。

④ 中国经济网：《终审！"走廊医生"起诉名誉侵权败诉》，采集日期：2018 年 3 月 21 日，http：//www. ce. cn/xwzx/gnsz/gdxw/201711/10/t20171110_26827913. shtml。

情节、给受害人造成精神损害的后果等情况酌定。在医生王某被辱起诉事件中，以患者向医生道歉，原告放弃一切经济赔偿诉讼请求结案①。这类基于医者仁心或者患者经济负担考虑的涉医名誉侵权诉讼表现出对经济赔偿的约束。

第三，医护人员依法维权意识仍亟待提高。类似于这起深圳市医生被患者辱骂后，向法院提起诉讼，要求辱骂者以书面形式公开道歉的做法，还极为少见②。这表明，医生已经开始选择使用法律武器解决医疗纠纷，社会应当鼓励他们采用此类方式。

第四，名誉侵权易，名誉恢复较难。侵权行为关注度高，恢复名誉行为关注度低而不易恢复。数量反差大，传播广度或深度失衡。譬如，在医生王某被辱起诉事件中，法院宣判已经10天，医生发布的官司胜诉的文章阅读量区区1 000多次③。与当初《中日联谊医院无德医生王刚》这篇文章的传播速度、范围相比较，医生官司胜诉的关注度极低，被侵权人名誉不易恢复。

三、医疗网络舆情行政规制法律制度

(一) 饱受热议的涉医侮辱等治安处罚案

在医疗网络舆情行政规制法律领域，《治安管理处罚法》对散布谣言或者以其他方法故意扰乱公共秩序，及"公然侮辱他人或者捏造事实诽谤他人的"行为规定有相应的行政处罚制度。2014年6月，微信、微博里流传一条"北医三院医生车上抢救产妇，与家属产生纠纷，被南京中院判定为非法行医并赔偿"的帖子。因为内容涉及医患矛盾、社会道德等社会热点，该帖在网络论坛和微信朋友圈迅速传播。此后，南京市中级人民法院和北京大学第三医院先后声明：

---

① 中国吉林网：《吉大中日联谊医院王刚医生被辱起诉事件结案!》，采集日期：2018年4月2日，http：//www. sohu. com/a/101107280_406982。

② 深圳商报：《带队体检要插队遭拒 辱骂医生被告上法庭 医生要求书面公开道歉获法院支持》，采集日期：2018年4月2日，http：//szsb. sznews. com/html/2016-06/30/content_3559728. htm? v=pc。

③ 医护之家：《全国首例网络侵权 医生状告患者名誉权纠纷案 以患者向医生道歉结案》，采集日期：2018年3月21日，http：//club. xywy. com/zixun/d54288. html? cat=17。

"李芊医生"查无此人,"非法行医"判决纯属谣言①。有法律界人士表示,该案中,造谣者已对法院声誉造成影响,但由于法院并非自然人,故不构成诽谤,但如造成恶劣影响的,轻的造谣者可能会被行政处罚,重的可能还会触犯寻衅滋事罪②。2014 年 6 月底,警方查到造谣者,其造谣动机是认为当时法律对医护人员保护不够。造谣者被河南当地警方处以罚款 500 元的治安处罚③。

(二) 医护名誉权案的行政与刑事分野

引起轩然大波的"李芊非法行医判决谣言案"的造谣者只被治安处罚,有网民觉得这一处罚有点轻。④ 对于该案的依法解决,应注意下述两点。第一,基于情节轻重依法处罚。依据《治安管理处罚法》第二十五条的规定,散布谣言,谎报险情、疫情、警情或者以其他方法故意扰乱公共秩序的行为,处五日以上十日以下拘留,可以并处五百元以下罚款;情节较轻的,处五日以下拘留或者五百元以下罚款。有法律人士表示,该造谣者的言行肯定对社会公共秩序造成了损害,但他的行为目前还谈不上犯罪,因此按照《治安管理处罚法》对其进行治安处罚是比较恰当的⑤。第二,注意诽谤罪的适用条件。诽谤罪,是指故意捏造并散布虚构的事实,足以贬损他人人格,破坏他人名誉,情节严重的行为。诽谤罪客体是他人名誉,一般指自然人的名誉,法人和其他组织不纳入本罪的范畴⑥。虽说网络谣言转发超 500 次可以构成诽谤罪,不过该案谣言涉及的是法院,属于侵犯名誉,不构成诽谤罪。

---

① 中国中医药报:《李芊医生非法行医 谣言的法律漏洞》,采集日期:2018 年 4 月 2 日,http://zy.china.com.cn/2014-07/29/content_33082223.htm。
② 扬子晚报:《连夜彻查,法院联合医院昨双双辟谣》,采集日期:2018 年 4 月 2 日,http://jiangsu.sina.com.cn/news/s/2014-06-29/0706105847_2.html。
③ 上观新闻:《女医生李芊火车上义救产妇反遭索赔? 真相:查无此人! 查无此案!》,采集日期:2018 年 4 月 2 日,http://www.jfdaily.com/news/detail? id=80824。
④ 新华报业网:《网络自由,岂容跨过法律边界》,采集日期:2018 年 4 月 2 日,http://js.xhby.net/system/2014/07/07/021335021.shtml。
⑤ 同上。
⑥ 中国法院网:《关于诽谤罪司法实践认定的问题分析》,采集日期:2018 年 4 月 2 日,https://www.chinacourt.org/article/detail/2013/09/id/1083249.shtml。

四、医疗网络舆情刑事规制法律制度

在刑事法律领域，虽然现行刑法尚无针对网络谣言的专门罪名，但《关于办理利用信息网络实施诽谤等刑事案件适用法律若干问题的解释》等明确规定了利用信息网络实施诽谤、寻衅滋事等犯罪的认定及处罚。这意味着，采取暴力或者其他方法公然侮辱、恐吓医务人员情节严重（恶劣），构成侮辱罪、寻衅滋事罪的，依照刑法的有关规定定罪处罚。

（一）涉医侮辱罪

侮辱罪是指使用暴力或者以其他方法，公然贬损他人人格，破坏他人名誉，情节严重的行为。正确理解侮辱罪要注意以下三点。第一，侮辱他人属于一般违法行为还是犯罪行为的区分关键在于情节是否严重、恶劣。根据《关于办理寻衅滋事刑事案件适用法律若干问题的解释》第三条的规定，具有多次侮辱、恐吓他人，造成恶劣社会影响；持凶器侮辱、恐吓他人的；引起他人精神失常、自杀等严重后果；严重影响他人的工作、生活；侮辱手段恶劣等情形属于情节严重、恶劣。据媒体报道，2014 年 2 月 9 日，在一起医疗纠纷中，有家属抬着棺材和死者来到绍兴第二医院，并按住一位段姓医生逼迫其跪在死者面前长达50 分钟，家属还殴打了前来执法的警察。这一行为明显涉嫌构成侮辱罪①。此外，媒体报道称，有女医生不堪忍受患者家属的侮辱和高额索赔而服毒自杀②。这当然属于情节恶劣。

第二，犯侮辱罪，告诉的才处理。譬如，在王刚起诉孟丽英等案中，两位被告的行为已经涉嫌构成侮辱、诽谤罪，但鉴于一被告体弱多病，另一被告尚

---

① 孙壮：《绍兴二院医闹事件：逼迫医生下跪还应当追究侮辱罪》，采集日期：2018 年 3 月 26 日，http://zjnews.zjol.com.cn/system/2014/02/22/019873459.shtml。
② 郭启航：《女医生不堪医闹服毒自杀 留遗书称已心灰意冷》，采集日期：2018 年 3 月 31 日，https://news.qq.com/a/20120510/000064.htm。

处在哺乳期等情况，原告暂不追究其刑责，只保留追究被告刑责的权利①。因为侮辱行为多发生在家庭成员等熟人之间或者日常生活之中，可通过调解等方式解决，采用刑事制裁的方法反而导致受辱行为的传播，所以法律规定侮辱罪为告诉才处理的亲告罪，但是严重危害社会秩序和国家利益的除外②。

第三，严重危害社会秩序和国家利益的认定。依据《关于办理利用信息网络实施诽谤等刑事案件适用法律若干问题的解释》第三条，具有引发群体性事件的；引发公共秩序混乱的；引发民族、宗教冲突的；诽谤多人，造成恶劣社会影响的；损害国家形象，严重危害国家利益的；造成恶劣国际影响等的情形，应当认定为严重危害社会秩序和国家利益③。

（二）涉医诽谤罪

诽谤罪，是指故意捏造并散布虚构的事实，足以贬损他人人格，破坏他人名誉，情节严重的行为。由于捏造事实，容易使人误信，因而对他人名誉的损害程度比侮辱更为严重④。对于涉医诽谤犯罪的理解，应当注意以下几点。第一，借助网络的诽谤犯罪。最高人民法院、最高人民检察院发布的《关于办理利用信息网络实施诽谤等刑事案件适用法律若干问题的解释》第一条规定，捏造损害他人名誉的事实，在信息网络上散布，或者组织、指使人员在信息网络上散布的；将信息网络上涉及他人的原始信息内容篡改为损害他人名誉的事实，在信息网络上散布，或者组织、指使人员在信息网络上散布的；明知是捏造的损害他人名誉的事实，在信息网络上散布，情节恶劣的，以"捏造事实诽谤他人"论。

第二，明确了"情节严重"的认定标准。同一诽谤信息实际被点击、浏览

---

① 彭洪升：《吉大中日联谊医院医生诉患者名誉权纠纷一案开庭》，采集时间：2018 年 3 月 21 日，http://jl.sina.com.cn/news/s/2016-04-08/detail-ifxrcizs7084433-p7.shtml。
② 付立庆：《侮辱罪"公然性"关键看结果》，采集日期：2018 年 3 月 31 日，http://www.jcrb.com/procuratorate/theories/practice/201802/t20180207_1840789.html。
③ 人民法院网：《关于依法惩处涉医违法犯罪维护正常医疗秩序的意见的理解与适用》，采集日期：2018 年 3 月 31 日，http://www.court.gov.cn/shenpan-xiangqing-6924.html。
④ 张明楷：《刑法学》，法律出版社 2016 年版，第 918 页。

次数达到五千次以上，或者被转发次数达到五百次以上的；造成被害人或者其近亲属精神失常、自残、自杀等严重后果的；两年内曾因诽谤罪受过行政处罚，又诽谤他人的等情形属于"情节严重"。

第三，诽谤罪属"告诉才处理"的案件，但"严重危害社会秩序和国家利益的"除外。网络诽谤行为的匿名性、智能性和高度危害性，使得如果对于诽谤案件的公诉范围过度限制，势必让个人举证不能，无法充分保障自身权益。因此，一方面要尊重公民自己提起诉讼的权利，另一方面也必须考虑到对于严重危害社会秩序和国家利益的诽谤行为，合理适度地扩张公诉范围，以完善信息网络诽谤案件自诉转公诉的衔接机制，实现公民权利的充分保障和社会秩序、国家利益的维护①。根据目前的刑事法律制度，引发群体性事件的、引发公共秩序混乱的、造成恶劣国际影响的等情形，属于"严重危害社会秩序和国家利益"情形。笔者检索发现，有关于"医院保留追究毫无根据的谩骂和诋毁、恶意攻击、侮辱甚至威胁行为的当事人相关责任的权利"的报道，但未检索到涉医侮辱和诽谤类犯罪的实例。

第四，在实践中，应注意区分言论自由和侮辱诽谤等违法犯罪的区别。《关于办理利用信息网络实施诽谤等刑事案件适用法律若干问题的解释》主要是打击诽谤等违法犯罪行为，并没有限制网民言论自由的条款，所以，作为网民只要依据客观事实去进行网络活动就不会触犯法律②。在实践中，行为人发表的与事实并不符合的某些言论，如果客观上的危害程度没有达到司法解释所规定的定罪标准，社会危害性没有达到犯罪程度的，都不能论以犯罪③。

（三）涉医寻衅滋事罪定罪

利用信息网络辱骂、恐吓医务人员，情节恶劣，破坏社会秩序的，以寻衅

---

① 邢世伟：《诽谤信息转发超 500 次将入刑》，采集日期：2018 年 3 月 31 日，http：//epaper.bjnews. com. cn/html/2013-09/10/content_464554. htm？div=-1。

② 人民网：《打击网络谣言 有了法律标尺》，采集日期：2018 年 3 月 31 日，http：//cpc. people. com. cn/ n/2013/0912/c87228-22891608. html。

③ 周光权：《为惩治网络诽谤等犯罪提供法律标尺》，采集日期：2018 年 3 月 31 日，http：// opinion. people. com. cn/n/2013/0911/c1003-22877681. html。

滋事罪定罪处罚①。最高人民法院、最高人民检察院《关于办理利用信息网络实施诽谤等刑事案件适用法律若干问题的解释》结合信息网络的"工具属性"和"公共属性",规定利用信息网络辱骂、恐吓他人,情节恶劣,破坏社会秩序的;编造虚假信息,或者明知是编造的虚假信息,在信息网络上散布,或者组织、指使人员在信息网络上散布,起哄闹事,造成公共秩序严重混乱的,依照刑法以寻衅滋事罪定罪处罚。现代社会已经进入信息社会,将编造虚假信息在信息网络上散布等行为以寻衅滋事罪定罪处罚,兼顾了人权保障与社会保护②。

五、结语

涉医网络舆情广为公众关注,表面上看,是患者的病痛、医者的悲情,实际上却是医患关系亟待理性的处置、法治化的解决。事实上,多数涉医舆情事件的追责都有法可循:侵犯医护人员名誉权的,依法应赔偿、道歉;聚众扰乱医疗机构正常秩序的,可能会受到行政处罚;故意伤害医护人员的,可能要承担严厉的刑事责任。只有走法治路径,让涉医违法犯罪者依法承担民事、行政、刑事责任,才是解决医患矛盾的合理选择。建议政府采取措施,通过报道医护人员胜诉案件,以倡导正确的网络观念、确立良好的涉医网络行为规范。总之,科学的医疗舆情规制法制,严格的医疗舆情规制执法,医患双方才能各得其所,医患皆安。

(作者:李亮国)

---

① 最高人民法院:《〈关于依法惩处涉医违法犯罪维护正常医疗秩序的意见〉的理解与适用》,采集日期:2018 年 3 月 31 日,http://www.court.gov.cn/shenpan-xiangqing-6924.html。
② 大众日报:《网络辱骂恐吓可追究寻衅滋事罪》,采集日期:2018 年 3 月 31 日,http://paper.dzwww.com/dzrb/content/20130910/Articel03004MT.htm。

医方网络舆情事件中的医生形象
建构与话语权建构

一、前言

网络社会中，人与人的交往更加离不开依靠网络媒介进行的信息互动，网络形象的塑造和认同也更加个性化、多元化。因此，使用和控制信息在生活中的重要性不言而喻。医疗网络舆情是反映医方、患方、媒体、政府形象的重要窗口，也是四方展现各自形象的重要渠道。网络舆情的"风吹草动"尽显医患关系的起伏波动。从过去三年我们对于医疗舆情的监测和分析结果来看，舆论场中的医患之势发生了明显的转变：舆论从逢医必反到逢医必护。医方赢得了更多的舆论维护，恰恰也说明了医方在舆论场中一直不受待见的过往，直到患方气焰愈长愈裂，恶性医闹接连爆发，舆论才开始倒向医方，医患之势也才开始有逆转的兆头。医方正面形象在网络舆情中的篇幅逐渐增多，网络转发量和好评率非常可观，但综合舆情强度和烈度来看，总影响力仍远远不及暴露医患矛盾的冲突性事件。患方的网络形象在他们的恶性举动中被渐渐消耗，医方的网络形象在有意无意的塑造中鲜有成效，医患形象在舆论场中的变化事实上并没有助推医患关系走向真正的缓和。根据2014—2016年医疗卫生行业网络舆情研究总报告中提供的数据，在每年选取的100起影响较大的医疗舆情事件中，医患矛盾类事件逐年增加，从2014年23起到2015年39起，再到2016年47起。网络舆论一面护患，一面挺医，声响一浪高过一浪，虽然其中不乏理性的声音，但仍旧是有限而不稳定的理性。医患之势经历此起彼伏后的结果是双方

137

都未能在舆论场中保持自身的良好形象，医患之间的信任不断地被挑战和消磨，引发医疗行业更广泛的不安和恐慌。如何让网民的声音不再只是事后的理性？如何重塑医患双方的普遍信任？从网络舆情的角度来说，问题的关键在于如何重整舆论氛围，构建医患双方值得信任的形象，以促进双方的相互理解。2014年至今，舆论形势从逢医必反趋向逢医必护，本文的思路是从医方角度出发，探讨医方如何进行舆情应对和自身形象构建，如何有策略地使用和控制信息在舆论场中树立值得信任的形象，以获得患者和广大网民稳定的理解与信任。

为达成这一目标，即要想找到医方形象建构和话语权建构的合理策略，有必要先了解医方以往在舆论场中是如何进行舆情应对或形象管理的，有何特点；其次，分析现有医方舆论形象的成因和主观能动性不足；最后对症下药，提出医方进行自身形象管理的策略途径。

二、网络舆情中的医形与医声：医生形象和话语权

2014年以来，舆论虽然经历了从"逢医必反"到"逢医必护"的变化，网民大众对医生群体给予了更多的同情，但是从这两年中医生典型形象、医方诉求、医方不当行为类舆情事件的热度和传播特征来看，实际上网络舆论对医生群体的关注度并不高。某种程度上我们可以把舆论对医方的同情归功于无所不用其极的"医闹"。医生典型形象舆情的快热快消，在医患矛盾舆情事件中极少且被动的网络回应，都表明了在舆情应对和传播中，缺少一股持续、主动且系统的宣传力量即医生群体自身有意识的形象形塑、维护和管理。

医方的舆情形象既包括医生职业形象的舆论评价，也包括医方在应对医患矛盾网络舆情中引起的舆论反响，二者共同反映了医方在舆论场的形象。为了研究方便，我们从2015—2016年医疗卫生行业网络舆情研究选取的100起影响较大的网络舆情事件中抽取出所有关于医方形象的舆情事件进行分析。包括2015年医生典型形象、腐败问题两类舆情事件，2016年典型形象、医方不当行为两类舆情事件，共计31起，见表3-1。

从 2015 年到 2016 年，医生典型形象类事件从 12 起增加到 17 起，但同时，医生不当行为类舆情事件从 2 起增加到 7 起。可见，医生的媒体形象一方面得到了更多的关注，一方面也让舆论对其印象更加敏感。从表 3－1 中我们可以看出"屠呦呦获诺贝尔医学奖"事件影响力非同一般，舆情影响指数达到了 92，仅次于同年"医闹入刑"政策出台的影响。区别于其他医生的职业形象，中国女科学家屠呦呦的形象更准确地应当定位在医学发明上，她是迄今为止第一位获得诺贝尔科学奖项的本土中国科学家、第一位获得诺贝尔生理医学奖的华人科学家，实现了中国人在自然科学领域诺贝尔奖零的突破。科学的魅力令人心驰神往，科学实践者和创造者的智慧和贡献令人称道。从舆情影响指数到舆论情感分析都证明了这一点。可见，网络舆论并非总是众说纷纭，至少在"屠呦呦"类事件上是异口同声的。由于"屠呦呦"事件的特殊性，我们在分析医生职业形象的网络舆情一般特征时将不考虑这类事件。

表 3－1　2015—2016 年医生典型形象、不当行为类舆情事件一览表

事件类型	标　　题	总发布量	引爆速度	持续时间	舆情指数
典型形象	助产士累得昏倒在产妇身旁	355	1 天	1—2 周	26.96
	患癌女孩捐献器官："请记得我的微笑！"	113	1 天	1 周以内	23.31
	医生胡方斌手术途中突发重病忍痛做完手术	47	发生即引爆	2—4 周	30.13
	女医生太累在衣柜中睡着 获赞"最美睡姿"	339	发生即引爆	1 周以内	23.92
	大连最美护士新娘	533	1 天	1—3 月	38.44
	上海飞欧洲航班女孩重病 中国医生在空中救人	72	2—3 天	1 周以内	21.19
	屠呦呦获诺贝尔医学奖	371 007	1 天	2—4 周	92
	医生一路跪着施救	2 897	4—7 天	1—2 周	33.84
	男子高铁上突发病　名医施救后悄然离去	41	1 天	1 周以内	22.11
	聋哑妈妈剖宫产女　医生全程文字鼓励	856	发生即引爆	1 周以内	23.32
	父母捐献 11 岁女童器官　救助 6 人	1 686	1 天	1—3 月	40.56
	产妇羊水栓塞，20 名医护上演生死大营救	94	发生即引爆	1 周以内	26.25

（续　表）

事件类型	标　　题	总发布量	引爆速度	持续时间	舆情指数
腐败问题	云南第一医院院长收受100套房产100个停车位	2 038	发生即引爆	1—3月	43.51
	两年收70万回扣，成都一科室集体获刑	126	发生即引爆	1周以内	26.34
典型形象	老父挂号见医生儿子"想让你歇会喝口水"	1 838	1天	1—2周	24.56
	宁波女医生为抢救断指站16个小时　累瘫手术台旁	1 982	发生即引爆	2—4周	28.61
	老医生加班看病　烧饼当饭	9 154	1—4周	2—4周	25.96
	连做两台手术后，怀孕的她席地而眠	4 072	1—4周	2—4周	26.29
	医生术中胃痉挛发作，忍痛完成关键步骤后倒地吸氧	27 236	4—7天	1—2周	30.90
	不能让患者白等，推拿科主任医师坐诊时突发疾病去世	1 435	1天	1周以内	22.43
	怀孕护士跪地托举胎头半小时，术后累瘫地上	5 705	1天	1—2周	25.83
	救护车遭车祸　女护士口鼻流血忍剧痛救病人	794	1天	2—4周	26.22
	90后美女护士手术笔记走红　字迹工整解剖图手绘	4 977	4—7天	1周以内	30.59
	江苏现"最美男医生"　边打点滴边为病人看病	341	1天	1周以内	26.07
	温州一医生高铁上为2岁男童取鱼刺半蹲照走红	534	1天	1周以内	28.13
	医生婚礼前夜通宵做手术："救人比什么都重要。"	13 652	1—4周	2—4周	43.44
	七旬老人经6小时抢救　醒后手写"护士没吃饭"	1 537	1—4周	1—2月	27.46
	河南新乡怀孕7个月护士跪地救人	454	2—3天	1—2周	27.10
	重症监护室停电，医生用嘴吸出患儿气管内痰液	1 916	2—3天	1周以内	31.58
	杭州女医生跪在急速推行担架上胸外按压	1 188	2—3天	1周以内	29.35
	湖南一外科医生用棉签吃饭	27 167	2—3天	1周以内	45.87

（续　表）

事件类型	标　　题	总发布量	引爆速度	持续时间	舆情指数
医方不当行为	山东现天价救护车！从泰安到济南80公里要3 600	2 636	4—7天	2—4周	30.82
	呼和浩特3家医院被通报：手术台上加价，打骂患者	3 301	1天	1周以内	27.04
	青岛大学附属医院让女患者脱衣　旁边站着男实习生	4 240	1天	1周以内	33.35
	天津女护士直播插胃管	201	1天	1周以内	32.02
	曝上海九院余东作风腐败，利用手术机会多次性侵女客户	1 650	发生即引爆	1周以内	26.50
	华东医院泄露吴亦凡检查报告	397	发生即引爆	1周以内	32.09
	遂宁一医院护士长上班时间打熊猫麻将	197	2—3天	1—2周	23.02

（一）医形：网络舆情中的医生形象

在2015年和2016年的医疗舆情事件类型分布中（如表3－2），2015年典型形象类事件舆情影响力指数在8个事件类型中排名第五（排除了"屠呦呦"事件之后的影响力指数为19.09），医生不当行为类舆情事件排在第四位。2016年，医生典型形象类舆情热度排名在7个事件类型中排名第六，医方不当行为类舆情事件排名第七。总的来看，医生形象类事件，无论是典型信息还是医方的不当行为，舆情影响力都不大。从2015年医方诉求类事件的舆情影响力上也可以看出，舆论对于医生一方的关注度委实单薄了些。但从数量上看，医生典型形象类事件在医疗舆情总事件中占比有增长趋势，一定程度上反映出医生的典型形象正在一步步得到更多的舆论关注。

表3－2　2015—2016年医疗舆情事件类型分布

类　型	2015		排　名	2016		排　名
	频　率	影响力指数		频　率	影响力指数	
医疗政策	11%	38.20	1	9%	41.53	4
公共卫生	6%	25.84	2			
典型形象	12%	19.09/23.50	5	17%	29.43	6

(续 表)

类 型	2015		排 名	2016		排 名
	频 率	影响力指数		频 率	影响力指数	
医药监管	3%	23.05	3	13%	54.78	2
不当行为	2%	22.93	4	7%	12.40	7
医方诉求	7%	18.60	6			
医患矛盾	42%	18.41	7	40%	33.77	5
医药体制				7%	109.35	1
其 他	17%	18.34	8	7%	43.36	3

　　图3－1到图3－4反映了37个医生形象类舆情事件的舆情影响指数、总发布量、引爆速度和持续时间分布。总的来看，大部分医生职业形象舆情事件网络发布量偏低，其中27个舆情事件的总发布量低于全部医生形象类舆情事件平均发布量3 400，低于两年所有舆情事件总发布量均值4 214，在一天以内引爆，一周之内淡化，总的平均舆情影响力为29，低于两年舆情事件总影响力平均指数39。因此，就传播特征而言，医生职业形象类舆情事件网络发布量一般，快热快消，总的舆情影响力较小。

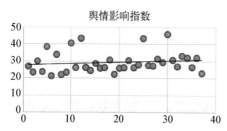

图3－1　37个医生形象类舆情事件的
舆情影响指数分布

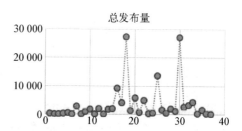

图3－2　37个医生形象类舆情事件的
总发布量分布

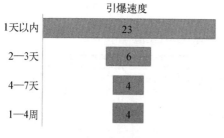

图3－3　37个医生形象类舆情事件的
引爆速度分布

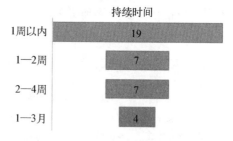

图3－4　37个医生形象类舆情事件的
持续时间分布

（二）医声：医疗舆情事件应对中的医生话语权

医患矛盾类舆情事件数量居高不下，热度也愈演愈烈，医患关系焦灼紧张，舆论氛围此起彼伏，波涛汹涌。2015 年医患矛盾舆情的关注度并不是很高，舆情影响指数在同年 8 个事件类型中排名第 7 位。到了 2016 年，医患矛盾的舆情影响上升至第 5 位，大型医闹、暴力伤医生、被医闹、反转等舆情事件引得舆论场波澜迭起。

为了进一步分析医方在医患矛盾舆情应对中的行为表现，我们对 2015 年和 2016 年两年的共 82 起医患矛盾类舆情事件作了一个统计。如图 3－5，展示了舆情事件中当事医生或医院在线上或线下有应对舆情行动的事件数量。从中我们可以看出，"医方有行动"的舆情事件数量很少，两年里无论是医生还是医院，都很少采取行动应对舆情，尤其是线上行动，两年里仅有 15 个事件的当事人医生采取了线上行动。2016 年医院线下行动较 2015 年有较大提升，一些当事医院能够很快对事件作出回应，积极配合媒体或官方调查。结合表 3－3 我们可以看出，2015 年，医生主要在暴力伤医事件中作出了网络回应，方式主要是发朋友圈或者微博以及线下接受采访；2016 年，医生主要在医闹、医疗事故和医

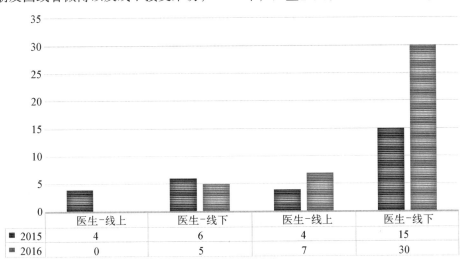

图 3－5　2015—2016 年"医方有行动"舆情事件数量分布

患纠纷事件中采取了线下接受采访、表态等行动方式。从回应的事件类型和回应方式中我们可以看出，医生当事人网络发声非常之少，在舆情事件的应对中始终是一种被动的回应姿态。研究医疗网络舆情，我们更关注医生在网络舆论方面的作为。然而，无论从数据上看，还是从对舆论的经验上感知，医方自身都很少利用网络媒介发声，虽然存在"一个有点理想的记者""白医山猫"等这些医疗"大V"在坚守微博战场，针对大小舆情事件发表言论，但仅仅靠几个医生自媒体的零散舆论终究无法成就稳定的"气候"，有时候还会失之偏颇。

表3-3 2015—2016年医患矛盾类舆情事件之医生行动方式

	事件类型	线上有行动	线下有行动	事件总数	行 动 方 式
	患者闹事	0	0	5	
	患者自救	0	1	3	线下：接受采访
2015	医方不当行为	0		13	线下：说明、道歉
	暴力伤医	4	5	21	线上：发朋友圈、微博等 / 线下：接受或拒绝采访
	医方不当行为	0	0	7	
	暴力伤医	0	0	12	
2016	医闹	0	2	10	线下：接受采访、表态
	医疗事故	0	2	11	线下：法庭陈述、表示承担责任
	医患纠纷	0	1	7	线下：回应事件

三、"医形"不声与"医声"不形

通过上述分析我们发现，网络舆论歌颂医者仁心，尽职尽责，同情医生的"医闹"处境，同时也谴责医生的腐败、消极怠工以及对患者的冷漠行为。医生典型形象报道数量增加，舆论影响力却没有实质性提高，矛盾性事件更能激发网民群情，抛开政府参与即干预不说，医生群体线下的配合式参与，线上的被动且不作为，只能让网络舆论在矛盾中更为矛盾。不管舆论如何喧嚣，舆情如何荡漾，医生群体很少利用网络媒介参与舆情互动和干预舆情发展。医生这种默不作声的舆情参与姿态是医生典型形象影响力不足的一大重要原因。

（一）医生形象建构中存在的问题

在 2015 年和 2016 年的医疗舆情事件类型分布中，我门可以看到医生的舆情形象有所改善，正面报道明显多于负面形象报道，对于医生的典型形象的报道频率明显高于对不当行为报道的频率，同时医生的舆情形象趋于多元化。但是医生舆情形象建构方面仍然存在着模式化、模糊化、标签化等倾向。

从典型形象类舆情事件的标题中我们发现医生舆情形象模式化的现象，如"医生手术途中突发重病忍痛做完手术""医生突发胃痉挛，忍痛完成关键步骤后倒地吸氧""女护士口鼻流血忍剧痛救病人"等这类标题展现的是医生不顾自身安危救治病人的形象。这种模式化的形象建构多数为正面的，主要"选择"和"凸显"了医生舍己救人的高尚品格，道德上和医术上近乎完美。这种模式化的倾向，导致人们只看到医生的单一形象，难以看到医生形象的其他方面。这种正面形象以"高大全"居多，缺少独特的个性，不够多元化，缺乏感染力，也很难有亲和力。

在医生舆情形象的呈现中，我们发现存在着模糊化的现象，使医生形象个性缺失。如"男子高铁突发病，名医施救后悄然离去""湖南一外科医生用棉签吃饭""杭州女医生跪在急速推行的担架上胸外按压"等，在这些标题中，作为舆情主体的医生都是以很模糊的形象出现，在这类新闻中医生的具体单位、姓名都不重要，很多报道都是和医生的"职业特征"有关，而关于医生作为一个普通人的日常生活、权益保障、兴趣爱好、喜怒哀乐、悲欢离合等具体化、个性化、生活化的内容则几乎看不到。

同时也存在着贴标签的现象，如"女医生太累在衣柜中睡着，获赞最美睡姿""江苏现最美男医生边打点滴边为病人看病"等，"最美"标签在过去的两年里疯狂地在各种新闻报道中使用，这种贴标签的现象更加使得医生形象同质化，并没有任何差异，所有的医生都是最美医生。

（二）医生话语权建构中存在的问题

我们可以看到医生在舆情事件的应对中，处于被动回应的状态，多采用的是线下接受采访、表态、道歉、回应等，很少主动发声，同时利用线上社交媒体微博微信进行回应的人数太少。这意味着在舆情事件中医生话语权的丢失，但是根据媒介话语权掌握程度上来看，医生处于弱势群体，在信息传播中也可以划分出强势群体和弱势群体，所谓强势群体是指"在信息传播活动中和对媒介掌控中拥有支配性权力的阶层"①，这一阶层往往利用自己通过各种方式得到的社会权利、文化资源、技术资源等有利条件，在传播活动中拥有支配性话语权和对媒介的控制权，从而影响甚至决定社会上绝大多数人的注意中心和社会焦点，进而决定社会舆论的话题和基本导向。而信息传播中的弱势群体是指那些"缺乏参与传播活动的机会和手段，缺乏接近媒介的条件和能力，被动地、无条件地接受来自大众媒介的信息，几乎无法得到与自身利益相关的各种信息、也无法发出自己的声音的群体"。在这个意义上讲原本作为强者的医生由于缺失话语权，缺乏参与传播活动的机会和手段，缺乏接近媒介的条件和能力，被动地、无条件地接受来自的大众传播媒介的信息，无法发出自己的声音而成为了弱势群体。而新媒体时代的患者和其家属本身就契合了媒介和观众的喜好点，同时利用微博微信进行发声，在传播活动中拥有支配性的话语权，吸引受众且凝聚舆论而成了强势群体。

医生并不是一个按部就班、朝九晚五的职业。具有高强度的工作性质，尤其是那些常年奋战在手术台上的医生，他们不仅没有固定的休息时间，在承受高强度工作压力的同时还要承担巨大的风险，而且往往大的舆情爆发点都来自一线医疗战场。医生群体没有时间也没有多余的精力去利用网络平台发声，同时在那些感性动容的情绪面前，医生的专业情感往往容易被臆断和曲解。因此，

---

① 段京肃：《社会的阶层分化与媒介的控制权和使用权》，《厦门大学学报（哲学社会科学版）》2004 年第 1 期。

医生个体并不具备网络发声的宽松条件，也不一定有可预测的良好效果。

从以往医方在舆情参与和应对中的表现来看，医方主动掌握话语权的意识确实不足。在网络时代，把握和控制好不断更新的信息才能有效进行印象管理。医方很少利用网络媒介参与舆情互动或是很少利用网络平台发布医情。线下行动固然重要，但在这个网络社会中，一个舆情事件的波及范围不仅限于发生地，往往是整个全网用户的共同参与，一个事件牵扯出的相关主体，暴露的问题也不仅仅是事件当事人本身、事件本身，广大网民实时关注事态发展及各方的应对，问题是否得到解决，这些都是网络舆情对于整个医疗行业的干预力量。

在医疗舆论场中，网络"医声"零散不足，想要干预和引导舆情发展，力量着实不够。虽然有一些医疗"大V"，坚守微博战场，关注医疗舆情，但是势单力薄，无法形成气候。而且医疗"大V"的微博毕竟是医生自媒体，权威性不足以让公众为之动容，其对舆情的把握和言论也不能做到百分之百的客观公正。医生自媒体是不可忽视的舆论力量，但是无组织、无队伍、无规模的发声也难免和无数的网络自媒体一样被淹没在网络舆论的汪洋大海中。

福柯认为："话语意味着一个社会团体依据某些成规将其意义传播于社会之中，以此确立其社会地位，并为其他团体所认识的过程。"① 网络舆论话语权作为一种权利，理论上其话语权分配格局应该是现实关系的投射，医生群体的话语权应该拥有更广泛的影响范围和更大的影响力。

四、让典型更典型，医声更有声

医生网络典型形象的形成不仅有赖医生在工作岗位上的恪尽职守，严于律己，医生群体还需要建立自己的一套媒体公关策略，致力于构建参与舆情发声机制、及时有效地维护和管理职业群体形象。有意识地形塑值得信赖的典型形象，客观自省医生的不当行为，强化自身话语权，在舆情事件中及时澄清和跟

---

① 王治河：《福柯》，湖南教育出版社 1999 年版。

进事态发展，引导舆论向正确方向发展。只有树立起可信赖的形象，掌握舆论话语权，奠定舆论信任的基石，才能赢得更多的理解和支持。

（一）院方建立新闻发言人制度，提高维护形象、提升话语权的意识

在舆情事件应对中，医生要树立起维护形象、掌握话语权的意识。医院可以建立起新闻发言人制度，当舆情发生时，由新闻发言人第一时间与媒体和公众进行沟通，提供事件最新进展，积极配合，必要时表明医生的立场和态度，不可回避、切忌不发声和发生冲突。接受媒体采访时掌握策略，首先表明愿意沟通的态度，其次及时提供有效信息，公布事件解决办法。遇到无法回答的问题时坦诚相告，不要回避，并告知可以答复的具体时间。无须当事医生出面接受采访，很好地保护了当事医生，同时既可以缓和矛盾又可以促进问题的解决。院方的新闻发言人借助媒介协作，有意识地维护自身形象，掌握话语权，在进行舆情应对的过程中就减少了相应的麻烦，加强了与公众的联系。

（二）新闻媒体要提升新闻专业主义精神，提供客观公正的报道

针对舆情事件中医生形象模式化、模糊化、标签化的问题，主要是新闻媒体的报道所致。新闻媒体既要完成舆论监督的职能，也要客观公正地展现事件的真实面貌。在对医疗舆情事件的报道中，新闻媒体的工作人员应不断提升自身的媒介素养和社会责任感，本着知识准确报道、解决医疗纠纷问题、监督事件进展及行业缺陷，缓和医患矛盾、促进医患和谐关系的目的进行客观理性报道，不可为吸引眼球而进行偏颇的报道，对医疗纠纷大肆渲染。医疗舆情作为专业化、技术化程度高的行业，记者应认真学习医疗知识，对医患矛盾中的敏感问题进行客观评价，熟悉相关医疗法规，科学理性进行报道。

在新闻媒体的实际业务操作中，一要本着真实准确的原则，尽可能反映新闻事件的原貌，不能刻意扭曲事实，真实准确是新闻报道的首要原则。二要本着平衡报道的原则，在新闻报道中兼顾矛盾双方，从不同的消息源获取信息，同时将对立面的事实和观点摆出来，不能蓄意操纵事实偏向其中某一方。在报

道中纳入第三方来平衡报道，如医疗机构的专家、法律人士、政府相关部门等，在图片呈现上要尽量保证事件各方主角存在的版面空间。报道要尽可能获得第一手资料，面对采访事件当事方，这样才能在语言上多使用直接引语，平衡各方说法，做到真实客观。

（三）培育医生意见领袖，医方形成新媒体传播矩阵

医生自媒体是医疗舆论场中尚未得到真正启用但不可忽视的一支重要力量，我们要积极培育医生意见领袖，增强医生在舆论场的话语权，医生自媒体则可以在轮休时通过简单操作，进行转发扩散。这样，不仅可以提高医生们对医院的归属感，促进医院对医生们的了解和认可，也可以让医方感受到来自广大网民的监督，让广大网民更加了解医方。在信息更加透明的情况下才能促进医患双方的相互理解和信任。

同时，还应建立起院方的官方自媒体账号，代表整个医院各个部门发声，权威发布医院官方消息。院方媒体平台要主动发布相关动态，积极宣传和推广医生们的典型形象，使得形象宣传更加靠谱，也能扩大影响力。对于医生的不当行为，医方媒体也应当实事求是，及时发布相关声明，表明态度。公正透明的持续参与终能赢得客观理性的对待和理解。

医生"大V"要带动"小V"和医院官方账号，形成新媒体传播矩阵，即社交媒体的认证账号实现以强带弱，相互关注，逐步扩大受众影响。粉丝数多的账号可以在转发消息时@其他账号，增加互动，使其他"小V"账号获得更多关注，提升医方的传播影响力。

（四）主动介入舆论热点设置议程，运用通俗化的语言进行互动

新媒体时代信息传播速度快，形式便捷，这要求医方必须把握舆情工作的主动性，紧跟舆情发展动向，及时公布真相、规避谣言。面对错综复杂的舆情事件，医方要做到主动及时地发布权威信息，正面回应当前的医疗舆情事件，形成正面积极引导舆论的氛围，主动介入舆论热点设置议程，提供最新最真实

的信息，积极引导舆论走向。

在医方微博的运营中，要注重提高互动能力，对网民关注的议题主动进行回应。语言要简洁、生动、幽默、接地气，积极使用网络热词与网民进行互动，内容和传播形式要多种多样。减少大篇幅的纯文字微博的比例，增加图片、短视频、动漫、H5、直播等多样化的表现方式，积极拥抱新媒体技术，紧跟时代潮流，展现医生多样化的形象。

（作者：赵苗、马蕾、侯劢勋）

新媒体、新医疗

——互联网医疗舆情分析

一、前言

医疗卫生事业是我国重大的民生问题，也是广大老百姓最为关心的领域。长期以来，看病贵、看病难一直深深困扰着亿万人民群众。由于我国一直存在医疗资源总量不足，且分布不均的问题，有许多人患病后，无处就医，无法就医，或者需经过长途劳顿才能就诊，或者在就诊过程中等待时间过长，或者多次就诊仍无法诊断，或者遇医生相互推诿，重复检查等。同时在这一过程中看病贵的问题也伴随而来，昂贵的诊治费用往往超出患者的经济承受能力，甚至一些常见病、多发病在诊治过程中的费用也十分昂贵。在我国，看病贵、看病难已经成为公认的社会难题，这一难题同时挑战着患者和医疗服务各方的关系，医患关系也长期处于紧张状态。

近年来，随着技术的进步，互联网的普及，越来越多的人通过互联网获取知识和信息，互联网与我们的生活日益密切，"互联网+"的理念也得到了广泛关注。与此同时，我国为了解决长期存在的看病难题也一直进行着各种尝试和探索。2015年1月19日国务院常务会议通过的《全国医疗卫生服务体系规划纲要（2015—2020年）》（以下简称《纲要》）中明确指出，目前我国医疗卫生资源存在布局不够合理，医疗资源分布失衡，各级医疗机构发展的不平衡等客观问题，进而导致了"看病难、看病贵"现象的长期持续。《纲要》将有效配置医疗资源列为改革的重点任务和方向，也为互联网医疗行业开启了发展的大门。2015 年 7 月，国务院印发《关于积极推进"互联网+"行动的指导意见》，在益民服务部分重点阐述了与互联网医疗相关的两个内容：在线医疗和智慧健康养老产业发展，正式从顶层设计的角度对互联网医疗建设谋篇布局。2016 年 8 月，习近平总书记在全国卫生与健康大会上提出了卫生健康领域的五大融合，其中包括健康与互联网的融合，互联网医疗的重要性再次被重申。互联网医疗是"互联网+"时代下的新生行业，近几年，好大夫、春雨医生、天猫医药馆、丁香诊所、平安好医生等互联网医疗企业蜂拥而至。

互联网医疗以网络为载体，突破着传统医患互动模式，也正通过网络与医生的工作和老百姓的生活产生日益密切的联系，近年来对互联网医疗的讨论也是频频出现在互联网平台上。如今，整个行业如火如荼地发展，民众对此持何种态度也是值得我们关注的问题。本研究选取以微博为代表的互联网社交平台，重点关注医生和普通网民这两大群体对于互联网医疗的态度和看法。

二、研究设计

本研究以微博为载体，抽取医生的微博信息和网友评论并进行内容分析，以此探讨医生群体和普通网民对互联网医疗的态度。

首先通过微博搜索到微博认证为医疗行业的医护工作者，考虑到影响力和权威性，在其中选取了粉丝数量 10 万以上的医生微博作为样本，样本医生量为 30 人，涉及妇产科、内科、儿科、烧伤科、急诊科等科室以及部分执业医师。其次，以"互联网医疗"为关键词，在 30 名样本医生的微博中进行搜索，对包含互联网医疗的微博信息进行整理和记录，形成"30 名样本医生微博内容的数据库"，主要包括与互联网医疗有关的微博总条数、原创微博条数和转发微博条数。为了考察普通网民的态度，筛选出样本医生微博中的有效评论进行内容分析，考虑到样本医生中微博有效评论数量不够充足，另外使用新浪微博高级搜索功能，以"互联网医疗"为关键词搜索热门微博，筛选出有效评论作为补充。

三、医生和网民对互联网医疗的态度

（一）医生的态度

从建立的 30 名样本医生微博内容数据库看，互联网医疗得到了医生群体的广泛关注，30 名医生中有 14 名医生就"互联网医疗"发布了相关微博，涉及该主题的微博总条数为 207 条，其中 133 条为原创微博，转发微博 74 条，可见医生群体对互联网医疗给予了极大的关注，并对与互联网医疗相关的问题有着较多的个人思考。通过对样本内容的进一步分析，医生群体对互联网医疗的态度以支持和肯定为主，14 名医生中明确表示否定态度的仅有 2 人，其余医生均对互联网医疗持有较为积极的态度，并积极思考互联网医疗的发展路径。

1. 积极支持

持积极态度的医生认为互联网医疗的兴起是时代发展和医疗改革背景下的必然，既能服务患者，也给医生提供了便利，是值得推广的新型医疗方式。

（1）"互联网+"是大势所趋

信息技术革命的蓬勃发展给互联网带来了强大的生命力，如今互联网已经深入到人们生活的各个领域，人们将当下称作是互联网的时代。在这种背景下，人们相信"互联网+"可以与许多传统行业相结合，从而带来新的发展机遇，开拓出崭新的巨大空间，我国更是将"互联网+"上升为国家战略，从 2015 年开始，国家陆续出台一系列文件部署和推动互联网与传统产业的结合，2015 年 3 月，李克强总理在《政府工作报告》中首次提出制定"互联网+"行动计划，紧接着国务院常务会议通过《"互联网+"行动指导意见》，颁布《国务院关于积极推进"互联网+"行动的指导意见》，这足以显示出政府对互联网与传统产业融合创新的高度重视。现如今教育和互联网相加发展起了远程教育，金融和互联网相加结出了互联网金融之果，等等。持积极态度的医生们认为，借助"互联网+"的热潮，"互联网+"医疗也能从默默无闻逐渐走入人们视线，作为传统医疗行业里具有标志性转折点的新型医疗模式,"互联网+"医疗会带来巨大的发展潜力。正如张强医生集团的创始人张强医生所讲的,医疗的核心是医生和患者,无论是线下医疗还是线上医疗都是为了保证患者的最大利益,同时体现医生的价值,互联网不应只是做工具,而应成为医疗的一部分,医生要主动拥抱互联网①。

(2)远程医疗提供便利

在我国,长期以来的就诊方式是医生与患者直接接触,就患者的病情作出诊断。这个过程往往需要医疗服务人员与患者面对面。甚至反复互动,整个过程消耗大量时间,患者体验不佳,也极容易触发医患关系矛盾。此外,由于我国一直存在医疗资源分布不均的问题,当患者罹患某些疑难杂症时会转向拥有更优质医疗资源的机构,这也是个十分劳民伤财的过程。我国从20世纪80年代开始,一直致力于推动远程医疗的发展,通过计算机技术、通信技术与多媒体技术同医疗技术相结合,旨在提高诊断医疗水平、降低医疗开支、满足广大人民群众保健需求。医生和患者在不同的地方,医生通过各种科技媒介来获知患者病情,并为患者提供医疗服务,同时当医生存在诊治难题时,也能通过这种媒介方式与其他有经验的专家交流探讨。如今,互联网的普及和互联网医疗的发展无疑能让远程医疗得到更好的发展,在一些医疗工作者看来,互联网医疗不仅限于医疗机构为患者服务,还可以将目前医疗机构内的医疗信息进行深度整合,为医院或医生服务。例如医生在家里就可以通过便携设备上的互联网医疗工作站便可实现查房、为患者下医嘱等。

(3)有利于推进医疗分级诊疗

自20世纪90年代我国实行医保报销制度和医疗服务体系开放,原有的分级诊疗制度逐渐瓦解。老百姓看病首选大型三甲医院,一度出现大医院人满为患,基层医院少有人问津的局面,这种不合理的状况又反过来加剧了看病难和看病贵的问题,导致医疗资源配置不合理与资源浪费的情况进一步凸显出来。

---

① 新浪微博"@张强医生",采集日期:2017年6月11日,http://weibo.com/drsmile? refer_flag=1005055013_&is_hot=1。

之后，我国实行医改，到如今已经八年，一直期望推动医疗分级诊疗，通过引导患者合理有序就医，建立和优化医生队伍，提升基层医院的服务能力，从而最终解决看病难、看病贵的问题。但是由于体系本身面临着诸如制度缺失、管理割裂和区域卫生规划不合理等问题，分级诊疗仍未见效果。面对这种困境，打破旧模式下所形成的行业壁垒、部门利益、行政区划和专业局限，对各类医疗资源进行重组优化，互联网无疑是一个有力的工具。在新浪微博医生廖新波看来，互联网可以通过它市场配置的功用使医疗资源均衡化，同时使医生的实用价值最大化。互联网是使医生更加容易寻找合适的医院和合适的病人的最佳工具，医院又可以通过构建合适的平台吸引合适的医生和医生团队，医院经营成本、医生机会成本、患者时间成本都控制在最适点①。由此看来，以互联网医疗助推分级诊疗已是大势所趋。

2. 反对和担忧

对互联网医疗持否定态度的医生表达了对互联网医疗的担忧，认为医疗行业不同于其他传统行业，是与人民群众的生命和健康息息相关的，互联网的虚拟性会削弱医生与患者之间的互动，不仅不能实现医疗资源的优化，还有可能使医生和患者走上歧路。

（1）医生诊断困难

一般而言，医生需要面对患者，根据患者的具体情况作出诊断。互联网医疗打破了医生与患者时间和空间的限制，使患者能够实现异地就医，也免除了医院挂号排队的时间消耗。但是也有医生对这种就医方式感到担忧，医生能够利用互联网进行科普和在线咨询，却始终无法替代当面的诊疗。龚晓明医生就指出，互联网上医生大部分情况下是不能建立诊断的，缺乏了查体的环节，单从文字描述和一些检查报告单就对患者作出诊断，这是很危险的②。在他看来，一些互联网人和媒体人对互联网医疗的前景是不切实际的预测。

---

① 新浪微博"@波子哥-廖新波"，采集日期：2017 年 6 月 13 日，http：//weibo. com/liaoxinbo? refer_flag=1005055013_&is_hot=1。

② 新浪微博"@龚晓明医生"，采集日期：2017 年 6 月 13 日，http：//weibo. com/obgyn? refer_flag=1005055013_&is_hot=1。

（2）商业模式追逐利益

医生本是为看病救人而存在，但是互联网医疗作为一个新兴行业，许多企业看准了其中的商机，纷纷向这一领域投资。再加上当前还没有关于该行业较为标准的准入条件，一些追逐利益的医生加入互联网医疗的队伍中，四处宣传推广，想要借助互联网的力量在业内成就品牌，反而忽视了自身技术的提高和服务病患的本职工作。在"@烧伤超人阿宝"看来，"互联网医疗根本就是个不该存在的毫无意义的概念，现在一大堆人趴在这个概念上等着做被风吹起来的猪……"①

除此之外，互联网医疗以互联网为载体，但并没有增加相应的医疗资源，大部分都是试图利用现有公立医院资源。微博名为"急救医生贾大成"的博主转发的微博中提到，现在互联网帮助全国人民对北京的医疗资源更加了解，进京看病的人越来越多。一个需要做隐睾、疝气之类的孩子本来在省会或地级市医院做这个完全没问题，但依然不远万里到北京去做。与此同时，各个互联网医疗企业产品的同质化也很严重，根本无法真正意义上优化医疗资源供应。

（二）普通网民的态度

从样本数据统计的结果来看，普通网民对互联网医疗也给予了较多的关注，通过对样本医生微博和话题热门微博中有效评论筛选，得到2 781条评论的样本数据库。本研究对网友评论进行内容分析，以探究普通网民对互联网医疗的态度。结果显示，在2 781条样本评论中，明确表示支持互联网医疗的评论有108条，表示反对的评论数达到1 988条，占总评论条数的71.48%，还有685条评论未表现出明确的态度，但对互联网持观望的态度。由此来看，普通网民对互联网的态度表现得并不十分积极，普通网民对互联网的态度主要集中在以下几方面。

---

① 新浪微博"@烧伤超人阿宝"，采集日期：2017年6月13日，http：//weibo.com/abaoshixiong？refer_flag=1005055013_&is_hot=1。

1. 反对

持反对和观望态度的网友主要考虑到互联网医疗与传统医疗之间存在矛盾，互联网只能作为医疗活动的工具，无法从根本上解决在医疗资源和医患关系方面存在的问题。

（1）生命体复杂

医疗诊断是关乎人的生命健康的大事，患者生病就医时，表面相似的同一种症状到不同的医院给不同的医生看，结果可能大不一样，因此，医疗过程本身就存在不确定性，有时看医就诊还涉及患者个人身体状况的特殊性。部分网民认为，互联网医疗只能借助网络做简单的咨询活动，无法代替医生与患者之间直接的互动。更有网友分享了自己尝试网上问诊的经历，大多数时候医生还是建议去医院。正如网友"@宁宁宁小子"评论道："举个简单的例子，你可以网上买机票，网上值机，但是你不能网上直接坐飞机。看病也是，挂号可以用互联网，预约可以用互联网。但是你做手术，做检查，还是要乖乖地去跟医生会面。"① 在这些表示担忧的网友看来，关乎生命健康的事情还是需要慎重。

（2）给医生和患者都带来不便

还有一部分网友认为，将互联网运用到医疗领域给医生和患者都带来了不便。在现实中医生工作量大，工作强度高，以网络为载体的互联网医疗无形之中增加了医生的工作量和工作难度。另一方面，利用互联网就医或者诊疗对患者本身的知识水平和经济条件就有一定的要求，互联网医疗无法使大多数的患者受益，反而带来了不便。

除此之外，互联网医疗的网络特性还带来信息和支付安全等方面的问题，网友担心互联网医疗产生的大量个人隐私信息会为企业和医院所用，这与保护患者隐私是相悖的。另外，利用互联网寻求医疗服务的患者如何付费，以及是否有一个平台能够保证患者的利益也是网友所担心的问题。特别是在整个过程中，发生医疗事故和纠纷，追责十分困难。有不少网友提到了 2016 年的魏则西

---

① 新浪微博"@宁宁宁小子"，采集日期：2017 年 6 月 13 日，http：//weibo. com/u/3971022377？is_hot＝1。

事件，认为网络上虚假和过度的医疗广告成为压死这位患有恶性肿瘤的年轻人的最后一根稻草，互联网医疗的发展很有可能带来更多这样的悲剧。

（3）并未有实质性的改变

互联网医疗是在当前"互联网+"的热潮下提出的，这可能是一个很有前景的产业，但是对于普通网民来说，互联网医疗的经济性远大于其对普通老百姓的益处。网友"@eeeeee9191919"就表示互联网医疗是"赚投资人的钱"，"鼓吹互联网医疗的都是生意人来的"①。同时，网友还对互联网医疗的盈利模式表示质疑，互联网医疗的有效商业模式和赢利模式都还处在摸索阶段。目前实践比较多的是医药电商模式、服务流程再造模式、慢病管理模式等，与医疗过程核心环节的融合不够。对患者来说，通过互联网要想获得好的诊疗费用依然昂贵，有医生在微博上透露，网络上普通的科普知识是尽可能免费的，但是一对一的服务依然存在不同的档次，不同的价格会滤掉一些病人。网友"@德先生与赛先生"就表示："不管是不是虚拟现实技术能够发展到100%真实模拟病人，互联网医疗其实也不会解决医疗的根本问题。任何医疗归根结底还是要依靠专业的医生，不管用什么媒介来看病，优质医疗资源不足永远都是医疗行业发展的最大瓶颈，这也是全世界共同的问题。所以，互联网医疗再美好的愿景，也不会真正解决医疗的问题。"②

2. 支持

对互联网持积极态度的网友观点主要集中在两方面。一是基于对互联网行业前景的看好。网友"@莆田皮皮猪"认为，推广互联网预约挂号，减少不必要的排队就诊时间，不然整个医院满满都是等待就诊的人，增加医院的拥挤，有了网上预约就可以提前安排分时段就诊③。针对目前互联网医疗存在的问题，许多网友也表示需要政府、医院、医生都联动起来，真正将患者的利益放在首

---

① 新浪微博"@eeeeee9191919"，采集日期：2017年6月13日，http：//weibo.com/u/1060051517? refer_flag=1001030201_&is_all=1。

② 新浪微博"@德先生与赛先生"，采集日期：2017年6月13日，http：//weibo.com/u/2130875963? is_hot=1。

③ 新浪微博"@莆田皮皮猪"，采集日期：2017年6月16日，http：//weibo.com/u/1805473917? is_hot=1。

位。二是基于自身使用互联网进行医疗咨询和诊治的经验，认为互联网在医疗行业的运用确实给自己带来了切实的便利。"@流年-9"在评论中讲述了自己的经历，"前段时期双上肢骨折，后期康复训练都是看了好大夫网站专业医生的科普文章自行训练的，大家都说我恢复得又快又好，和手术成功有关，更多得益于自身功能训练，这是互联网的功劳"①。

四、特征和成因

（一）有人欢喜有人忧

从样本医生和网友评论来看，医生对互联网医疗的信心要大于普通网民，持积极态度的医生从更高的层面表达了对互联网医疗前景的看好，认为互联网医疗将有助于推动医疗卫生事业的发展和我国医疗难题的解决。大部分普通网民主要从个人经验出发，对互联网医疗的发展持相对较保守的态度。

（二）原因

1. 传统观念与新事物的碰撞

我国中医讲究望闻问切，西医传入后，使诊疗在技术上更加科学和完善。但是对于老百姓来说，患病时到医院就医，医生能够直接接触患者，详细检查后根据具体情况确诊病情，这个过程不仅有利于患者了解病情及时准确地就医，在一定程度上还能得到心理上的安慰。互联网医疗在医疗行为中加入互联网的元素，患者通过网络完成相关的医疗咨询和诊断，这与许多民众传统的认知是相悖的，由此也容易产生对互联网医疗的不信任。

2. 存在问题亟待解决

互联网医疗不论对医生还是普通网民来说，都是一个新的理念，目前对互联网医疗也还没有严格的定义。互联网医疗起源于美国，最初由远程问诊演变

---

① 新浪微博"@流年-9"，采集日期：2017年6月16日，http://weibo.com/u/1778047827?is_all=1。

而来，其实质是依托互联网技术，延伸医疗服务和品质，丰富医疗健康服务模式，为老百姓提供更加便捷的医疗与健康服务。在我国，目前还存在互联网医疗当属"互联网+"还是"+互联网"的争议，行业内对这一问题尚且存在争议，普通网民更是无法真正理解互联网医疗的意义。从目前来看，普通民众使用较多的是网上预约、在线随访、健康咨询和检查检验结果在线查询等服务，因而大部分人对互联网医疗的认识停留在较低层面。与此同时，互联网时代在带给人们便利的同时，也带来了许多负面的影响，互联网医疗是一个新兴的行业，目前还缺少标准化和规范化的发展模式，需要进一步完善。再加上有诸如魏则西事件等恶性事件的发生，民众对涉及网络的医疗方式容易产生抵触心理。

3. 医患关系紧张

近些年来，我国的医患关系日趋紧张，医患矛盾十分突出。一方面，患者怨声载道，抱怨自己付了医药费却得不到相应的服务，甚至自身利益受到伤害；而另一方面，医生叫苦，自己在繁忙的临床工作的同时又要承担来自各方的压力。同时各地患方向医务人员施暴的恶性事件在全国各地时有发生。病人对医务人员不信任，医务人员对病人的信任度也很低，医院被医疗纠纷问题困扰。这种医方与患者之间互不信任的紧张状态也在一定程度上带来民众对于互联网医疗发展前景的担忧，因而有部分人认为，互联网医疗可能不是解决问题，而是制造新的问题。

五、互联网医疗面临的机遇和挑战

我国的互联网医疗建设还处于起步阶段，未来的路还很长。在发展过程中暴露出的问题也正引起越来越多的关注和讨论，2017 年 5 月，国家卫计委办公厅印发的《关于征求互联网诊疗管理办法（试行）》（征求意见稿）和《关于推进互联网医疗服务发展的意见（征求意见稿）意见的函》对互联网诊疗活动准入、医疗机构执业规则、互联网诊疗活动监管以及法律责任作出规定，可见该行业未来将会向更加成熟的方向发展。

作为医疗行业新的发展方向，互联网对于医疗活动的发展有着不可否认的促进作用，互联网医疗处于机遇期；但是由于医疗行业的特殊性，互联网在医疗活动的应用中依然存在一些问题，面临着一些挑战。

（一）互联网医疗面临的机遇

1. 方便患者就医，提高就诊率

将互联网与医疗活动结合起来，有利于医患双方，可以优化就医流程，患者可以通过网上预约挂号、网上缴费、网上查看电子报告单等形式优化就医体验，提高就医效率。互联网医疗充分突破了时间和空间的限制，患者可以通过远程医疗和在线咨询及时了解自身的情况，节省就医时间，减少就医环节，为医生和患者双方都提供了便利。

2. 促进疾病的早期预防

互联网医疗搭载技术的春风，可以通过互联网技术实现对患者的数据早期监测和观察，预估疾病的发生，以避免错过最佳治疗时机；将被动的就医转变为主动的疾病预防，实现网上预就医。

3. 促进医疗资源的共享和整合

在互联网的助推下，原本医疗服务水平较差的基层医疗服务机构可以向医疗水平较高、综合实力较强的医疗机构寻求帮助，以此提高基层医疗机构的服务能力。在相同级别的医疗机构中，进行医疗技术交流，实现资源共享和信息共享。

4. 重塑医疗服务体系，推动深化医改进程

互联网医疗有望打破目前医疗资源集中于三甲医院的局面，有利于推进分级诊疗的实现，通过技术对病人进行科学分流，真正实现小病在基层医院，大病在三甲医院的分级诊疗格局，加快医改进程。同时，药品电商平台的出现，促进了药品价格的降低，缓解以药养医的状况，降低看病吃药的成本。

（二）互联网医疗面临的挑战

1. 医生和患者间线上沟通，增大误诊风险

医疗服务的对象是人，人的生命体复杂，通过线上的语言描述，沟通效率

低，可能存在病情信息收集不全的风险，传统的望闻问切在就医环节中还是不可缺少的一环。如果仅仅通过互联网进行就诊，医生与患者无法面对面交流，近距离观察患者的症状和体征，医疗技术的风险大大增加，医疗质量和安全难以保证。

2. 互联网能参与的医疗卫生服务有限

目前，互联网医疗涉及的范围有限，主要集中在健康咨询、健康传播、预防保健等领域，许多医疗服务不能完全依赖于互联网，在对急性病人和疑难杂症的患者进行救治的过程中，互联网医疗无法取代医疗机构的作用；在护理方面，互联网也只能提供知识，而无法替代护理工作所需的整体护理、特殊护理等；互联网医疗在手术开展中所能发挥的作用更是有限。

3. 大医院推行互联网医疗的动力不足，优质医生资源有限

医疗资源不均衡是我国的现实国情，三甲医院拥有优质的医生资源和优质的设备，但由于医疗行业属于知识密集型行业，具有较高的专业壁垒和资源垄断，优质医生并不缺少病人，日常工作已经超负荷，不愿也没有精力拥抱互联网，参与动力缺乏。而三甲以下的医院往往医生资历有限，社会认可度较低。

4. 医疗数据和健康隐私存在泄露风险

患者的医疗数据作为隐私是被法律保护的，《中华人民共和国侵权责任法》规定，"医疗机构及其医务人员应当对患者的隐私保密。泄露患者隐私或者未经患者同意公开其病历资料，造成患者损害的，应当承担侵权责任"。互联网介入后，实现了患者健康信息在不同医院和平台间的流通，但同时患者的医疗数据将可能存在泄露的风险，患者隐私难以保证。

（作者：胡月、马蕾、刘长喜）

2017 年全国 37 家顶级医院微博运营情况研究报告

一、前言

2017 年 8 月 4 日，中国互联网络信息中心（CNNIC）发布第 40 次《中国互联网络发展状况统计报告》（以下简称为《报告》）。《报告》显示，截至 2017 年 6 月，我国网民规模达到 7.51 亿，半年共计新增网民 1 992 万人。互联网普及率为 54.3%，较 2016 年年底提升 1.1 个百分点。[①] 根据新浪微博在 2018 年 2 月 13 日发布的 2017 年第四季度及全年财报，截至 2017 年 12 月，微博月活跃用户达到 3.92 亿，其中 93% 来自移动端。[②] 2017 年全年，微博月活跃用户净增长 7 900 万，创下上市以来最大数量的净增长。[③] 微博已经逐渐成为现代人获取信息的主要渠道之一。

如今，我国日趋紧张的医患关系成了微博上热议的话题，而微博在提高人们获取信息的效率、开拓人们了解真相的方式的同时，也为医患关系提供了一种缓解的途径。对于医院而言，利用微博与患者进行有效沟通，能够更好地了解患者需求，提高医院自身的服务水平；也能够促进医院和患者之间的相互理解，增强二者之间的信任度。

---

① 中国电信网：《中国互联网络发展状况统计报告》（全文），采集日期：2017 年 10 月 1 日，http://www.cac.gov.cn/2017-08/04/c_1121427728.htm。

② 新浪科技：《微博发布第四季度及全年财报》，采集日期：2018 年 2 月 15 日，http://tech.sina.com.cn/i/2018-02-13/doc-ifyrmfmc2280063.shtml。

③ 新浪科技：《微博发布第四季度及全年财报》，采集日期：2018 年 2 月 15 日，http://tech.sina.com.cn/i/2018-02-13/doc-ifyrmfmc2280063.shtml。

本研究对全国排名前 50 的顶级医院中拥有有效微博的 37 家医院微博的认证情况、主要内容、主要受众、互动情况加以调查研究，以考察这 37 家医院对本医院微博的运营质量和效率，及其对于互联网医患关系的管理情况，提出一定的改善建议，探索医院更有效的新媒体运营方法。

二、研究设计

（一）数据采集与抽样

1. 研究对象

本研究使用的分析样本来自新浪微博平台，共从中选取 37 家全国顶级医院①的新浪微博账号作为研究对象。这 37 家顶级医院的新浪微博账号如表 3－4 所示，其中所属地区为长三角的医院数量最多，占比达到了 41%，其次是京津冀，占比达到了 35%。

表3－4　全国 37 家顶级医院微博账号

京 津 冀	长 三 角	珠 三 角	中 西 部	东 部
13	15	2	5	2
35%	41%	5%	14%	5%
@北京协和医院	@江苏省人民医院	@广医一院	@四川大学华西医院	@山东省立医院
@北大医院	@上海第九人民医院	@南方医院	@中南大学湘雅医院	@山东大学齐鲁医院
@武汉协和医院	@第二军医大学长海医院		@中南大学湘雅二医院院方微博	
@我是天坛人	@上海市第一人民医院		@空军军医大学西京医院	
@华中科技大学附属-同济医院	@上海长征医院		@郑州大学第一附属医院团委	
@北京同仁医院	@上海市五官科医院浦东分院			

① 顶级医院名单来自复旦大学 2016 年 11 月 11 日发布的《2016 年度中国医院排行榜》中的排名前 50 家医院，由于其中有 10 家医院没有开通新浪微博，有 3 家医院的微博冒牌但尚未澄清，因此仅对拥有有效微博的 37 家医院进行评估。

京津冀	长三角	珠三角	中西部	东部
@北京大学第三医院	@复旦大学附属肿瘤医院			
@北京大学人民医院	@瑞金医院			
@北京安贞医院	@一切为了孩子_复旦大学儿科医院			
@天津医科大学总医院	@浙大一院			
@中国医学科学院肿瘤医院微博	@上海仁济医院官方微博			
@中国医学科学院阜外医院	@上海新华医院官方微博			
@首都医科大学宣武医院	@浙医二院			
	@上海市第六人民医院东院			
	@复旦大学附属中山医院			

2. 微博博文抽样

本研究在对微博博文进行抽样时，以 2017 年 1 月 1 日至 2017 年 12 月 31 日为期限，采用整群抽样与分层抽样相结合的抽样方法。对于微博博文总数小于 300 的医院账号，采用整群抽样方法，即将其发布的全部微博博文均纳入分析总体中；对于微博博文总数大于 300 条的医院账号，以月为单位进行分层抽样，每月抽取当月发布微博总数的 60%，最终汇总形成分析样本。

（二）评价指标建构

本研究所采用的指标体系借鉴了《从"渐发声"到"敢行动"：医疗卫生行业网络舆情研究报告（2015）》一书中的评价方法并加以修改[1]。

---

[1] 关于评价指标建构部分，本研究参考了刘长喜、侯劭勋等著《从"渐发声"到"敢行动"：医疗卫生行业网络舆情研究报告（2015）》，上海三联出版社 2017 年 3 月版。本部分和该书重复的部分引自该书第 183—185 页，特此说明，每段的引用不再一一注明。

具体而言，本研究对微博博文的评价指标体系主要包含四个一级指标：传者指标、信息指标、受众指标和互动指标，每个一级指标下属分别有二级指标、三级指标，最后根据所得的数据进行赋值计算出各个医院的总得分，最终列出本研究评价的排行榜。

传者指标是评价该医院微博是否是一个合格的传播信息者的重要指标，包括权威性、及时性、易知性。权威性包括是否进行官方认证、是否有官方介绍、加V等级，及时性即微博开通时间、易知性以衡量网民获得信息的便捷程度，包括是否可以通过微博搜索到、是否可以通过百度搜索到、是否可以从官方网站获知微博。

信息指标代表了研究医院微博博文内容的规模性、呈现方式的多样性、微博博文的相关性和原创性。该医院微博发送的博文数量越多、频率越高、呈现方式越多样、原创性和相关性越高，信息指标得分就越高。信息指标包括：微博数、日均微博发送率、信息形式类别、信息主题类别、内容的相关性和原创性。

受众指标代表了该医院微博的影响力，可衡量的指标有粉丝规模，具体包括粉丝总数与认证粉丝比重。

互动指标代表各医院与患者互动的水平与质量，也衡量了医院的亲民程度。互动指标包括：回复量、回复率、评论量、评论率、正负面评论相对率、转发量、转发率、点赞量、点赞率。具体指标体系见表3-5。

表3-5　2017年全国37家顶尖医院新浪微博指标评价体系

一级指标	二级指标	三　级　指　标
传者指标	权威性	是否官方认证
		是否有官方简介
		加V等级
	易知性	是否可以搜索到（微博搜索）
		是否可以搜索到（百度）
		是否可以从官方网站获知微博
	及时性	开通时间

（续　表）

一级指标	二级指标	三 级 指 标
信息指标	信息规模	微博数量
		日均发帖数
	信息形式类别	文字
		图片
	信息主题类别	知识科普类
		政务政策类
		形象建设类（专业性）
		形象建设类（人文关怀）
		医院事务类
		其他
	相关性	内容是否与医院有关
	原创性	是否属于原创微博
受众指标	粉丝规模	粉丝总数
		认证粉丝比重
互动指标	回复指标	回复量
		回复率（回复量/评价总量）
	评论指标	评论量
		评论率（每条微博的平均评论量）
		正负面评论相对率（正面评价+点赞/负面评价+点赞）
	转发指标	转发量
		转发率（每条微博的平均评论量）
	点赞指标	点赞量
		点赞率（每条微博的平均点赞量）

本研究根据四个一级指标的重要权重以及涵盖二三级指标的个数进行了赋值，总分为 100 分，各项三级指标平均占 4 分左右。受众指标只包含 2 项三级指标，因此占 8 分；剩下 92 分，每个指标均分 31 分左右。由于本研究目的是考察医院微博的运营质量和效率及其对互联网医患关系的管理情况，因此更加

167

重视与微博经营相关的信息指标与互动指标，传者指标占 27.5 分，信息指标占 32.5 分，互动指标占 32 分。

三、全国 37 家顶级医院官方新浪微博总体分析及排行榜①

（一）2017 年 37 家顶级医院微博总排名

2017 年全国 37 家顶级医院微博总排名如表 3-6 所示，"@四川大学华西医院""@北京协和医院""@中南大学湘雅医院"位居前三名。这三家医院中，虽然只有北京协和医院在互动指标占据头名，但因为他们在各类指标上均表现突出占据前五名的位置，因此在医院微博总排名中取得了靠前的位置。其中四川大学华西医院以微弱的优势赶超北京协和医院拔得头筹，在传者指标上做得比北京协和医院更加完善，在互动指标上以明显的优势甩开其他医院，虽然其信息指标并没有排进前五。

表3-6　2017 年全国 37 家顶尖医院新浪微博总排名

医院微博账号	微博排名	传者指标分数	信息指标分数	受众指标分数	互动指标分数	总分
@四川大学华西医院	1	27	22	5	27	80
@北京协和医院	2	23	23	5	28	79
@中南大学湘雅医院	3	23	23	4	20	70
@北大医院	4	25	20	6	19	70
@江苏省人民医院	5	26	19	4	20	69
@天津医科大学总医院	6	23	27	3	13	67
@我是天坛人	7	22	21	5	17	66
@中南大学湘雅二医院院方微博	8	21	21	4	19	65
@北京大学人民医院	9	26	22	6	11	65
@中国医学科学院肿瘤医院微博	10	25	17	7	13	61
@北京大学第三医院	11	22	20	5	14	61

① 下文所有排行榜内分数皆经过四舍五入处理，因此可能出现同分不同排名的情况。

（续　表）

医 院 微 博 账 号	微博排名	传者指标分数	信息指标分数	受众指标分数	互动指标分数	总分
@北京安贞医院	12	22	22	5	11	60
@上海第九人民医院	13	19	23	4	15	60
@首都医科大学宣武医院	14	25	19	5	11	60
@北京同仁医院	15	26	19	6	8	59
@一切为了孩子复旦大学儿科医院	16	21	22	5	9	57
@复旦大学附属肿瘤医院	17	20	20	5	11	57
@南方医院	18	24	23	5	4	56
@瑞金医院	19	17	24	4	11	56
@中国医学科学院阜外医院	20	25	15	5	10	56
@复旦大学附属中山医院	21	18	19	5	12	55
@上海市第一人民医院	22	20	18	5	12	55
@浙大一院	23	19	19	4	7	49
@山东省立医院	24	15	25	4	5	49
@广医一院	25	15	14	4	11	45
@空军军医大学西京医院	26	11	21	3	9	45
@上海仁济医院官方微博	27	14	17	5	7	43
@浙医二院	28	15	18	5	4	42
@华中科技大学附属同济医院	29	15	15	5	5	40
@上海新华医院官方微博	30	14	10	5	0	29
@上海长征医院	31	20	0	5	0	25
@武汉协和医院	32	17	0	4	0	20
@上海市第六人民医院东院	33	16	0	4	0	20
@山东大学齐鲁医院	34	15	0	4	0	19
@上海市五官科医院浦东分院	35	14	0	4	0	19
@第二军医大学长海医院	36	10	0	5	0	15
@郑州大学第一附属医院团委	37	8	0	1	1	10

在指标得分方面，37家医院新浪微博账号中，最高分分数段只有2家医院，平均分为50分，有30%左右的医院微博分数集中在50—60分数段。得分10—30分分数段的医院微博有8家，其中新华医院互动指标为0分，其余7家医院信息指标与互动指标均为0分，占比18.9%。这样"无微博""无点赞""无评论""无转发"的"四无"情况较2015年更严重。对比2015年，武汉协和医院和上海长征医院由于2017年在信息指标和互动指标得分为0，因此排名下降到后7位，上海新华医院全年只发了1条微博，因此排名倒数第八。经过调查发现上述三家医院2017年在官方微信平台发文平均数量为65条，最高120条，可见已将部分管理力度转移至微信。浙医二院和复旦大学附属中山医院指标上总体表现欠佳，排名均较2015年下降10位左右。

就地区差异来说，因为医院排行榜上医院的地区分布就不平均，故对各地区医院微博分布数量的分析意义不大，因此此处主要分析各地区平均分及方差，见图3－6。就平均分来看，各地区平均分相差并不大，除了东北地区因为只有两家医院微博导致平均分差距大，剩下四个地区的均值稳定在52分。就方差来看，东北地区仅有的两家医院微博分数分别为49分与19分，导致其方差最大。除去东北地区，京津冀地区的医院微博得分方差最大，中西部的方差最小，得分较集中。

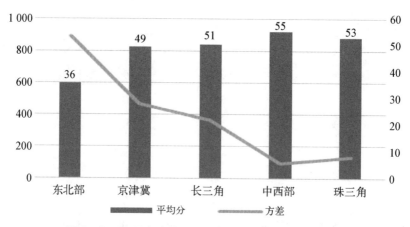

图3－6　2017年度全国37家医院微博平均分与方差

（二）传者指标分析：优劣分层明显，管理力度差异造成权威性、易知性差距

本研究通过"权威性""及时性"和"易知性"这 3 个指标来衡量传者自身的建设情况。"权威性"由是否官方认证、是否有官方介绍、加 V 等级来衡量；"及时性"由开通时间来衡量；"易知性"由是否可以通过微博搜索到、是否可以通过百度搜索到、是否可以从官方网站获知微博和是否可以从官方网站获知微信平台这 4 项来衡量。详见表 3－7。该指标满分为 27.5 分，表 3－7 附有按照 100 分为满分的换算分数。

表 3－7　2017 年度全国 37 家顶级医院传者指标排行榜

医 院 名 称	分数/27.5	分数/100	排名	医 院 名 称	分数/27.5	分数/100	排名
四川大学华西医院	27	98	1	北京天坛医院	22	80	15
江苏省人民医院	26	95	2	中南大学湘雅二医院	21	76	16
北京同仁医院	26	95	3	复旦大学附属儿科医院	21	76	17
北京大学人民医院	26	95	4	复旦大学附属肿瘤医院	20	73	18
首都医科大学宣武医院	25	91	5	上海市第一人民医院	20	73	19
北大医院	25	91	6	上海长征医院	20	73	20
中国医学科学院阜外医院	25	91	6	浙大一院	19	69	21
中国医学科学院肿瘤医院	25	91	8	上海第九人民医院	19	69	22
南方医院	24	87	9	复旦大学附属中山医院	18	65	23
北京协和医院	23	84	10	瑞金医院	17	62	24
天津医科大学总医院	23	84	11	武汉协和医院	17	62	25
中南大学湘雅医院	23	84	12	山东大学齐鲁医院	15	55	26
北京大学第三医院	22	80	13	第四军医大学西京医院	15	55	27
北京安贞医院	22	80	14	华中科技大学附属同济医院	15	55	28

（续　表）

医院名称	分数/27.5	分数/100	排名	医院名称	分数/27.5	分数/100	排名
山东省立医院	15	55	29	上海市第六人民医院	12	44	34
浙医二院	15	55	30	广医一院	11	40	35
复旦大学附属眼耳鼻喉科医院	14	51	31	第二军医大学长海医院	10	36	36
上海仁济医院	14	51	32	郑州大学第一附属医院	8	29	37
上海新华医院	14	51	33				

　　四川大学华西医院名列第一。各医院间分数差异较大，且分层明显，前10位分数差异3.6分，而倒数10名分数差异7.5分，说明此项管理较为容易，而在此项目内的后进医院主要存在主观上重视不够、管理不足的问题。

1. 权威性

　　通过微博认证系统加V，院方通过审核即可完成企业认证。截至2018年1月，医院在新浪微博平台申请企业认证需要递交营业执照副本、加盖了红色公司公章的企业认证公函以及补充文件证明资料这三方面材料以供审核，认证程度较高、程序较为严谨。[①] 而在所选37家开通官方微博的医院中，5家未完成官方认证，9家没有官方介绍，两者均空缺的有：第二军医大学长海医院、上海市第六人民医院和郑州大学第一附属医院。

　　同样，本研究分析了各家医院的官方介绍。多数医院采取开门见山的介绍语，即"医院名+官方微博"，代表有四川大学华西医院。部分医院采用医院的标语或者院史介绍来作为简介，如湘雅医院的"德术并举，病人至上"[②]、天津医科大学总医院的"天津医科大学总医院始建于1946年，是天津市最大的集医

---

　　① 新浪微博：企业认证步骤，采集日期：2018年1月20日，http：//fuwu. weibo. com/。
　　② "@中南大学湘雅医院"，微博认证简介，采集日期：2018年1月20日，https：//weibo. com/csuxiangya? refer_flag=1001030101_&is_hot=1。

疗、教学、科研、预防为一体的综合性大学医院……"① 也能够起到树立权威印象的效果。

为比较树立权威性的模式与效果，本研究比较了 37 家医院中四种认证类型的医院粉丝规模，如图 3-7 可见，在粉丝规模上，官方认证与官方介绍有欠缺的医院从平均数和中位数上来看都小于认证完成度高的医院，且官方认证比官方介绍能够给医院带来更多关注者。未认证的 6 家医院平均粉丝数为 1 177.3，且最大值不足 3 000，远低于已经认证的医院平均粉丝数 76 479.4 人。

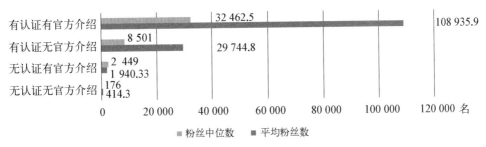

图 3-7　2017 年全国 37 家顶级医院微博认证程度与粉丝规模的关系

认证情况在地区上没有显著差异，而缺乏认证的医院几乎都存在官微使用度极低、长期不更新、粉丝规模小的问题。在活跃度上，上述的郑州大学第一附属医院 2017 一整年未发表任何动态、第二军医大学长海医院从 2012 年至 2018 年初未发表微博、上海市第六人民医院则是从 2014 年起停止更新，疏于管理，无人维护，院方在主观上并不重视树立官微的权威形象。

2. 及时性

在开通时间上，最早为 2009 年北京协和医院，最晚为 2017 年的浙大一院。共 37 家开通官微的医院中，2011 年以前开通的有 6 家，2011 年至 2012 年开通的有 19 家，2013 年至 2014 年开通的有 7 家，2015 年至 2017 年开通的有 5 家。

---

① "@天津医科大学总医院"微博认证简介，采集日期：2018 年 1 月 20 日，https：//weibo.com/tj mugh？refer_flag=1001030101_&is_hot=1。

2011 年为高峰期，两端递减。从地区差异来看，东部医院的官微开通较晚，而京津冀与中西部医院及时性建设总体更佳。详见图 3－8。

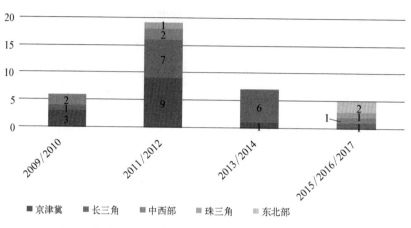

图 3－8　2017 年全国 37 家顶尖医院官微开通时间分布

同时，本研究比较了 37 家医院官微开通时间与最终总分排名之间的关系。见图 3－9，总体上较早开通的官微医院在其他方面也会带来积极正面的影响。总体建设最佳的、超过 70 分的医院全部在 2012 年之前开始建设，而开通时间最早的北京协和医院、江苏省人民医院、四川大学华西医院分别排名第二、第五、第一。图中 2014 年末开通的天津医科大学排名靠前，位列第六，本研究发现是其较高的活跃度与日均发博量带来了提升。

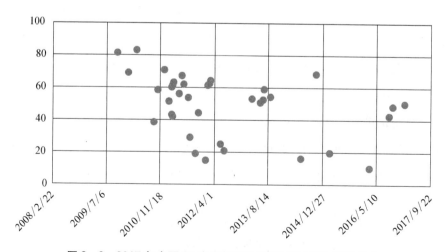

图 3－9　2017 年全国 37 家顶级医院微博开通时间-官微总分

3．易知性

微博认证名称对易知性影响显著。大多数医院采用官方全称或广为接受的简称，比如上海交通大学医学院附属瑞金医院的官方微博名为"@瑞金医院"、北京大学第一医院为"@北大医院"，较为符合人们的常规认知。但少数医院的简称与官方命名差距较大，典型为：复旦大学附属眼耳鼻喉科医院（@上海市五官科医院浦东分院），眼耳鼻喉科虽然与五官科所指一致，但对于不熟悉医院的大众而言将会显著增添认知困难。另存在医院采取抒情式的官微命名，分别是：复旦大学附属儿科医院（@一切为了孩子复旦大学儿科医院）和首都医科大学附属北京天坛医院（@我是天坛人），前者微博名过长、后者过于隐晦，不利于大众认知和检索。

在微博的搜索平台上，仅有第四军医大学西京医院存在检索困难，体现在检索医院名称时出现的大量干扰项，且主要是医院知名医生、职工的个人微博。而在百度搜索引擎上，输入"医院名称+微博"进行关键词检索的难度更大，有 11 家医院难以在前 5 个页面内找到，其中就包括上述的复旦大学附属儿科医院（@一切为了孩子_复旦大学儿科医院）和首都医科大学附属北京天坛医院（@我是天坛人）。本研究发现在百度上难以搜索到官微的医院，在 37 家医院的原始综合排行榜中名次就比较低，11 家中有 8 家处在榜单的后半段、倒数前五中占 4 家。越是知名医院，用户越容易通过搜索引擎接近；故知名度较低的医院更需要加强官微名称的识别度，且尽力联动各官方平台、搜索引擎起到宣传推广作用。

医院官网是大众了解医院的另一大渠道。通过百度等引擎，搜索医院官网，可见带有"官网"字样的、被置顶的认证网站。但是在医院官方网站上，大量医院并没有官方微博的名字或链接。在有标记的 17 家医院中，采取新浪微博标志链接方式的较多，主要排布在页面首尾处或边栏，多与官方微信、官方 APP 一同出现。对比官方微信号与官方微博，如图 3－10 与图 3－11 所示，46%的受调查医院在官网宣传官方微博，而有多一倍的受调查医院在官网展示微信公众号，可见多数院方对于微博平台利用程度较低，宣传力度也较弱，从而影响到易知性。

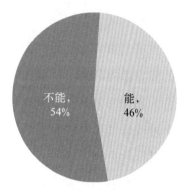
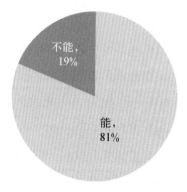

图3-10　能否在医院官网获知官方微博　　　图3-11　能否从官方网站获知微信平台

（三）信息指标分析：排名大变样，各大医院加强信息管理力度，水平明显提高

信息指标体现出一个医院微博内容的全面性与多样性。本研究主要通过5个二级指标来衡量医院微博在信息指标方面的表现："信息规模""信息形式类别""信息主题类别""相关性"和"原创性"。"信息规模"即医院所发微博数量的多少，按各家医院发布微博数量占发布最多微博数量的比例计算分值；"信息形式类别"即图片与文字占所发博文的比例，所占比重越高，分值越高；"信息主题类别"是为了测量微博文章的多样性，本研究按照博文主题特征将博文分成了6个类别，根据每个类别微博数量占总微博数量的比例距离博文最均匀分布的比例（1/6）的差距打分，差距越小分数越高，再将6个类别得分加总形成该三级指标得分，即是说主题分布相对均匀的医院微博得分会较高；"相关性"按所发的与医院本身相关的微博占所发总微博的比重评分，比例越高分值越高；"原创性"按所发的原创的微博占总微博的比例评分，比例越高分值越高。

以下是2017年度中国医院微博信息指标排行榜表。

在37家医院中，有7家医院在2017年间未发表微博，包括上海长征医院、武汉协和医院、上海第六人民医院、山东大学齐鲁医院、复旦大学附属耳鼻喉科医院、第二军医大学长海医院、郑州大学第一附属医院，占37家研究对象的

表 3-8　2017 年全国 37 家顶尖医院新浪微博信息指标排名

医院名称	分数/32.5	分数/100	排名	医院名称	分数/27.5	分数/100	排名
天津医科大学总医院	27	83	1	复旦大学附属中山医院	19	58	20
山东省立医院	25	77	2	江苏省人民医院	19	58	21
瑞金医院	24	74	3	浙大一院	19	58	22
中南大学湘雅医院	23	71	4	浙医二院	18	55	23
南方医院	23	71	5	上海市第一人民医院	18	55	24
上海第九人民医院	23	71	6	中国医学科学院肿瘤医院	17	52	25
北京协和医院	23	71	7	上海仁济医院	17	52	26
四川大学华西医院	22	68	8	中国医学科学院阜外医院	15	46	27
复旦大学附属儿科医院	22	68	9	华中科技大学附属同济医院	15	46	28
北京大学人民医院	22	68	10	第四军医大学西京医院	14	43	29
北京安贞医院	22	68	11	上海新华医院	10	31	30
北京天坛医院	21	65	12	上海长征医院	0	0	31
广医一院	21	65	13	武汉协和医院	0	0	32
中南大学湘雅二医院	21	65	14	上海第六人民医院	0	0	33
北京大学第三医院	20	62	15	山东大学齐鲁医院	0	0	34
复旦大学附属肿瘤医院	20	62	16	复旦大学附属耳鼻喉科医院	0	0	35
北大医院	20	62	17	第二军医大学长海医院	0	0	36
首都医科大学宣武医院	19	58	18	郑州大学第一附属医院	0	0	37
北京同仁医院	19	58	19				

18.9%。在以下相关整体分析中将把以上 7 家医院排除。相比 2015 年，2017 年信息指标排行前五名由四川大学华西医院、北大人民医院、北京协和医院、北京天坛医院、北大医院变成了天津医科大学总医院、山东省立医院、瑞金医院、中南大学湘雅医院、南方医院，从 2015 年的前五名主要集中于北京地区变成

2017 年分布极广，涵盖京津冀、中西部、长三角、珠三角地区，说明全国各地区的大医院开始注重对微博账号的管理，提高自己的网络舆情管理的水平。

1. 信息规模

就信息规模而言，发帖最多的前两家医院是四川大学华西医院与北京协和医院，发帖量分别为 988 条和 830 条。本研究将发布微博数 300 条以上的列为

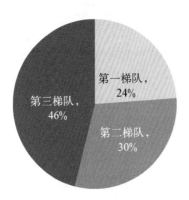

图 3－12　全国 37 家医院微博
发布数量的梯度分类

第一梯队，一共有 9 家医院，将 100—300 条之间的列为第二梯队，有 11 家医院，将 100 条以下的列为第三梯队，有 17 家医院，占比如图 3－12 所示。从梯队数据我们可以看出，梯级越高，医院的数量越少。发布了微博的 30 家医院的平均发布量约为 232 条，总体标准差为 239.45，各医院所发微博数量离散程度很大，可以看到医院之间对微博管理态度的巨大差异，两极分化严重，仍有很多医院不重视通过微博管理网络舆情来提高自己的形象。

而微博数量并不直接决定其微博的社会舆论影响力。微博发布量第三名的天津医科大学总医院总排名第六，仅拥有 1 481 个粉丝。微博发布量第五的山东省立医院只拥有粉丝 478 人，总排名第二十四名。无论是评论率、转发率还是点赞率，两家医院均处于较低水平。

从地区角度来看，中西部地区医院所发微博数量最多，平均为 345 条，比较注重用网络手段来扩大自己的舆论影响力，珠三角地区所发微博最少，平均为 54.5 条。虽然中西部地区所发的微博数量最多，但是该地区的各医院所发的微博数量的标准差也是最大的，达到了 379.63，在华西医院发布微博达到 900 多条的情况下，有一家医院未发布微博，其他两家在 100 条左右。

2. 信息形式类别

该指标能够反映医院微博是否能用更吸引人或更便于阅读的方式传递信息从而扩大信息效力。

就信息形式类别方面，在 37 家医院中，除去 7 家没有发布微博的医院，另有 2 家医院在 2017 年的博文中没有发表一张图。在发表了图片微博的医院中，南方医院的分数最高，图片占比达到了百分之百，但是其所发微博只有两条，因此不具有分析意义。排除以上异常值，剩下 27 家医院中，排名第一的是天津医科大学总医院，所发的微博总数为 606 条，图片形式的微博为 596 条，占比达到了 98%。这 27 家医院平均每两条微博有一条包含图片，图片占比达到 50%。可见，各大医院已经非常注重发布信息的可接受度和阅读直观性。

3. 信息主题类别

"信息主题类别"分为"知识科普类""政务政策类""形象建设专业类""形象建设人文关怀类""医院事务类"和"其他"六类。（1）知识科普类：主要包括医疗常识的普及、疾病预防的知识普及；（2）政务政策类：跟党和国家有关的一系列政策学习、宣传活动，例如两学一做、党校、十九大或医院对于医疗政策、政务的宣传、发布、落实等；（3）形象建设专业类：包括模范医生事迹、成功医疗案例的分享、新技术的成功研发、医生获奖、节假日的工作状态等；（4）形象建设人文关怀类：包括展示患方写给医生的感谢信、与患方的互动、老医师的动态、工作花絮、援助项目；（5）医院事务类：医学活动、比赛、医院内部治理、医院新的服务（开通微信公众号/APP 预约）、患者志愿者招募、医院讲座、宣传、义诊、公文通知等；（6）其他：不属于以上五类的博文，主要是与医院本职工作方面无关的内容，包括更高的公共意识。

图 3-13 为排除了 2017 年未发布微博的 7 家医院后，剩余 30 家医院在所发微博中占六大主题比例最高的医院个数统计。例如，有 10 家医院在所有发文中的知识科普类占比最高。其中南方医院和瑞金医院有两个主题类别占比同样高，在此

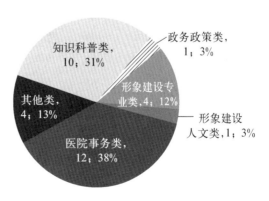

图 3-13　2017 年在所发微博中六大主题
类别占比最高的医院个数

做了两次统计。从表中可以看到，在 12 家医院的微博中，医院事务的发布比例是最高的。各大医院微博最少发布的是政务政策类微博。排名发布量前三的主题是医院事务类、知识科普类和形象建设类（专业类+人文类）。因为首先微博是各大医院作为信息公布和公开的平台，其次医院通过在微博平台传递相关健康知识、展示医疗实力等来树立专业可信的形象。

表3-9　2017 年全国 30 家医院微博信息主题类别占比

医院名称	知识科普	政务政策	形象专业	形象人文	医院事务	其他	总排名
四川大学华西医院	31%	1%	7%	5%	9%	47%	1
北京协和医院	37%	7%	9%	8%	22%	17%	2
中南大学湘雅医院	9%	6%	27%	12%	22%	23%	3
北大医院	0%	15%	5%	28%	48%	5%	4
江苏省人民医院	11%	6%	18%	10%	28%	27%	5
天津医科大学总医院	70%	2%	13%	5%	5%	5%	6
北京天坛医院	25%	15%	18%	9%	27%	5%	7
中南大学湘雅二医院	9%	1%	15%	33%	18%	24%	8
北京大学人民医院	21%	17%	26%	7%	27%	2%	9
中国医学科学院肿瘤医院	8%	19%	8%	6%	29%	30%	10
北京大学第三医院	51%	17%	6%	13%	10%	3%	11
北京安贞医院	11%	32%	6%	7%	35%	8%	12
上海第九人民医院	8%	4%	13%	10%	61%	4%	13
首都医科大学宣武医院	16%	48%	17%	3%	13%	2%	14
北京同仁医院	29%	19%	23%	5%	18%	6%	15
复旦大学儿科医院	6%	6%	11%	6%	72%	0%	16
复旦大学附属肿瘤医院	45%	3%	0%	3%	34%	14%	17
南方医院	50%	0%	0%	0%	50%	0%	18
瑞金医院	34%	2%	12%	17%	34%	0%	19
中国医学科学院阜外医院	44%	14%	8%	6%	8%	21%	20
复旦大学附属中山医院	30%	1%	14%	7%	33%	15%	21
上海市第一人民医院	0%	0%	14%	21%	50%	14%	22

（续　表）

医院名称	知识科普	政务政策	形象专业	形象人文	医院事务	其他	总排名
浙大一院	42%	0%	10%	7%	30%	13%	23
山东省立医院	3%	1%	58%	4%	30%	4%	24
广医一院	43%	6%	11%	11%	22%	7%	25
空军军医大学西京医院	6%	2%	0%	6%	11%	75%	26
上海仁济医院	0%	0%	0%	0%	100%	0%	27
浙医二院	23%	0%	48%	3%	26%	0%	28
华中科技大学附属同济医院	0%	0%	5%	5%	11%	79%	29
上海新华医院	0%	0%	100%	0%	0%	0%	30
总　　计	22%	8%	17%	9%	29%	15%	

　　如表 3-9 所示，可以看到各大医院的博文主题类别分布比例，浅灰色加粗的单元格是该行医院博文占比最多的主题分类。其中上海新华医院在 2017 年只发了 1 条微博，是形象建设的，上海仁济医院发了 7 条全部关于医院事务的微博。有 7 家医院没有发布政务政策类微博，其次是其他类，有 6 家医院其他类微博发布为 0。

　　知识科普类：除了 2017 年没有发布微博的 7 家医院，另外有 5 家医院的博文中没有知识科普类内容，其中北京大学第一医院综合排名第四，其他 11 家医院总体排名均靠后，北京大学第一医院互动指标得分和受众指标得分比较高，拉高了整体分数。北京协和医院的知识科普类博文虽然占比并不是最高的，但是质量和效果都很不错。其利用"#协和医生说#"①、视知 TV、乐视视频，从文字、图片、视频三方位进行医学常识科普。

　　政务政策类：总体来说，政务政策类的微博在各医院微博中所占比例较小，各医院间政务政策类微博数量相差较少，最多的是首都医科大学宣武医院，共计 78 条。

_____

　　① "@北京协和医院"微博话题，https：//weibo. com/p/100808c5901824c3bb4eede7cd8ff4c27e9fbb? k＝%E5%8D%8F%E5%92%8C%E5%8C%BB%E7%94%9F%E8%AF%B4&_from＝huati_thread。

形象建设类：形象建设类博文中专业性一类和人文关怀一类最多的是中南大学湘雅医院，分别有 141 条、65 条。湘雅医院发布的形象建设专业类博文多是典型的医疗案例，还有不少诸如 "11 厘米寄生虫开颅活捉"① "打飞的就诊"② 等吸引人眼球的事件。在人文关怀类形象建设方面，湘雅医院除了有中文感谢信，还晒外文感谢信，令人眼前一亮。

医院事务类：复旦大学儿科医院医院事务类博文占比最高达到 72%，18 条微博中有 13 条是医院事务的通知。在这方面，北京协和医院有对冒牌 APP 的辟谣，北京第三医院会用不同的骨气来介绍医院相关人员的工作。

其他类：其他类的博文主要有每日早晚安、风景图片、心灵鸡汤等。通过比较医院总排名可以发现，华西医院以其特有的 "其他打法" 傲视群雄，风格诙谐有趣，但是这并不是人人都驾驭好的。空军军医大学西京医院和华中科技大学附属同济医院其他类占比也很高，但是排名靠后，具体还是要考虑如何挑选和书写主题。在专题部分对此将作详解。

不同医院的博文信息内容存在一定差异，同时大多数医院博文五类主题都有涉及。该三级指标的得分规则是各类主题微博分布较为均匀的医院类别小分较高，虽然均匀分布并不意味着博文的效果好，但还有其他指标综合打分，因此会尽量降低误差。比如四川大学华西医院微博数量最多，五类微博都有涉及，但类别得分排在了第 20 位，主要是因为其微博种类不均匀，集中在了知识科普类和其他类。北京天坛医院的微博数量排名第十，其微博数量远少于四川大学华西医院，但各类微博占比较为均匀，信息类别得分位于第一。

4. 相关性

就所发微博相关性而言，瑞金医院、上海仁济医院、南方医院、浙医二院、上海新华医院、复旦大学附属儿科医院所发的微博均与医院相关，得到该项的

---

① "@北京协和医院" 2017 年 3 月 24 日微博，采集日期：2017 年 12 月 31 日，https：//weibo.com/csuxiangya？profile_ftype＝1&is_all＝1&is_search＝1&key_word＝11%E5%8E%98%E7%B1%B3%E5%AF%84%E7%94%9F%E8%99%AB%E5%BC%80%E9%A2%85%E6%B4%BB%E6%8D%89#_0。

② "@北京协和医院" 2017 年 4 月 19 日微博，采集日期：2017 年 12 月 31 日，https：//weibo.com/csuxiangya？profile_ftype＝1&is_all＝1&is_search＝1&key_word＝E6%89%93%E9%A3%9E%E7%9A%84%E5%B0%B1%E8%AF%8A#_0。

满分，但是这些医院所发的微博数量都很小。随着数量的增加，相关性在下降，所发的微博的内容更加具有多样性。就 37 家医院总体而言，内容与医院相关程度达到了 69%，从地区来看，珠三角地区的医院所发的内容与医院相关的微博占总微博的比重最大，达到了 98%，其次是京津冀地区，达到了 78.2%，最低的是中西部地区的医院，为 46.3%。

5. 原创性

就原创性而言，以上海仁济医院、南方医院、浙医二院、天津医科大学总医院排名最高，所发的微博都是其原创微博，其中天津医科大学总医院所发的 606 条微博最多，其他三家医院所发的微博数量都很少。37 家医院的总体的平均原创微博占比为 64%，在发了微博的医院当中，中国医学科学院阜外医院的原创微博占比最低，为 32%。

（四）受众指标分析：各大医院微博人气全面提高，北京安贞医院涨势惊人

受众指标主要参考粉丝规模和认证粉丝比重。粉丝规模用来衡量受众范围，认证粉丝比重用以衡量受众微博影响力，认证粉丝越多越有利于医院微博的宣传和推广。由于新浪微博对用户身份的保护机制，本研究只能对 5 000 个粉丝进行认证身份识别。也就是说，认证粉丝比重是以 5 000 为分母。具体见表 3 - 10。

表 3 - 10　2017 年度全国 37 家顶级医院微博受众指标排行榜

排名	医 院 名 称	微博粉丝数	排名	医 院 名 称	微博粉丝数
1	北大医院	1 073 千人	8	北京安贞医院	84 千人
2	四川大学华西医院	394 千人	9	中南大学湘雅医院	78 千人
3	北京大学人民医院	204 千人	10	中国医学科学院阜外医院	75 千人
4	北京同仁医院	203 千人	11	北京天坛医院	60 千人
5	北京协和医院	146 千人	12	复旦大学附属肿瘤医院	48 千人
6	中国医学科学院肿瘤医院	143 千人	13	北京大学第三医院	34 千人
7	首都医科大学宣武医院	114 千人	14	上海第九人民医院	33 千人

（续　表）

排名	医院名称	微博粉丝数	排名	医院名称	微博粉丝数
15	复旦大学附属儿科医院	31 千人	27	浙大一院	1 944 人
16	复旦大学附属中山医院	21 千人	28	上海长征医院	1 933 人
17	江苏省人民医院	18 千人	29	天津医科大学总医院	1 481 人
18	浙医二院	10 千人	30	复旦大学附属眼耳鼻喉科医院	1 478 人
19	上海新华医院	8 501 人	31	第二军医大学长海医院	1 023 人
20	中南大学湘雅二医院	7 414 人	32	第四军医大学西京医院	747 人
21	瑞金医院	6 941 人	33	山东大学齐鲁医院	714 人
22	武汉协和医院	5 717 人	34	山东省立医院	478 人
23	南方医院	5 658 人	35	上海市第六人民医院	176 人
24	上海市第一人民医院	2 699 人	36	广医一院	149 人
25	华中科技大学附属同济医院	2 625 人	37	郑州大学第一附属医院	44 人
26	上海仁济医院	2 449 人			

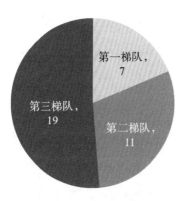

图 3 - 14　医院微博粉丝数量分布情况

由表 3 - 10 可以看到，北大医院以 1 073 千人的粉丝数量拔得头筹，稳居第一，成为唯一粉丝数量突破百万的医院微博，郑州大学附属第一医院以 44 人的粉丝数量垫底。截至 2017 年 12 月 31 日，37 家医院按照微博粉丝数量高低位标准可以划分为三个梯队（见图 3 - 14）：粉丝十万数量级及以上的为第一梯队，有 7 家医院，主要代表医院有北京大学第一医院和四川大学华西医院等；粉丝万数量级的为第二梯队，有 11 家医院，主要代表医院有北京安贞医院和中南大学湘雅医院等；粉丝千数量级及以下的为第三梯队，有 19 家医院。

与 2015 年同样统计过的 23 家医院数据相比，有近八成医院微博人气全面提升，其中有 6 家医院涨幅破 200%，上海第九人民医院从 2015 年的 0 粉丝上涨到 3 万人，该医院在 2013 年开通微博，故排除开通微博时间晚导致粉丝起始数量少的因素。北京安贞医院涨幅达到惊人的 9 000%，从 900 人上涨到 8 万人，领跑粉丝数量万级医院，同样也是 2011 年就早早开了微博。查阅两家医院的信息指标和互动指标均排在前十左右，上海第九人民医院的信息指标排到了第6 位。

表 3 - 11　2017 年度 23 家国内顶级医院粉丝数量较 2015 年增幅降幅

医 院 名 称	增幅降幅	医 院 名 称	增幅降幅
上海第九人民医院	0→3 万人	瑞金医院	↑22.63%
北京安贞医院	↑9 265.44%	浙大一院	↑11.60%
中南大学湘雅医院	↑390.26%	南方医院	↑11.33%
上海市第六人民医院	↑274.47%	浙医二院	↑9.58%
中南大学湘雅二医院	↑215.62%	北京天坛医院	↑1.64%
天津医科大学总医院	↑211.13%	北京大学人民医院	↑1.02%
四川大学华西医院	↑83.33%	北大医院	↓-0.81%
上海新华医院	↑69.38%	武汉协和医院	↓-25.65%
北京协和医院	↑49.57%	上海仁济医院	↓-40.63%
江苏省人民医院	↑42.29%	上海市第一人民医院	↓-45.77%
华中科技大学附属同济医院	↑37.51%	复旦大学附属中山医院	↓-54.33%
上海长征医院	↑24.23%		

通过表 3 - 11 可以观察到，北大医院微博粉丝数量下降近 1%，四川大学华西医院微博粉丝数量上涨 83% 左右，有望成为第一梯队微博经营典范。除了北京大学第一医院以外，粉丝数量下降的还有 4 家医院，其中复旦大学附属中山医院微博粉丝降幅达到 54%。

在认证粉丝比重方面，排名第一的是上海仁济医院，认证粉丝占比 9.3%，也就是说在 5 000 个粉丝中有 465 个认证粉丝。有趣的是，上海仁济医院 2017 年所发布的 10 条微博的评价全部都是负面的，在 36 条负面评论中，就有 8 条是认证粉丝发布的。排名最末的是四川大学华西医院，认证粉丝占比仅为 1%。

37 家医院的平均认证粉丝比例为 4%，还是较低的，这使得医院的宣传和推广受到一定的限制。

（五）互动指标分析：患者单向倾诉严重，医院互动两极分化严重，整体积极性不高

互动指标能够衡量医院及其工作人员与患者互动的质量和效果，反映了医院的亲民程度。互动指标拥有四大评分标准，分别是："回复指标""评论指标""转发指标""点赞指标"。具体信息见表 3 - 12。

表 3 - 12　2017 年度全国 37 家顶级医院微博互动指标排行榜

医 院 名 称	分数/32	分数/100	排名	医 院 名 称	分数/32	分数/100	排名
北京协和医院	28	88	1	北大人民医院	11	34	17
四川大学华西医院	27	84	2	瑞金医院	11	34	18
中南大学湘雅医院	20	63	3	首都医科大学宣武医院	11	34	19
江苏省人民医院	20	63	4	中国医学科学院阜外医院	10	31	20
中南大学湘雅二医院	19	59	5	广医一院	9	28	21
北京大学第一医院	19	59	6	复旦大学附属儿科医院	9	28	22
北京天坛医院	17	53	7	北京同仁医院	8	25	23
上海第九人民医院	15	47	8	浙大一院	7	22	24
北京大学第三医院	14	44	9	上海仁济医院	7	22	25
北京安贞医院	14	44	10	华中科技大学附属同济医院	5	16	26
天津医科大学总医院	13	41	11	山东省立医院	5	16	27
中国医学科学院肿瘤医院	13	41	12	南方医院	4	13	28
复旦大学附属中山医院	12	38	13	浙医二院	4	13	29
上海市第一人民医院	12	38	14	郑州大学第一附属医院	0	0	30
复旦大学附属肿瘤医院	11	34	15	华中科技大学附属协和医院	0	0	31
第四军医大学西京医院	11	34	16	山东大学齐鲁医院	0	0	32

（续　表）

医院名称	分数/32	分数/100	排名	医院名称	分数/32	分数/100	排名
第二军医大学长海医院	0	0	33	上海新华医院	0	0	36
上海市第六人民医院	0	0	34	复旦大学附属眼耳鼻喉科医院	0	0	37
第二军医大学长征医院	0	0	35				

总体来看，各大医院在互动方面重视不够，两极分化也较为明显。只有四川大学华西医院、北京协和医院两家医院的转发量与点赞量能够破万，但没有医院的评论量超过一万，这与一些名人明星、微博自媒体、营销号等账号相比，其影响力还是比较弱小的。除去 7 家没有发布微博的医院，在 30 家医院中，上海新华医院完全没有进行互动。10 分以下的医院占了近 50%，多数集中在 7—15 分，北京协和医院和四川大学华西医院高居榜首，说明许多医院对于引导和回应舆情还不够重视。

在互动指标的四个评分标准中，转发指标和点赞指标是影响互动评分的两个重要因素。转发和点赞这两种方式在微博机制中都能够将原作者的微博传播出去，增加原微博在网络上的曝光率，从而扩大医院的影响力。互动评分最高的是北京协和医院，其转发量居于第二位，点赞量居于第一位。

1. 回复指标

各大医院的回复量相对评论量来说比较少，回复率非常低（见图 3 - 15）。在 2017 年发布了微博的 30 家医院中，除去 3 家没有评论留言的医院微博（南方医院、浙医二院、上海新华医院），剩下 27 家医院微博中，0 回复的医院数量达到了 6 家，占到了回复医院比例的 26%。在回复的 21 家医院中，57% 的医院的回复量仅仅是个位数。这体现出各大医院对于微博回复非常不重视，不论是对于谣言的回复还是患者疑问的解答。

根据回复率的多少，拥有回复的 21 家医院被分成三个梯队：

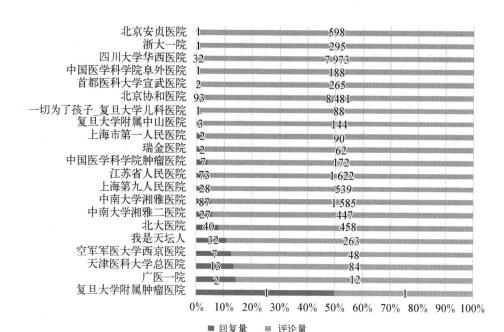

图 3－15　2017 年 21 家存在评论的医院微博回复评论比

　　第一梯队：回复率在 10% 以上，有 5 家医院，包括复旦大学附属肿瘤医院、广医一院、天津医科大学总医院、第四军医大学西京医院、北京天坛医院，其中复旦大学附属肿瘤医院由于只发布了 1 条微博，只获得了 1 条评论，因此回复率达到 100%。这 5 家医院中北京天坛医院表现最好，在评论量达到 263 条的情况下，回复率还能达到 10% 以上，其余 4 家医院评论量皆不足 100 条。这 5 家医院虽然在回复率方面领先，但互动指标分数只有广医一院进入前十名，可见维持一定的回复固然重要，但是目前能够引起网民共鸣的关键还是微博的内容。

　　第二梯队：回复率较低，百分比在 5%—10% 之间，有 4 家医院。

　　第三梯队：回复率低，百分比为 0%—5% 之间，有 12 家医院。倒数三名是四川大学华西医院（7 973 条评论 32 条回复）、浙大一院（295 条评论 1 条回复）、北京安贞医院（598 条评论 1 条回复）。这三家医院的共同点都是医院评论数量相对较多，但回复率较低。

2. 评论指标

评论是衡量一家医院互动指标的重要因素，其数量代表了医院微博的影响力，而微博正负面评论比率又衡量了医院的微博形象，计算公式为（正面评论量+点赞量）／（负面评论量+点赞量）。评论率是用每条微博的平均评论量来计算的。

总体来说，37 家拥有微博账号的医院中，只有 24 家医院拥有有效评论，甚至有 3 家医院关闭了评论功能。在有效的评论指标中，医院两极分化较为严重，同时，微博正负面评论比率整体较低。

表 3-13　2017 年互动指标排名前八的医院评论指数表现

互动指标排名	医 院 名 称	评论指标排名	评论量	评论率（平均评论量）	正负面评论比率
1	北京协和医院	2	8 481	10.22	1.71
2	四川大学华西医院	1	7 973	8.07	2.88
3	中南大学湘雅医院	5	1 585	2.79	2.43
4	江苏省人民医院	6	1 622	4.04	1.73
5	中南大学湘雅二医院	8	447	3.79	1.94
6	北京大学第一医院	4	458	7.27	1.22
7	北京天坛医院	9	263	1.08	2.93
8	上海第九人民医院	14	539	1.99	1.64

表 3-13 是选取了互动评分排名前八的医院。这八家医院都有较高的评论量和评论率，正负面评论比率也相对较高。总体来讲，大部分医院的微博数量都较多，而所发微博的信息主题类别多是知识科普、形象建设与其他。这些信息主题类别都较为生动有趣，能够引起微博用户评论的欲望。

而在这八家医院中，位于第六的北京大学第一医院可以说是一个特例。这家医院微博数量较其他医院少，总共只有 63 条，主要信息主题类别也不算生动有趣，但其回复率高达 8.73%，远远高于互动指标排名前五名的医院。高回复率使得微博用户乐于在这家医院微博下进行评论，使得北京大学第一医院的评论指标排名高至第四名，互动指数排名为第六名。

另外还需提及的是，上海仁济医院在每条微博平均 6.7 条评论的情况下，正负面评论比率为 0，全部为负面评论。这家医院的微博评论多为投诉[1]，指责医院"服务态度差"[2]"垃圾医院"[3] 等，但医院官网上没有引导，医疗纠纷解决方式的栏目也没有任何回应。

3. 转发指数

在转发方面，各大医院总体来讲也较为疲软，两极分化十分严重。转发量、转发率最高的两家医院，四川大学华西医院与北京协和医院，可谓是发挥转发影响力之中的翘楚。而在这两家医院之后，排名处于第三的北京大学第三医院，其转发量陡然下降了 16 935，在此之后只有 2 家医院的微博转发量过千。

表3-14　2017 年互动指标排名前八的医院转发指数表现

互动指标排名	医院名称	转发指标排名	转发量	转发率（每条微博的平均转发量）
1	北京协和医院	1	19 348	23.31
2	四川大学华西医院	2	24 352	24.63
3	中南大学湘雅医院	5	1 756	3.09
4	江苏省人民医院	4	1 767	4.41
5	中南大学湘雅二医院	6	474	4.02
6	北京大学第一医院	7	300	4.76
7	北京天坛医院	8	714	2.93
8	上海第九人民医院	11	417	1.54

每家医院每条微博的平均转发率特征也十分明显。转发率是唯一有效的与互动指数高相关性的指标，也就是说，转发指数的高低很大程度上决定了互动指数的最终得分。综合上表，本研究发现医院的互动小分排名与转发指标总得分排名十分相似。

---

[1] "@_小本" 2017 年 9 月 13 日微博，采集日期：2018 年 1 月 15 日，https://weibo.com/u/3558127321? profile_ftype=1&is_all=1#1519481887384。

[2] "@Angeliquey27" 2017 年 4 月 17 日微博，采集日期：2018 年 1 月 15 日，https://weibo.com/u/3558127321? profile_ftype=1&is_all=1#1519483324118。

[3] "@卟曖财怪" 2017 年 6 月 10 日微博，采集日期：2018 年 1 月 15 日，https://weibo.com/u/3558127321? profile_ftype=1&is_all=1#1519480631357。

4. 点赞指数

在点赞方面，各家医院依然延续了总体较少、两极分化严重的特征。点赞体现的是网友对微博内容的喜爱程度，而网友的点赞也会出现在该网友微博用户的点赞列表之中，成为医院扩大其微博影响力的一种方式。点赞指标的总体趋势与转发指标较为相似，依然是四川大学华西医院、北京协和医院作为龙头，而排序第三的中南大学湘雅医院数据便直接跌下一万，之后大部分医院的总点赞量都不超过 1 000。

点赞与转发较为相似，也能够使得医院原微博得到曝光，点赞量、点赞率、转发量、转发率四个指标之间的相关度都超过了 80%。通过比较各家医院转发率与点赞率、转发量与点赞量的趋势，可以发现这四个指标的变化方向都是相同的。

四、专题分析

（一）可视化分析

在可视化操作中，红十字标志代表传者指标，房子代表信息指标，小人代表受众指标，云朵代表互动指标。各项指标是按照排名计算，排名越靠前，相应的指标图形就越大或者数量就越多。图形可视化可以较为直观清晰地看出各家医院的官方微博运作情况，以及各医院之间的情况对比。

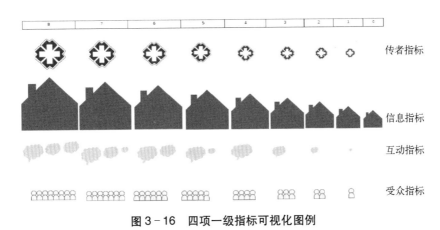

图 3 - 16　四项一级指标可视化图例

　　通过可视化分析可以观察到，两家医院信息指标都不小，山东省立医院为8，南方医院为7，但是两者的互动指标皆为2。翻看山东省立医院的微博，本研究发现其有30%的微博是关于医院事务类的，接近60%的微博是形象建设专业类，大多关于"#名医名院""#省医菁英#"①的话题，都是在介绍医院优秀的医生，只有科普类、人文关怀类、其他类中体现了关心患者网民、加强互动的话题，比例不超过10%。南方医院在2017年总共就发了2条微博，缺乏互动。

　　瑞金医院（3）、上海第九人民医院（20）和广医一院（29）传者指标都较低、粉丝也少，而微博数量和种类却较多，反差明显。三者的粉丝数量和传者指标低有一定的关系。通过对比也可以发现，通常传者指标大的医院，粉丝会相对多一些。瑞金医院并没有微博简介，上海第九人民医院无法从官网搜到微博，广医一院既没有简介，在官网和百度上也都搜索不到微博。但是三者的互动指标却都在平均水平左右，翻阅他们的微博发现瑞金医院在回复患者的感谢信时会运用"么么哒"②等网络热词，分享"受伤外卖小哥与爱心护士"③的暖心故事；上海第九人民医院在春节期间发起了抢红包活动，广医一院发布了43%的知识科普类微博，其中有很多贴近网民生活的微博比如"家有男宝的家长们，总是有个挂心的事：要不要带宝宝去割包皮？"④引来了2条评论。在其他类博文中，广医一院还转发了"@中国广州发布"关于"广州跻身世界一线城市"⑤的微博，关心城市发展。这些医院虽然有的互动绝对值不高，但通过他们的努力，在50家医院中他们都在平均值左右。

---

　　① "@山东省立医院"微博话题，获得1.2万阅读量，https：//weibo.com/p/100808228ce27de016bfbb08a98b730962e306？k=%E7%9C%81%E5%8C%BB%E8%8F%81%E8%8B%B1&_from_=huati_thread。
　　② "@瑞金医院"2017年7月3日微博，采集日期：2017年12月28日，https：//m.weibo.cn/status/4125363120835620。
　　③ "@瑞金医院"2017年12月20日微博，采集日期：2017年12月28日，https：//weibo.com/u/3511894311？topnav=1&wvr=6&topsug=1&is_hot=1#1519526208389。
　　④ "@广医一院"2017年8月24日微博，采集日期：2017年12月28日，https：//weibo.com/u/6013008945？profile_ftype=1&is_all=1&is_search=1&key_word=%E5%89%B2%E5%8C%85%E7%9A%AE#1519529943288。
　　⑤ "@广医一院"2017年10月20日微博，采集日期：2017年12月28日，https：//m.weibo.cn/status/4164975158870976。

中南湘雅医院（13）和天津医科大总医院（35）都是其他三项指标优秀，但唯独受众指标极低。截至 2017 年 12 月 31 日，南京医科大总医院的受众指标为 0 级，粉丝为 1 481 人，中南湘雅医院为 1 级，粉丝数量为 78 441 人。值得一提的是中南湘雅医院与天津医科大总医院在复旦大学发布的《2016 年度中国医院排行榜》中排名相差 22 名，排名第 35 名的天津医科大总医院在知名度低的情况下收获的互动与排名第 13 名的中南湘雅医院相差无几。翻看天津医科大总医院的微博，本研究发现，将近 70% 的微博为知识科普类，而且点赞率超过 1，多专注于一些健康养生的知识科普，有 "#养生汇#""#必收藏#"① 等专题。

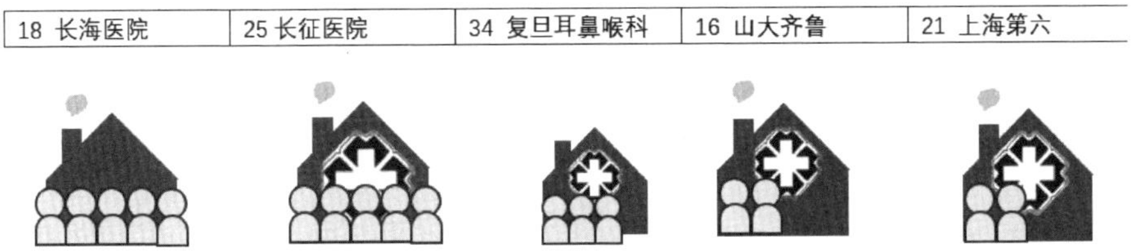

| 18 长海医院 | 25 长征医院 | 34 复旦耳鼻喉科 | 16 山大齐鲁 | 21 上海第六 |

图 3-17

由图 3-17 可见，长海医院（18）、长征医院（25）、复旦耳鼻喉科（34）、山大齐鲁（16）、上海第六（21）5 家医院在信息指标、互动指标上得分相近且都处于极低水平，但在传者指标和受众指标上出现了较大的差异。

首先从整体上看，5 家医院在 2017 年度均未发表任何博文或者进行任何互动，最近一次发文时间最近的医院是 2016 年 5 月，最远的是 2012 年 3 月。结合总表可见，这 5 座房屋非常小、云朵也少，其中代表粉丝指标的小人数量也普遍偏少。在 37 家医院总排行榜中，上述 5 家医院全部位列 30 名之后。这反映出医院在管理微博时，保持官微活跃度是一个极为关键的问题，直接关系到院方在微博的舆论影响力。也再次映证了信息、互动水平管理在院方官博建设中的突出重要性。

其次，在信息、互动两项指标均一致的情况下，以下重点分析传者指标与受众指标之间的关联作用。

---

① 来自 "@天津医科大学总医院" 微博话题。

对比长海医院和长征医院，在传者指标上的差异，尤其是权威性差异对于这两家医院吸引粉丝的效果影响较为明显。同样是上海交通大学的附属医院，同样在 2012 年开通，长征医院早已启用实名认证与官方介绍，而长海医院则没有。在"易知性"与"及时性"水平相当的情况下，长征医院的粉丝数为 1 933 人，比在全国更为知名的长海医院多出近一倍。①

而上海第六人民医院尽管在传者指标总分上与长征医院较为接近，但是粉丝数只有 176 人，甚至远不如在该项指标得分最低的长海医院和全国总体排名较低的复旦耳鼻喉科。

地域因素同样影响到粉丝数目。从图示可见，与其他四家地处上海的医院相比，山大齐鲁的各项指标不差，但是受众仍较少。这可能与不同地区的微博用户密度、医院服务覆盖范围以及当地人获取医院信息的习惯等有一定关系。

第四军医大学西京医院（4）、中国医学科学院阜外医院（23）、中科院肿瘤医院（24）、上海第一人民医院（37）、江苏省人民医院（22）这 5 家医院均属于房子较小，但是云朵多的类型，也就是说在比较少发布博文的情况下，这些医院的微博获得了较高的讨论度。尤其是江苏省人民医院在受众指标偏低的情况下，获得了 5 家医院中最好的互动效果。

以江苏省人民医院为例，平均每条微博点赞数达到 9.49 个，转发 4.5 次，与粉丝互动性较强。而在此方面，院方作出了如下努力：一是使用原创视频、图片加强趣味性。在该医院去年的热门内容中，视频、图片内容尤其突出。由该院宣传办公室演播室团队自主录制的"仁医新闻"② 已在微博上放映了 11 期，将医院事务类信息通过主持人讲解、画面放映相结合的方式进行播报，其中也包括一些形象宣传内容，比如医院获奖信息等。除制作宣传视频外，也有

---

① 由于图示原因，在总排行榜中处于相近排名，所以并未能体现。
② "@江苏省人民医院"2017 年 12 月 22 日微博，采集日期：2018 年 1 月 10 日，https：//weibo.com/1686368145/FAMXW3T9v？from＝page_1001061686368145_profile&wvr＝6&mod＝weibotime&type＝comment。

发布一些记录性的视频作品，如"新大楼门诊试运行首日"视频①，以病人视角展现从导医台到挂号再到看上病的就医过程，也采访了一些医生护士，用积极正面的形象烘托出医院员工良好的素质水平；二是用语亲切活泼，塑造"仁医君"可爱热心形象。江苏省人民医院的微博管理者自称为"仁医君"，将一家医院拟人化，且"仁医"二字就让人颇有好感。此外，该微博擅长使用网络语言，比如"给力""高能"等热词，偶尔还会使用一些"表情包"调动气氛，改善刷微博时的阅读体验。该医院同样积极回复留言，回复留言率达到 4.5%，相比这一组别中的其他四家医院都要高一些；三是适度转载，引用文章、视频，提升内容丰富性。比如转载《人民日报》发布的关于颈椎病防治的动画科普视频。②

而这些手段并非独家所用。上海第一人民医院 2017 年也发布了"温暖服务在市一"之微电影《温暖拼图》③，并打出"温暖服务在市一"的口号，是该医院讨论度最高的一篇博文。而第四军医大学西京医院、中国医学科学院阜外医院、中科院肿瘤医院的热门内容多为转载内容，但是内容侧重略有不同。第四军医大学西京医院"其他"类博文较多，《今夜，你会想起谁?》④《唱一首歌，喝一碗酒》⑤ 多为人生感悟、抒情类文章。而中国医学科学院阜外医院、中科院肿瘤医院的热门内容更多围绕"健康话题""养生科普"。

而在互动讨论内容上，第四军医大学西京医院负评率略高，上海第一人民医院负评率相当高。"（负面评价+点赞）/（正面评价+点赞数）"比率分别是 0.85 和 2.47。对两者的负评主要都是对于相关医生的投诉和对医院服务的不

① "@江苏省人民医院" 2017 年 11 月 28 日微博，采集日期：2018 年 1 月 10 日，https：//weibo.com/1686368145/Fx9sCcwHI? from=page_1001061686368145_profile&wvr=6&mod=weibotime&type=comment。

② "@江苏省人民医院" 2017 年 12 月 8 日微博，采集日期：2018 年 1 月 10 日，https：//weibo.com/1686368145/FyHYN9WYh? from=page_1001061686368145_profile&wvr=6&mod=weibotime&type=comment。

③ "@上海市第一人民医院" 2017 年 12 月 29 日微博，采集日期：2018 年 1 月 10 日，https：//weibo.com/3561505435/FBRMQ7xSt? from=page_1001063561505435_profile&wvr=6&mod=weibotime&type=comment。

④ "@空军军医大学西京医院" 2017 年 8 月 23 日微博，采集日期：2018 年 1 月 10 日，https：//weibo.com/ttarticle/p/show? id=2309404143708952999248#_0。

⑤ "@空军军医大学西京医院" 2017 年 9 月 11 日微博，采集日期：2018 年 1 月 10 日，https：//weibo.com/ttarticle/p/show? id=2309404150853308134137#_0。

满，和博文内容没有关系。另在上海第一人民医院有较多咨询问题，但是院方没有作出回应。

四川大学华西医院（2）、北京协和医院（1）、北京安贞医院（31）、北京大学第一医院医院（7）等医院各项指标均衡综合排名靠前。

（二）典型分析：华西医院微博反超的背后

四川大学华西医院位于四川省成都市，是中国西南地区疑难危急重症诊疗的国家级中心，在 2015 年的中国公立医院社会贡献度排行榜上名列第一，也在复旦大学公布的 2016 年中国最佳医院排行榜上名列第二，这是四川大学华西医院第五次获此排名。

紧跟互联网的热潮，四川大学华西医院在新媒体的使用上也遥遥领先。在本次全国 37 家医院微博运营情况调查中，四川大学华西医院赶超北京协和医院排名第一[①]。这家医院于 2010 年 4 月 4 日开通官方认证的新浪微博，开通时间仅在北京协和医院之后，是使用新浪微博较早的医院之一，其加 V 等级也为 37 家医院中最高。2017 年度四川大学华西医院总计发博 988 条，日均发帖量高达 2.7 条，都是本研究涉及医院中占据头榜的。

而在四川大学华西医院的发帖内容中，涉及医院形象建设（专业性和人文关怀性）的占比较高，且分类为"其他"的微博数量非常多，高达 263 条，占到了总发博数的 26.7%。在这些属于"其他"分类的微博中，四川大学华西医院从 2015 年就开始建立的"早安，华西！"和"晚安，华西！"栏目尤为亮眼。这些栏目一般都用以发布与医院并无太多关系的微博，例如"#早安，华西！#【鸡年猜'鸡谜'，来挑战一下吧】"[②] "#早安，华西！#【出门必备！旅途中

---

① 在《从"渐发声"到"敢行动"——医疗卫生行业网络舆情研究报告（2015）》中的 2015 年医院微博研究报告中四川华西医院排名第二。

② "@四川大学华西医院" 2017 年 1 月 30 日微博，采集日期：2018 年 12 月 28 日，https：// weibo. com/schxyx？profile_ftype = 1&is_all = 1&is_search = 1&key_word = % E9% B8% A1% E5% B9% B4% E7% 8C% 9C% E2% 80% 9C% E9% B8% A1% E8% B0% 9C% E2% 80% 9D% EF% BC% 8C% E6% 9D% A5% E6% 8C% 91% E6% 88% 98% E4% B8% 80% E4% B8% 8B% E5% 90% A7#_0。

丢了身份证，怎么办？】"① "#晚安，华西! #以前，香港好像很远。现在，他真的很近。跨过山和大海，我们，注定在一起。（via 人民日报）"等。

这些栏目的内容一般都是节日时候的科普祝福、针对一些当前热点的点评、办公软件技巧分享、趣事分享、演讲视频转发等，而在这些栏目的微博下面，网友们的评论与点赞都较为热情。

四川大学华西医院在提升自身微博内容趣味性的同时，在微博形式方面也较为多样。在结合图片的同时，四川大学华西医院还会以视频方式展示医院风采。这些视频有些是医院自己拍摄的，有些转自各种微博自媒体并配上了一定的医学解释。"怎么样才能科学运动不伤膝盖？戳视频了解"② "异地就医即时结算……具体有些啥子流程嘛"③ "一起来学海姆立克急救法吧"④ 这样的视频在华西医院的微博上一经发布，基本都能获得几万甚至几千万的播放量。

更需要提到的是，在四川大学华西医院的微博中，许多微博都会使用一些四川本地的方言词汇，比如"矫正视力要注意些啥子"⑤ "现在没得就诊卡也可以预约挂号了哦"⑥。这样生动又俏皮的微博内容显然能够引起当地人民的热情，使得华西医院在微博上建立起了亲民又有趣的医院形象。

而在微博互动方面，四川大学华西医院也获得了较好的成绩。华西医院的评论量高达 7 973 次，转发量 24 352 次，点赞量 33 767 次，从综合互动指标的排名来看，华西医院也是 37 家医院中的第二名。极高的转发与点赞量也从侧面表现出四川大学华西医院微博内容的有趣与新鲜，能够引起许多人的共鸣。

---

① "@四川大学华西医院" 2017 年 8 月 17 日微博，采集日期：2018 年 12 月 28 日，https：//weibo. com/p/1006061726458667/home？ is_all = 1&is_search = 1&key_word = %E6%97%85%E9%80%94#_0。

② "@四川大学华西医院" 2017 年 4 月 6 日微博，采集日期：2018 年 1 月 7 日，https：//m. weibo. cn/status/4093543147055053？ display = 0&retcode = 6102。

③ "@四川大学华西医院" 2017 年 6 月 29 日微博，采集日期：2018 年 1 月 7 日，https：//m. weibo. cn/status/4093543147055053？ display = 0&retcode = 6102。

④ "@四川大学华西医院" 2017 年 3 月 28 日微博，采集日期：2018 年 1 月 7 日，https：//m. w. eibo. cn/status/4090282632709567？ display = 0&retcode = 6102。

⑤ "@四川大学华西医院" 2017 年 7 月 3 日微博，采集日期：2018 年 1 月 7 日，https：//m. weibo. cn/status/4125383206894615？ display = 0&retcode = 6102。

⑥ "@四川大学华西医院" 2017 年 4 月 1 日微博，采集日期：2018 年 1 月 7 日，https：//m. weibo. cn/status/4091836928438637？ display = 0&retcode = 6102。

综合华西医院微博总体数据而言，这家医院努力提升自身微博内容的趣味性，从而使受众产生一种"医院这样严肃的机构也能活泼有趣"的想法，从而收获了许多的关注。华西医院将这些"其他"类的微博与知识科普类、政务政策类、医院事务类微博结合在一起，能静能动，从而达到了很好的正面宣传效果，为广大网民所认同。

在微博宣传的同时，华西医院在官方网站与微信公众号的维护上也以方便患者就诊为目标。无论是在官方网站还是微信公众号里，华西医院都设置了预约挂号、就医指南、门诊排班、住院服务等栏目，可以节省患者挂号就诊的时间，也方便各位患者了解华西医院各科室的医生，以提高医院服务的效率。同时，华西医院在解决医患矛盾的问题上还开放了"意见建议"栏目，给患者提供不同的投诉方式和不同方面投诉的处理部门，也会定时发放社会评价调查表、门诊服务调查表等。

在四川大学华西医院，一旦发生医疗纠纷，患者将根据投诉类型与相应医院部门联系。例如华西医院门诊部则负责与门诊就诊、服务相关投诉的调查处理，而护理部负责护理质量及护理服务方面投诉的调查处理。各个部门之间职责明确，也有详细的划分。投诉方式多种多样，包括信件、电子邮箱、电话、意见簿、面谈等。

一旦发生暴力事件，医院的安全保卫部则会介入，并与公安部门合作。据统计，2016年整整一年中，当地的华西坝派出所已经处理了五六起扰乱医疗秩序的案件[1]。

总而言之，四川大学华西医院在处理医患关系时，一方面通过网络新媒体等新兴手段，给广大人民群众建立起一个优秀而亲民的医院形象，而在线下的另一方面，华西医院也仔细聆听患者诉求，并为患者提供了高效而优质的医疗服务。综合线上线下两个方面，四川大学华西医院的确是全国各大医院中处理医患关系的佼佼者。

---

[1] 华西都市报:《病人家属强闯无菌配药室，华西医院护士被撞伤》，http://scnews.newssc.org/system/20161122/000725047.html。

（三）多家医院负面评论居高不下，舆论管理陷困局?

北京安贞医院（@北京安贞医院）在 2011 年 12 月开通新浪微博，并且获得企业蓝 V 认证。该医院拥有粉丝数超过 84 000 名，2017 年共发表 227 条微博，其中 207 条与医院有关，180 条为原创。但值得关注的是，在各项指标正常平稳的表象下，安贞医院微博下的微博负面与正面评论比率即（负面评价+点赞）/（正面评价+点赞数）达到了惊人的 1.28。

本研究对北京安贞医院的负面评论的留言进行分类筛选，发现其特点为评论者和评论内容的两方面集中：在评论者方面，虽然坐拥 8 万粉丝，安贞医院的评论区并不热闹，粉丝基本属于无事不留言的状态。差评来自少数用户，且含有个别用户反复留下同一差评，疯狂攻击医院的现象。在内容上，关于所谓"××医生"事件的负面评论挤占大众视野，挂号难、服务差等普遍性质疑也存在。

本研究从以下几点分析成因。

第一，安贞医院正经严肃、公事公办的官微形象，难以培养高黏性的普通粉丝，而造成了一种"无事不留言"，甚至"无怨不留言"的局面。从安贞医院的博文内容构成上可以窥见，2017 年它发表的 227 条微博中有关于医院事务的有 80 条，政务政策的 73 条，知识科普的 26 条，形象建设（人文关怀类）的 17 条，形象建设（专业类）的 13 条，另有 18 条属于其他类别。相比于以华西医院为代表的非常注重粉丝观感，强调亲民，多发有趣、接地气内容的医院微博账号，人们很难与之建立起亲近感。

第二，消极冷淡的互动态度促使矛盾发酵。安贞医院在与粉丝的互动上相当消极——一年内仅有 1 条回复内容，在评论负面比例高，怨言较多的情况下不为所动。微博作为一种人人可参与的社交媒介，给予了医患双方一个较为平等、公开的对话环境，但是面对患方的重重忧虑，安贞医院却选择在大众的视线监督之下坚持"冷处理"。不论是寻医问药、咨询医生信息，还是投诉意见，安贞医院均是置之不理。不仅是对质疑者本身的无力回应，也触动围观无言者的神经，给他人一种医院问题频发、冷漠傲慢的负面印象。

第三，公关失败，对重大舆论事件"堵"而不"疏"，评论区患者疯狂"发泄"。在安贞医院 2017 年的负面评价合集中，除去挂号难、医务人员态度不佳等质疑声音外，针对所谓"安贞医院××医生私生活混乱、医德败坏、偷病人财物"的负面评价在安贞医院的各微博下疯狂刷屏近百次。评论用词粗俗、情绪激动，还以照片形式曝光所谓"××"医生的身份证、离婚协议乃至家人信息。本研究发现，这些评论主要来自少数微博用户（以"@ unusual85207"为主；另有"@ 小帅哥骗子 800""@ 用户 6314781883""手机用户 3283592195""@ 用户 5997046503"偶尔留下负面评论）。值得注意的是，发表对××医生侮辱言论的这几个主要账号，几乎反复使用同样的说辞、图片。主要账号"@ unusual85207①"有一定的微博活跃度，偶尔转发、点赞其他内容。而"@ 小帅哥骗子 800②""@ 用户 6314781883③"不仅使用相同的头像、且注册日期也只相差一天，除了对于××医生的负面评论外未发表过任何微博。"@ 手机用户 3283592195④""@ 用户 5997046503"⑤ 也仅分别拥有一两名粉丝，活跃度很低。这些账号的使用者有极大可能性存在关联，为了引人注意而切换账号留下评论。多次留言批评安贞医院医患矛盾严重的用户（@ 吃水煮鱼的肥猫）还声称安贞医院不停删除其微博评论，但自己还会继续发，让人看见⑥。与之相似的还有一条高呼"还我母亲命来"，声称"安贞医院不征求病人及家属意见，为直播手术强行送病人上手术台致人死亡"的评论。在此微博用户⑦（@ O2 氧氧 91306）的个人空间里，全部是对于安贞医院的负面言辞，且通过不断发微博、@ 知名用户等方式扩大事件的影响力；此人也声称，安贞医院不给说法、删除评论⑧。

---

① "@ unusual85207"个人主页：https：//weibo. com/p/1005056006308165/info？mod=pedit_more。
② "@ 小帅哥骗子 800"个人主页：https：//weibo. com/p/1005056314685293/info？mod=pedit_more。
③ "@ 用户 6314781883"个人主页：https：//weibo. com/p/1005056314781883/info？mod=pedit_more。
④ "@ 手机用户 3283592195"个人主页：https：//weibo. com/p/1005053283592195/info？mod=pedit_more。
⑤ "@ 用户 5997046503"个人主页：https：//weibo. com/p/1005055997046503/info？mod=pedit_more。
⑥ "@ 吃水煮鱼的肥猫"2017 年 9 月 15 日微博，采集日期：2017 年 12 月 31 日，https：//weibo. com/1990179631/FjtXSCQte？filter=hot&root_comment_id=0&type=comment。
⑦ "@ O2 氧氧 91306"2017 年 10 月 19 日微博，采集日期：2017 年 12 月 31 日，https：//weibo. com/u/5967615100？refer_flag=1001030103_&is_hot=1。
⑧ "@ O2 氧氧 91306"2017 年 12 月 7 日微博，采集日期：2017 年 12 月 31 日，https：//weibo. com/5967615100/FyuWR1T4N？type=comment。

删除评论看似是最快的解决之道，却完全可能激怒患方，树立对立面。

而安贞医院没有发布官方声明，事件真假只能交由旁观者心证，在医患问题敏感的今日，无疑不是好的选择。甚至在医院发布的一条提到上述"××医生"的博文中，有用户（@别想关住一只鸟）调侃关注了这么久，终于见到了传说中的"××医生"①。可见网络医疗舆情事件的参与者在直接相关的医患双方之外，还有保持沉默的围观大众。他们多以"窥屏"的方式，在双方言谈之间获取信息并逐渐形成自己的观点与印象。医院对于激烈冲突的一再逃避会使大众对这一事件的解读更加负面，甚至可能使部分围观者产生出游戏态度，视医患矛盾为闹剧。这一问题在与受众互动关系较好的协和医院中同样有体现。微博用户（@吴浍池）自称由于孩子出生时锁骨骨折与院方产生纠纷，多次留言控诉，言辞激烈称"协和的医生已经没有了任何梦想和医德，给孩子接生给接骨折后不告诉家属，没给孩子做任何处理导致孩子二次伤害"。② 评论区内有用户为院方辩护："新生婴儿出生后会正常哭，普通看不出太多异常。若婴儿出现锁骨骨折，属正常现象，单纯的锁骨骨折，只须没有神经系统的损伤，普通2 周就会愈合，也不会对生长发育形成影响。"③ 但各持意见的双方并未和谐沟通，医院质疑者与维护者在十余次对话后立场显得更为对立。而协和医院也未在平台披露任何对此事件的回应。

上海仁济医院与北京安贞医院的互动状况较为相似。2017 年度仁济医院发表的 7 条博文所收获评价全部为负面的。本研究发现，其同样存在下列特征：博文少且类型单一，只视官方微博为宣布医院事务安排的"布告板"，而缺少与大众的互动和人情味。面对负面的评价，仁济医院没有开诚布公地解释、澄清或者公布对于不满意见的处置结果。而在负面内容上，医院 APP 使用困难、预约挂号难、医务工作者服务态度问题是重点遭受批评的方面，属于较为常见

① "@别想关住一只鸟" 2017 年 7 月 22 日微博，采集日期：2017 年 12 月 31 日，https：//weibo.com/1990179631/F72pw0u68？type＝comment#_rnd1519045182132。
② "@吴浍池" 2017 年 12 月 20 日微博，采集日期：2017 年 12 月 31 日，https：//weibo.com/1654801402/FAu5kcPgg？filter＝hot&root_comment_id＝4187001232203887&type＝comment#_rnd1519048297228。
③ "@夏叶的音符" 2017 年 12 月 20 日微博，采集日期：2017 年 12 月 31 日，https：//weibo.com/1654801402/FAu5kcPgg？filter＝hot&root_comment_id＝4187001232203887&type＝comment#_rnd1519048297228。

争议问题。

上海市第一人民医院的微博负面评论百分比高达 2.47。2017 年共发表 14 条博文，医院事务相关的占据半数，其他则为形象建设类与其他类。本研究发现，上海市第一人民医院在一年之中有过两次回复行为。一是回复一位网友关于号称医院医生者微信上推销保健产品的求证请求，原文为"求证，微信上有人转发'上海第一人民医院运动科主任医生张鋆说健康'的医疗保健消息，请问贵院是否有该科室及该名医生，谢谢！"回复为"没有的。"① 二是回复一位网友关于医院救护车使用的问题。② 原文为"想问！你们医院的救护车不是 24 小时而是有下班时间的?！所以过了下班时间就只能让老年中风病人家属推着轮椅床回家！这就是你们所谓的温暖吗！@上海市第一人民医院"。回复为"救护车的职责是院前急救，必须先满足急救工作，另外救护车也不归医院管啊……"两次均为对误解的澄清，此后原评论者均未再留言。然而该医院回复率仅为 0.02，频次过于低。

图 3－18 是本研究从 37 家医院微博中抽取的负面评论，该评论来自正负面评论比率的各个分数段的医院微博，本研究在每个分数段都抽取了 1—2 家医院微博。通过该图可以看到绝大部分的负面评价都是在说医院的服务态度差，不仅是抱怨医护人员的服务态度和医疗态度差，同时也抱怨医院在整个服务提供上的不尽人意，比如挂不上号，排队太长。除了对线下服务的抱怨，发表负面评论的网友同时也抱怨医院线上微博的一些不合适行为，例如删评论，微博作为一种医院与群众直接沟通的一种方式，却被医院自身主动切断，导致群众失去了直接沟通的途径，出现负面评论表达自己的不满实属正常。然而绝大部分的医院似乎没有意识到负面评论的泛滥给自己声誉带来的负面影响的严重性，大量网友评论表示"真的不怎么样"，可见医院的服务差开始成为一种刻板印象深入人心。

---

① "@上海市第一人民医院" 2017 年 5 月 12 日微博，采集日期：2017 年 12 月 31 日，https://weibo.com/3561505435/F2JnjiohZ? filter＝hot&root_comment_id＝0&type＝comment#_rnd1519047678987。
② "@上海市第一人民医院" 2017 年 12 月 29 日微博，采集日期：2017 年 12 月 29 日，https://weibo.com/3561505435/FBRMQ7xSt? filter＝hot&root_comment_id＝0&type＝comment。

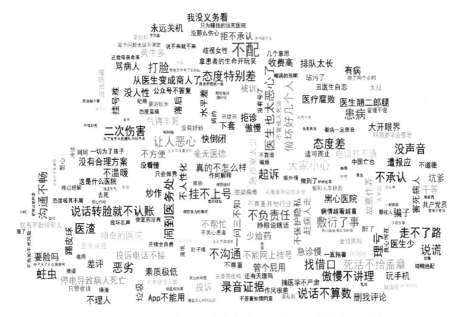

图 3-18 不同正负面评论比率分数段的医院微博负面评论

有不少网友评论"从医生变成商人""没人性""医疗腐败""医生少"。其实，事情的背后不能只追责于医生。我国的医疗体制存在不少问题，因此2017 年也进行了大范围的医疗体制改革。由于以往我国的医疗体制仍旧把重心放在公立医院，政府、医院、医生之间存在博弈关系，医生的利益被挤压，加上医闹频繁发生，导致医生从业者人数减少。2017 年的医疗改革文件指出，要鼓励民营医疗，推进辅助科室独立划分，其实适当的医疗商业化反而比过去的国有化更加能够控制商业化的程度。网友的评论就是表现了原来整套体系下利益盘根错节导致最后由患者来承担一系列的社会成本。

虽然以上负面评论有的为不实评论（上文分析过一部分），但是大部分还是反映了网民的真实诉求。然而，大部分医院微博却没能做好聆听、回应的工作。当负面评论出现的时候，医院做的应该是认真听取群众的建议，并积极给予回应，而不是冷漠不理、关闭评论功能或者删去评论。该解释的部分能够通过微博这个直接的平台向全网民进行解释，其实是个不可多得的好机会，各家医院应该抓住这个机会，解决矛盾。

（四）优秀微博文本及主题类别经验总结

1. 知识科普类

优秀博文类型	举 例	医 院
热点影视话题	"看医学神探夏洛克来破解医学神秘案件" "浅浅，过来，咱来学点大咳学的急救知识"	北京协和医院 首都医科大宣武医院
联系明星	"久坐，腰间盘受到的压力相当于腰上压了个小岳岳" "想白成一道闪电，像范冰冰一样成为合影杀手吗？防晒一定不能少哦"	北京协和医院
幽默段子	"隔壁老王昨天路过一个院子，发现门上写着两个字：情人！……保护视力，刻不容缓。别没事整天捣鼓那破手机了"	北京协和医院
热点时事话题	"协和大夫关于雾霾的说法在微博和微信圈传疯了"	北京天坛医院
运用网络热词辟谣	"这个偏方不仅辣眼睛，还有生命危险"	中南湘雅医院
动画	"3D 动画详解吸烟所带来的危害"	四川大学华西医院
漫画科普	"【漫画科普】孙燕院士：防癌真没什么秘方"	中国医学科学院肿瘤医院
辟谣	"可怕，男子吃生鱼片后全身发痒，X 光照发现全身爬满虫，这是假新闻"	广医一院
歌曲科普	"国际医生节'杀手'不冷——医生组乐队，科普唱给您听~"	北大第三医院

2. 政策政务类

优秀博文类型	举 例	医 院
图解	"图解医改重大措施"	北京天坛医院
运用当地方言	"异地就医即时结算，确实灰常方便，具体有些啥子流程喃，戳视频来了解"	四川大学华西医院
视频	"2017 年 4 月 8 日《东方时空》栏目：'医药分开'百姓看病变了什么？记者观察：新政策让开药看病更方便#北京政在说#秒拍视频"	北京天坛医院

（续　表）

优秀博文类型	举　例	医　院
热点时事话题	"互联网+健康医疗"	北京协和医院
报道政策相关活动	"为响应国家计生委妇工委组织的恒爱行动一百万家庭亲情一线牵，开展先温暖活动"	北京协和医院

3. 形象建设专业性

优秀博文类型	举　例	医　院
报道医护事迹（使用网络用语）	"又双叒叕见救人！我院口腔护士邹路进 2 号线马群地铁站准备上班配合公安施救昏厥老人"	江苏人民医院
	"近日，瑞金医院甲状腺血管外科护士郭颖休假返沪途中，在伦敦希斯罗机场遇到一名突然发病的乘客，郭颖第一时间主动上前救助，并顺利对接机场急救的人员，而这位美丽的瑞金天使也被大家盛赞为'最美护士'"	瑞金医院
揭示医生真实生活	"揭秘麻醉师，行走中的大白"	北京协和医院
	"关注用药安全，认识药师价值"	北京安贞医院
	报道医护人员的辛勤工作以及无假日科室	北大人民医院
家属感谢和祝福	"我爱人的命是北大医院帮我们抢回来的，让我有机会再见到她，我真的特别感谢你们，特别感谢！"	北大医院
	"9 年了，每年这一天，这位曾经的患者家属都会送来祝福"	北京天坛医院
科研成果、荣誉	"协和李太生团队建立的艾滋病综合诊疗协和模式，使患者的年死亡率低于 0.003，达世界领先水平"	北京协和医院
	"中国人花费了 16 年，终于在脑血管病治疗上取得突破性进展"	北京天坛医院
	"中南大学湘雅医院荣获全国十大特色医疗自媒称号"	中南湘雅医院
手术网络直播	"山东省立医院胃肠外科成功举办腹腔镜胃肠手术全国网络直播"	山东省立医院
	"新华社 CNC 联袂网易健康，全程直击从北京协和医院手术室到解放军总医院的'麻醉之旅'，直播医生节、解密麻醉科！"	北京协和医院

4. 形象建设人文关怀类

优秀博文类型	举 例	医 院
节日送温暖	"为了让无法回家的病人们感受到过年的气氛,心内科病房早早的布置病房"	北大第三医院
	"山东省立医院内分泌科举办六一儿童节用爱倾听用心守护主题联欢会"	山东省立医院
细节关怀	"励医生说,当时老太太出来打听老伴病情,耳朵有点背,于是低下身,凑近耳边说"	北京协和医院
感人真事	报道本医院医护人员的真人事迹	瑞金医院
报道新闻	"山东新闻联播播出山东省立医院急救中心专题新闻,他们当之无愧是与时间赛跑的生命守护神"	山东省立医院
祝福患者	"感谢您的信任,祝程先生健康,生活幸福快乐"	瑞金医院
医护风采	报道医护人员的业余活动,合唱献礼护士节活动,"超好听,护理版成都首发,医护合唱"	北大第三医院
	"有盆友说要听涵涵医生的省人医版成都"	江苏人民医院

5. 医院事务类

优秀博文类型	举 例	医 院
图招志愿者	"北京协和医院招募健康志愿者,详情请戳图"	北京协和医院
视频记录日常	"昨日是我院新大楼门诊试运行首日,来看看镜头记录下大家的感受"	江苏省人民医院
热点话题	"是时候搬清关系了,华西都市报不是华西医院,华西医院是看病打针的,华西都市报是卖报纸的,西妹儿看不了病,也不卖牛奶,只卖报纸"	四川大学华西医院
科普活动	"中午,协和医院神经科在门诊大厅举办脑炎与脑膜炎科普日活动"	北京协和医院
义诊	"健康体重,一生轻松,山东省立医院健康管理中心喊你来减重"	山东省立医院
	"2017第十一个国际癫痫关爱日如约而至,北京天坛医院积极响应,在门诊大厅举行多学科联合义诊"	北京天坛医院

（续　表）

优秀博文类型	举　例	医　院
健康沙龙	"北京天坛医院儿科举办的第二期关爱癫痫患儿健康沙龙将于北京天坛医院神经外科研究所二楼报告厅举办"	北京天坛医院
评选活动	"动动手指，推荐咱们医院的中国好医生，中国好护士"	山东省立医院
援助活动	报道医院医护人员的援助活动	四川大学华西医院
医院职工运动赛	"今天中午热闹火爆的天坛医院职工拔河比赛现场"	北京天坛医院
官方辟谣	"北京协和医院郑重声明与协和皮肤专科 APP 无任何关系，请广大患者不要上当"	北京协和医院
	"针对近日自媒体平台转发文章，医院高度重视，开展专题办公会"	中国医学科学院阜外医院
	"微博博主@幻夜杀手发送一条微博，其到北京同仁医院就诊，反映挂号自助机前有自称医院工作人员带领大汉霸占自助机医院高度重视并进行核实。经调查，网友微博发布内容与事实不符。"	北京同仁医院
推广公众号	"一群热爱协和的校友创办的公众号，有情怀，有知识，有美文"	北京协和医院
学术项目	"我院与瑞典卡罗林斯卡医学院签署学生和教师交流协议书"	上海第九人民医院
改善服务	"同仁改善服务，今后可以随时随地查询同仁专家出诊时间了"	北京天坛医院
	医院成立患者关爱的组织，为患者朋友提供科学，专业的医学指导与帮助	江苏省人民医院
发送祝福	在特定的节日以医院整个单位发放节日祝福	四川华西医院
维护医院正常秩序	"春节刚过，医院周边的号贩子又有了苗头，同仁医院保卫处的兄弟开展了几天一连串抓捕号贩子行动"	北京同仁医院
	依法惩罚医闹	江苏省人民医院

6. 其他

优秀博文类型	举 例	医 院
非医疗类科普	假期身份证补办指南	华西医院
	招生事项	湘雅医院
非医疗类热点事件	为高考学子加油	首都医科大宣武
	"以前,香港好像很远。现在,他真的很近。跨过山和大海,我们,注定在一起。"	华西医院
	"一留学生昏迷前的最后一句话是别叫救护车"	北京协和医院
日常生活	天气预警	北京协和医院
	"补课不如补习惯,孩子好习惯养成一览表"	北京协和医院
心灵鸡汤	改编的真实励志故事	华西医院
	"其实,出去走走,你就会发现外面的世界很大。让自己升值、设定小目标并为之努力! 新的一年,让自己强大起来,不虚度每一秒时光!"	北京协和医院
推荐医疗节目	"今晚21:18北京卫视生命源敬请关注三个天使到人间"	北大第三医院
	"我要当医生每周日早8:00亮相北京卫视,一起关注"	山东省立医院
结合热点话题发幽默微博	"丹麦有蚝,蚝之大,以后吃不下,支起两个烧烤架,一个放蒜蓉,一个整麻辣,来两瓶雪花,让我们勇闯天涯"	湘雅医院
文娱活动	"首届山东医院微电影节颁奖典礼隆重举行,山东省立医院2117爱要一起荣获金牡丹奖"	山东省立医院
	歌曲	华西医院
发放福利	"露天电影来了"	江苏省人民医院
	通过微博上抽奖发放福利	四川华西医院
美景美图	"花红叶绿,草青青,桃花艳,梨花浓,杏花茂盛,扑面的杨花飞满城" "在这里,你只需静静地听,百鸟鸣唱;静静地看,花开花谢;静静地呼吸,感受空气的味道。这里,远离尘嚣,体会历史的厚重。"	北京协和医院

医院通常给人的印象是严肃的，而微博作为展现医院形象、与受众交流互动的平台，应该做到严肃而又活泼。医院在发布微博时可以文字、图片、视频、动画、歌曲等多种形式相结合；或者在内容上做到丰富多样，尽量顾及各方面，而不是只发布一种类型的微博；或是引用一些美文，联系时事热点，语言亲切俏皮一些；或是积极与粉丝互动，及时回复等。只要能做到其中一些方面，便能够明显改善医院微博的运营情况，起到更好的宣传效果。

五、建议与措施

（一）从微博内容管理上：继续提高内容质量，加大宣传公关力度

从 2017 年 37 家医院微博的总体表现来看，各大医院在微博内容上都较 2015 年有了许多突破，不论是形式、语言还是内容本身的丰富性、趣味性。但是，总体水平依旧参差不齐，应当继续提高内容质量，加大宣传公关力度。

在总体进步的情况下，仍有许多医院疏于对微博内容的管理，出现了微博使用效率低的问题。这类医院多用运营官网的方法来运营微博，甚至发布同样的内容。他们当务之急是改善自己的微博内容，建议迁移一定的个人微博管理经验运用到医院微博管理中，这样更容易明确医院的特色，摸索出一套专属模式。

对于微博内容质量已经比较高的医院来说，怎么更好地将微博内容传播得更远，扩大影响力和知晓度是下一步要解决的问题。通过本研究的数据也发现，医院的平均评论量和点赞量都表现低迷，在互动指标方面整体表现不佳。医院微博属于机构认证微博，较明星网红等个人微博影响力弱，需要寻求更好的宣传渠道将内容输出，不能只自己埋头写微博。适时与有影响力的微博"大 V"合作或许可以缓解他们目前的问题。

（二）从微博评论管理上：用心聆听，堵不如疏

在微博评论管理方面，37 家医院微博总体表现不佳，回复量与回复率都很

低，且对于负面评论的回应也并不理想。有个别医院关闭了评论区，有不少医院对评论区患者网民的评论视而不见。这种对待评论信息的消极管理，看上去只展现给了留言网民或者关注粉丝，实际上医院是在整个网络中扮演了一种被动的角色。各大医院微博管理者必须要明白一点，微博平台从来不是单向的信息输出平台，而是双向的、互动的、信息交换与澄清的平台。一旦把握了这一新媒体的特性，那么在管理评论的时候，就至少要做到尽量用心聆听，关闭评论区只是一时的清净，却还不如对于患者网民的回应做到及时的回应，像北京协和医院、北京同仁医院、中国医学科学院阜外医院等在这方面做得都很好①。

各大医院只有改进了这一点，才算是将微博的功能合理发挥，起到了开通经营微博的目的和作用。

（三）从平台管理上：加强平台联动，增进各方交流

在互联网时代，传递信息的平台渠道有很多，官网、官微、APP、微信公众号等，在本次研究中发现个别医院同时在以上信息传递平台有账号但运营情况皆不理想的状况。也有医院转用微信代替微博。不论医院选择了何种平台来做信息传递和形象建设，达到最终目的是关键，因此最好做到各平台之间的联动，有所取舍，利用不同平台的特点，弥补不同的信息差。比如微信平台受众更大，适合发布广而告之的公告通知或者事件回应，微博发布简易，适合用作形象建设和评论互动。而横向来看，各大医院之间应当增进交流，互相学习处理问题的方法，做到取长补短、去粗取精，共同进步。

（作者：李璐等②）

---

① 详见"专题四——5. 医院事务类"，附有举例。
② 该报告由李璐负责的团队完成，团队成员由杨淼、周润怡、邱逸竹、赵言溢、倪宇晟组成。

全国各省会城市医疗卫生主管部门微博运营情况研究报告

一、前言

随着互联网的快速发展，网络成为人们生活中的一部分。2017年8月4日，中国互联网络信息中心（CNNIC）在国家网信办新闻发布厅发布了第40次《中国互联网络发展状况统计报告》，报告显示：截至2017年6月，中国网民规模达到7.51亿，上半年共计新增网民1992万人，半年增长率为2.7%，互联网普及率为54.3%，较2016年年底提升1.1个百分点，手机网民占比达96.3%，移动互联网主导地位强化。截至2017年6月，我国手机网民规模达7.24亿，较2016年底增加2830万人，网民中使用手机上网的比例由2016年年底的95.1%提升至96.3%，手机上网比例持续提升①。在互联网尤其是移动互联网高速发展的背景下，以微博等为代表的社交新媒体也正在依托技术的飞速发展不断完善升级，尤其是对移动互联网平台上应用功能的不断开发和升级，都导致受众数量日益增加，当前微博用户市场化的主要表现，还是体现在其集中化程度进一步加深，具体表现就是用户继续向新浪微博迁移和集中。据最新数据统计显示，2017年12月的新浪微博用户月活跃用户数较上年同期净增约7900万，达到3.92亿，月活跃用户数中93%为移动端用户，2017年12月平均日活跃用户

---

① 中国互联网络信息中心：《中国互联网络发展状况统计报告》，采集日期：2018年2月5日，http://www.cac.gov.cn/2017-08/04/c_1121427672.htm。

数较上年同期净增约 3 300 万，达到 1.72 亿。① 2018 年 1 月 23 日，在北京，由《人民日报》、微博、新浪网联合主办的"初心·使命·新征程——2018 政务 V 影响力峰会"如期举行。在此次峰会上，发布了《2017 政务指数·微博影响力报告》。报告显示，截至 2017 年年底，经过微博平台认证的政务微博达到 173 569 个。其中政务机构官方微博 134 827 个，公务人员微博 38 742 个②。本次公开的数据表明政务微博的数量和规模持续稳定增长，并朝着专业化、体系化、垂直化的方向发展。

2017 年，党中央、国务院对"互联网+政务"和政务信息公开高度重视，多次通过下发文件的方式，对各类相关工作提出新的要求。1 月，中共中央办公厅、国务院办公厅印发了《关于促进移动互联网健康有序发展的意见》，提出了要求，要进一步推动各级党政机关积极合理运用移动新媒体发布政务信息，从而提高政务信息公开、社会公共服务和社会治理水平。3 月，国务院办公厅又发布《2017 年政务公开工作要点》，首次对政务新媒体提出包括做好在政府网站集中发布、利用新媒体主动推送、加强政策宣讲等工作要求，指出要积极通过网络、新媒体直播等向社会公开，要用好管好政务新媒体，明确开办主体责任，健全内容发布审核机制，强化互动和服务功能，切实解决更新慢、"雷人雷语"、无序发声、敷衍了事等问题③。5 月，国务院办公厅政府信息与政务公开办公室发出《关于进一步做好政务新媒体工作的通知》，要求各个政务新媒体要继续加强平台建设、做好内容发布、强化引导回应、加强审核管理、建立协同机制、完善考核监督，健全政务新媒体考核评价体系④。以上几份文件的连续发布体现出国务院办公厅对政务新媒体工作提出了系统、规范和科学的管

---

① 《新浪 2017 年第四季度及全年财报》，采集时间：2018 年 2 月 14 日，http：//tech. sina. com. cn/i/2018-02-13/doc-ifyrmfmc2280063. shtml。

② 2017 年年度人民日报·政务指数微博影响力报告，采集时间：2018 年 2 月 7 日，http：//yuqing. people. com. cn/NMediaFile/2018/0123/MAIN201801231606000362822292002. pdf。

③ 《2017 年政务公开工作要点》，采集时间：2018 年 2 月 7 日，http：//www. gov. cn/zhengce/content/2017-03/23/content_5179996. htm。

④ 《关于全面推进政务公开工作的意见》，采集时间：2018 年 2 月 7 日，http：//www. xinhuanet. com/politics/2016-02/17/c_1118075366. htm。

理思想，对促进政务新媒体着重提升"互动与服务"功能作出了制度性、技术性和纲领性的指导。10月，习近平总书记在十九大报告中提出要打造共建共治共享的社会治理格局，要加强社会治理制度建设，完善党委领导、政府负责、社会协同、公众参与、法治保障的社会治理体制，提高社会治理社会化、法治化、智能化、专业化水平，要加强社区治理体系建设，推动社会治理重心向基层下移，发挥社会组织作用，实现政府治理和社会调节、居民自治良性互动①。2018年，政务微博已经走到了第八个年头，微博作为政务新媒体中起步最早、发展最成熟、氛围最开放的平台之一，发挥着重要作用，尤其是在政府政务公开、公共管理工作上。在这八年中，政务微博坚持把服务和互动这两个理念作为最根本的核心价值，保持初心、不忘使命，在成长过程中同时也不断地巩固着自身在社会治理中的重要地位。在政务微博中，医疗卫生部门的微博因为其极具特殊性的地位，一直都深受重视。伴随着我国经济增长进入到新阶段，在全面建成小康社会的目标引领之下，最受人民群众重视的医疗卫生显得更加备受瞩目。全国各地的卫生主管部门需要利用好微博微信等新媒体平台向广大人民群众传达医疗卫生信息、准确的健康养生知识，对医疗卫生相关政策进行解释、传达和公示，通过微博更好地和公众进行沟通或者解答相关疑问，充分了解和把握舆情民意，面对一些突发的公共卫生事件，及时有效地引导舆论向着积极正确的方向发展。

综合以上所有背景，本研究继之前连续关注全国各省级行政单位卫计委微博账号为研究对象，在试图连续几年对全国31个省级行政单位卫计委的建设和运营管理进行过较为系统、科学的评价估计以及观察对比几年之间的数据变化的前提基础之上，这一次，我们把目光聚焦到省会城市卫计委微博，观察到医疗卫生更加真实的发展现状以及局限所在，通过分析其微博建设和运营状况，以及通过与我们之前研究过的高一级行政单位医疗卫生的微博情况进行对比，进一步明确医疗卫生舆情未来的发展方向和需要着重注意的领域以及

① 《习近平在中国共产党第十九次全国代表大会上的报告》，采集时间：2018年2月7日，http：//cpc. people. com. cn/n1/2017/1028/c64094-29613660. html。

问题，使卫生医疗部门的政务微博平台更好地发挥作用，真正为民所用、为民谋利。

二、研究设计

（一）数据采集与抽样

1. 全国省（市）卫计委微博账号的确定与收集

本次研究中获取的省会城市的卫计委官方微博，主要通过了微博搜索、官网搜索、邮件、电话等方式来获取。本次研究不包括四个直辖市和港澳台地区，通过采用多种方式，本次研究获取的 17 个省会城市的官方新浪微博均通过新浪"蓝色 V 字"认证，如下所示为"@健康成都官微""@南京 12320 卫生热线""@健康春城""@西安市卫生和计划生育委员会""@郑州市卫生和计划生育委员会微博""@银川卫生计生""@健康广州""@南昌市卫生计生委""@福州市卫生计生委""@健康杭州""@和谐-沈阳卫计委""@青海省西宁市卫生和计划生育委员会官方微博""@哈尔滨 12320""@健康太原""@石家庄卫生 12320""@长春卫计委""@呼市卫生计生委"。

2. 微博博文抽样

本研究在对各个微博博文进行内容分析抽样时，以 2017 年 1 月 1 日至 2017 年 12 月 31 日为时间期限，采用了整群抽样与分层抽样相结合的抽样方法。具体而言，首先计算每个卫计委微博账号在 2017 年 1 月 1 日至 2017 年 12 月 31 日期间发布的微博博文总数，对于总数小于 100 条的卫计委微博账号，采用整群抽样方法，即将其发布的全部微博博文均纳入分析总体中，逐条进行内容分析；对于总数大于 100 条的卫计委微博账号，以月为单位进行分层抽样，每月抽取当月发布微博总数的 20%，最终汇总形成分析总体，进行内容分析。

（二）评价指标建构

本研究所采用的指标体系主要是借鉴了本研究系列丛书《从"一边倒"到

"渐思考"——医疗卫生行业网络舆情研究报告（2014）》[①] 一书中对全国各省市医疗卫生主管部门微博使用情况的评价方法，根据以往经验同时进行了一些适当调整。详细来说，政务微博的评价指标体系之中主要包含四个一级指标：传播力指标、信息服务力指标、受众吸引力指标和互动力指标。其中每个一级指标又将细分为二级、三级指标，对每一要素进行评价并加权计算三类指标得分，最终汇总得出各省（市）卫计委官方新浪微博账号的得分，并进行排名。总分采用百分制，四个一级指标赋予相同权重的评分 25 分，每个一级指标下的二级指标根据实际比重赋予不同的分数，每个三级指标评分根据二级指标评分平均分配（二级指标信息形式类别的三级指标文字、图片、视频根据在丰富度分别赋予 0.2、0.3、0.5 的权重，最后加权汇总）。

传播力指标针对各省（市）卫计委官方新浪微博账号的公众影响力而言，衡量其微博的权威性、开通的及时性、网民的方便获知程度等。若账号开通越早，账号的基本信息和认证信息越完善，网民越容易获知，则传播力指标的得分越高，表示该医院在账号开通及维护方面做得比较好。统计微博传播力指标时所涉及的参数包括：是否官方认证、有无官方简介、新浪微博等级、是否可以从其官方网站获知、开通时间等。传播力指标不仅可以衡量一个省（市）卫计委官方微博账号的传播能力，而且可以反映出公众在获得信息方面的便捷、权威程度。

信息服务力指标针对各省（市）卫计委官方新浪微博发送的博文而言，衡量其博文内容的规模、呈现方式的多样性、相关性和原创性。若各省（市）卫计委发送的博文数量越多、频率越高、呈现方式越多样、原创性和相关性越高，则信息指标得分越高。统计微博信息指标时所涉及的参数包括：微博数、日均微博发送率、内容相关微博占比、原创微博占比、信息形式类别。信息服务力指标体现出一个省（市）卫计委微博内容的全面性与多样性。

---

① 关于评价指标建构部分，本研究参考了刘长喜、侯劭勋等著《从"一边倒"到"渐思考"——医疗卫生行业网络舆情研究报告（2014）》，华夏出版社 2015 年 1 月版。本部分和该书重复的部分引自该书第 194—196 页，特此说明，每段的引用不再一一注明。

　　受众吸引力指标针对各省（市）卫计委官方新浪微博的粉丝而言，衡量了该微博账号的影响力。因本研究采用人工统计，无法统计粉丝的认证数及粉丝的粉丝数，故而舍去了这两项指标，只对各省（市）卫计委官方微博账号的粉丝数作了简单统计。

　　互动力指标衡量各省（市）卫计委通过新浪微博与网民互动的活跃程度。互动越频繁，则该卫计委互动指标得分越高。统计互动指标所涉及的参数包括：转发数、转发率、点赞数、点赞率、评论数和评论率。互动指标起到了衡量卫计委和网民互动的效果，因此互动力指标最能反映官方微博的互动水平和亲民程度。具体指标体系见表3-15。

表3-15　各省（市）卫计委的新浪微博评价指标

一级指标	二级指标	三级指标
传播力指标（25分）	权威性（9分）	是否官方认证（3分）
		是否有官方简介（3分）
		微博等级（3分）
	易知性（8分）	是否可以从官方网站获知（8分）
	及时性（8分）	开通天数（8分）
信息服务力指标（25分）	信息规模（6分）	微博数量（3分）
		日均微博发帖数（3分）
	信息形式类别（9分）	纯文字（2分）
		含图片（4分）
		含视频（3分）
	相关性（5分）	内容是否与卫生计生有关（5分）
	原创性（5分）	是否属于原创微博（5分）
受众吸引力指标（25分）	粉丝规模（25分）	粉丝总数（25分）
互动力指标（25分）	评论指标（10分）	评论量（5分）
		评论率（每条微博的平均评论量）（5分）
	转发指标（10分）	转发量（5分）
		转发率（每条微博的平均转发量）（5分）
	点赞指标（5分）	点赞量（2.5分）
		点赞率（每条微博的平均点赞量）（2.5分）

三、我国省会城市卫计委官方新浪微博排行榜及分析

（一）新浪微博账号总排行榜

2017 年全国各省会城市新浪微博总排名如表 3－16 所示，前三名分别是"@健康成都官微""@南京 12320 卫生热线""@健康春城"，其中表现得尤为突出的是"@健康成都官微"，成都卫计委微博在四个一级指标中，除了传播力指标当中开通时间这一项减了一些分数，在信息服务力指标、受众吸引力指标和互动性指标都是排名第一的，并且在大多数省会城市卫计委微博普遍做得不太好也比较困难的互动力指标上仍然遥遥领先，最终以压倒性的优势获得了排名的第一位。而昆明同样作为 2013 年后半年开通微博的省会城市卫计委官方微博，开通时间不算最早的一批，但是凭借其用心经营，排名跃居前三，尤其体现在信息服务力上，原创微博数量占 2017 年总微博数量的 93%。不仅如此，在信息的丰富性和多样化上同样表现优异，在 2017 年所有微博中，有 86% 的博文配图片，还有部分博文配上了视频，只有不到 1% 的博文是纯文字微博。"@健康成都官微"和"@健康春城"，作为两个西部城市纷纷登上前三甲，就如同 2016 年各省（区、市）卫计委新浪微博总排行榜中甘肃省和广西省两个省的卫计委微博一样，超过众多东部地区的省市，这也在一定程度上证明了以政务微博为代表的新媒体政务平台运营状况跟各地的经济状况并不一定正相关。而在整个排行榜上，各省会城市的落差较大，对比成都卫计委 95 分的高分，绝大多数省会城市卫计委微博得分集中在 20 分和 30 分的分数段，差距十分巨大，纵观得分可知，主要是受众吸引力指标和互动力指标这两项上做得十分欠缺，导致得分特别低。举例来说，在排行榜上最后一名的呼和浩特市卫计委官方微博，在信息服务力指标这一栏，信息的原创率只有三成多，在互动力指标方面，评论率和转发率在抽样调查中都是 0，大大拉低了分数，呼和浩特市卫计委官方微博开通时间属于最早的梯队，却因为运营的问题，滑落至最后一名。

表3-16 我国各省会城市卫计委官方新浪微博排行榜及分析

排名	地区	城市	新浪微博名称	传播力指标得分	信息服务力指标得分	受众吸引力指标得分	互动力指标得分	总得分
1	西部	成都	健康成都官微	22.45	23.44	25.00	25.00	95.89
2	东部	南京	南京12320卫生热线	22.69	19.69	0.19	2.04	44.61
3	西部	昆明	健康春城	21.24	18.46	0.12	0.01	39.82
4	西部	西安	西安市卫生和计划生育委员会	20.10	8.98	0.13	6.32	35.54
5	中部	郑州	郑州市卫生和计划生育委员会微博	23.17	11.02	1.14	0.09	35.42
6	西部	银川	银川卫生计生	24.25	1.57	9.55	0.01	35.39
7	东部	广州	健康广州	20.87	11.05	1.79	0.46	34.16
8	中部	南昌	南昌市卫生计生委	18.30	13.19	2.08	0.00	33.57
9	东部	福州	福州市卫生计生委	22.66	6.66	3.95	0.07	33.35
10	东部	杭州	健康杭州	20.74	10.84	0.12	0.17	31.87
11	东部	沈阳	和谐-沈阳卫计委	12.29	12.14	1.74	0.39	26.56
12	西部	西宁	青海省西宁市卫生和计划生育委员会官方微博	18.54	7.29	0.01	0.30	26.14
13	中部	哈尔滨	哈尔滨12320	16.75	8.13	0.01	0.02	24.92
14	中部	太原	健康太原	15.04	9.34	0.00	0.14	24.52
15	东部	石家庄	石家庄卫生12320	14.67	8.57	0.53	0.14	23.90
16	中部	长春	长春卫计委	10.07	11.80	0.08	0.07	22.03
17	西部	呼和浩特	呼市卫生计生委	14.45	3.99	0.07	0.01	18.52

从开通情况来看，东部和中部的开通情况趋于完善，而西部还有所欠缺，将近一半的省会城市卫计委没有开通微博。东部地区中，开设微博的省会城市有：沈阳、南京、杭州、福州、广州、石家庄，没有开通的是济南和海口，已经开通的占东部省会城市的总数的75%。中部地区开通微博的省会城市有：哈尔滨、长春、太原、郑州、南昌，没有开通的是合肥和长沙，已经开通的占中

部省会城市总数的75%。西部是开通率最低的，已经开通的有：呼和浩特、成都、云南、西安、青海、银川，未开通的有：南宁、贵阳、拉萨、兰州、乌鲁木齐，开通率为54.55%。各个地区都有需要完善的部分，尤其是东部的济南和海口，济南作为人口大省——山东的省会，从人口数来说，卫计委官方微博的开通很具有必要性。而近年来伴随海南省的飞速发展出现的也有层出不穷的卫生事件，相关新闻更是不绝于耳，在本研究的前期调查过程中发现，不仅是海口市卫计委没有开通官方微博，海南省卫计委截至2017年12月31日也仍然没有开通官方微博，这无疑是一个重大的缺失。

百分比

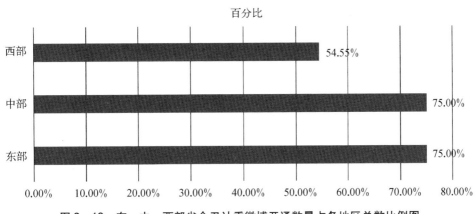

图3-19　东、中、西部省会卫计委微博开通数量占各地区总数比例图

（二）传播力指标排行榜

2017年全国17个省会城市卫计委官方新浪微博的传播力指标排行榜如表3-17所示,综合考虑了权威性、易知性、及时性这三项因素，在2017年全国17个省会城市卫计委官方微博的传播力排行榜中，"@银川卫生计生""@郑州市卫生和计划生育委员会微博""@南京12320卫生热线"位列前三位，尤其是凭借开通时间的及时性指标，银川、郑州和南京三个城市得分领先，拉开了一定的分差。呼和浩特、沈阳、长春三个省会城市的官方微博，因为不能从卫计委官方网站获知，所以在易知性这一项上就被拉开了不小的差距，直接导致了排名靠后。

表3-17　各省会城市卫计委官方新浪微博传播力指标排行榜

排名	城市	微　博	权威性总得分	易知性得分（8分制）	及时性总得分	传播力指标总分	百分制
1	银川	银川卫生计生	8.25	8	8.00	24.25	97.00
2	郑州	郑州市卫生和计划生育委员会微博	8.175	8	7.00	23.17	92.69
3	南京	南京12320卫生热线	8.85	8	5.84	22.69	90.76
4	福州	福州市卫生计生委	8.25	8	6.41	22.66	90.64
5	成都	健康成都官微	9	8	5.45	22.45	89.79
6	昆明	健康春城	8.325	8	4.92	21.24	84.97
7	广州	健康广州	7.05	8	5.82	20.87	83.47
8	杭州	健康杭州	8.325	8	4.41	20.74	82.94
9	西安	西安市卫生和计划生育委员会	7.425	8	4.68	20.10	80.41
10	西宁	青海省西宁市卫生和计划生育委员会官方微博	7.05	8	3.49	18.54	74.14
11	南昌	南昌市卫生计生委	8.25	8	2.05	18.30	73.21
12	哈尔滨	哈尔滨12320	6.675	8	2.08	16.75	67.02
13	太原	健康太原	6.3	8	0.74	15.04	60.14
14	石家庄	石家庄卫生12320	8.025	0	6.64	14.67	58.66
15	呼和浩特	呼市卫生计生委	7.5	0	6.95	14.45	57.80
16	沈阳	和谐—沈阳卫计委	6.45	0	5.84	12.29	49.16
17	长春	长春卫计委	6.75	0	3.32	10.07	40.30

　　权威性各个省会城市基本接近，在易知性和及时性上有不同的差距。权威性这项指标上，17个省会城市卫计委官方微博的评分基本接近，因为17个省会城市的卫计委官方微博都通过了新浪官方"V"认证，认证情况良好，并且都有简介，但是简介的完善度不同，大部分卫计委微博简介只有一句话"××市卫生计生委官方微博"，简洁明了，但是也有一些官方微博的简介就做得比较完善，比如"@南京12320卫生热线""@健康成都官微"，它们在介绍中还放了

官网及一些常用的便民服务相关网站，不仅方便大家查询相关信息，同时官方网站的链接也从另一方面验证了微博的权威性。在易知性指标中，76%的省会城市卫计委官方微博可以从官方网站获知，有24%的省会城市卫计委官方微博则不能从官方网站获知。而且不仅仅是能否获知的问题，在调查中发现，卫计委官方微博在官方网站中标识的位置、图标大小、是否有链接都各不相同，也确实出现微博推荐在官网中位置偏僻，所占篇幅面积过小，不易观察到的问题，在这一点上，需要改进的地方还有很多。具体情况如图3-20所示。

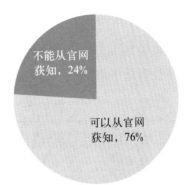

图3-20　2017年各省会城市卫计委官方微博能否从官网获知情况

在开通时间方面，最早开通省会城市卫计委官方微博的是"@银川卫生计生"其开通时间为2011年1月21日，开通政务微博的高峰出现在2012年，同年开设卫计委官方微博的省会城市有5个，分别是"@南京12320卫生热线""@健康广州""@福州市卫生计生委""@健康杭州""@和谐-沈阳卫计委"，但是总体来说未开通省卫计委官方微博的城市还占多数，尤其是一些人口数量较多的省会城市，或者发展较快的省会城市，应该抓紧完善。开通时间的具体情况见图3-21。

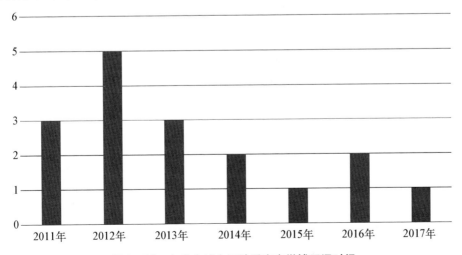

图3-21　各省会城市卫计委官方微博开通时间

　　此外，微博等级是用户活跃度和荣誉的见证①，用户可通过每天发送微博、连续登录等方式获取经验值，累计的经验值决定微博的等级，随着用户在微博上的探索和成长，等级会随之增长。本研究借用新浪微博自身的微博等级作为测量活跃度的一个指标。统计发现，等级最高的成都卫计委官方微博，等级为40，但是其开通于2013年，开通时间并不是最早的，反之，2011年开通的呼和浩特市卫计委等级只有20，可见后期微博运营的重要性。详情见表3-18。

表3-18　各省会城市卫计委官方微博等级情况

地　区	城　市	新浪微博名称	微　博　等　级
西部	成都	健康成都官微	40
东部	南京	南京12320卫生热线	38
东部	杭州	健康杭州	31
西部	昆明	健康春城	31
东部	福州	福州市卫生计生委	30
中部	南昌	南昌市卫生计生委	30
西部	银川	银川卫生计生	30
中部	郑州	郑州市卫生和计划生育委员会微博	29
东部	石家庄	石家庄卫生12320	27
西部	呼和浩特	呼市卫生计生委	20
西部	西安	西安市卫生和计划生育委员会	19
东部	广州	健康广州	14
西部	西宁	青海省西宁市卫生和计划生育委员会官方微博	14
中部	长春	长春卫计委	10
中部	哈尔滨	哈尔滨12320	9
东部	沈阳	和谐-沈阳卫计委	6
中部	太原	健康太原	4

---

　　① 新浪微博等级介绍，采集日期：2018年2月16日，http：//level. account. weibo. com/level/levelexplain。

（三）信息服务力指标排行榜

信息服务力指标主要有四个量度，分别是"信息规模""信息形式类别""相关性"和"原创性"。微博信息指标越高，证明其内容覆盖越广，涉及的关于卫生计生方面的信息越多。成都、南京、昆明三地卫计委明显重视其官方微博内容的原创性和多样性，根据统计结果显示，这三地的全年微博总量分别为4 615、3 434、2 780 条，日均发博数量都在 8 条以上，且原创率也较高。相关性方面，17 个调查对象中有 9 个省会城市的相关性超过了八成，所以在微博内容与相关性方面，大多数省会城市官方微博做得都还不错。以下是 2017 年度各省会城市卫计委官方新浪微博信息服务力指标及各二级指标得分，可以看出各省会城市的微博博文相关性方面做得都较好，原创率较之前 2016 年对省级卫计委微博的调查情况，要明显优于之前很多，博文原创比例增多。各省会城市卫计委微博博文发送量和信息形式得分差距较大，虽然前几名的微博形式比较多样，且以最容易接受和最吸引人的图片为主，但还是有个别省会城市微博博文形式较为单一。在信息爆炸发展的时代，信息已经成为最重要的资源，如何高效地获得有用信息变得尤为重要，故本研究对这一指标进行详细分析。具体情况见表 3－19。

表 3－19　各省会城市卫计委官方微博信息服务力指标得分情况

排名	城市	新浪微博名称	信息规模得分	信息形式类别得分	原创性得分	相关性得分	信息服务力总得分
1	成都	健康成都官微	6.00	9.00	4.74	3.70	23.44
2	南京	南京12320卫生热线	4.46	7.26	3.99	3.97	19.69
3	昆明	健康春城	3.61	5.45	4.67	4.72	18.46
4	南昌	南昌市卫生计生委	1.70	2.30	4.94	4.25	13.19
5	沈阳	和谐-沈阳卫计委	1.17	1.61	6.03	3.33	12.14
6	长春	长春卫计委	1.24	0.56	5.00	5.00	11.80
7	广州	健康广州	1.50	1.88	3.22	4.45	11.05

（续　表）

排名	城市	新浪微博名称	信息规模得分	信息形式类别得分	原创性得分	相关性得分	信息服务力总得分
8	郑州	郑州市卫生和计划生育委员会微博	1.64	1.24	4.83	3.31	11.02
9	杭州	健康杭州	2.64	3.41	1.27	3.52	10.84
10	太原	健康太原	0.04	0.05	5.00	4.26	9.34
11	西安	西安市卫生和计划生育委员会	0.03	0.04	4.57	4.35	8.98
12	石家庄	石家庄卫生12320	0.70	0.95	2.56	4.35	8.57
13	哈尔滨	哈尔滨12320	1.12	1.43	1.29	4.29	8.13
14	西宁	青海省西宁市卫生和计划生育委员会官方微博	0.05	0.06	3.59	3.59	7.29
15	福州	福州市卫生计生委	0.39	0.45	1.82	4.00	6.66
16	呼和浩特	呼市卫生计生委	0.66	0.86	1.85	0.63	3.99
17	银川	银川卫生计生	0.16	0.26	0.99	0.16	1.57

1. 微博数量：发布数量呈三级梯队分布、差距较明显，第三梯队官方微博账户数目最多

本研究针对的时间段是 2017 年 1 月 1 日至 12 月 31 日，按照信息规模，具体以日均发帖数为指标分，17 个省会城市卫计委官方微博可以分为五个等级，第一等级为成都卫计委官方微博，日均发帖数为 12.64 条，信息总量超过 4 000条；第二等级的省会为南京卫计委官方微博，日均发帖数为 9.41 条，微博总量为 3 000 多条；第三等级的省会城市卫计委官方微博有：昆明和杭州，日均发帖数为 7.62 和 5.56 条，总规模在 2 000 到 3 000 条之间；第四个等级的省会城市有 6 个，分别为南昌、郑州、广州、长春、沈阳、哈尔滨，这 6 个省会城市卫计委官方微博日均发帖量为 2 条到 5 条之间，这个等级的省会城市数量就明显增多了。第五个等级的省会城市卫计委官方微博有石家庄、呼和浩特、福州、银川、西宁、太原、西安 7 个，它们的日均微博数不足 2 条，甚至银川、西宁、太原、西安这 4 个城市的卫计委官方微博不能满足两天发一条微博，属于明显运营不足的情况，亟待改善。详细数据见图 3-22。

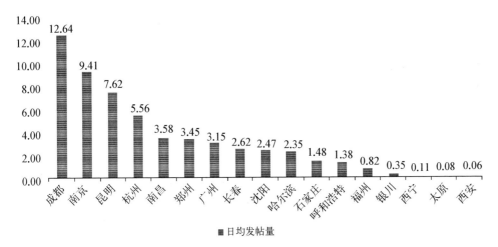

图 3-22　各省会城市卫计委官方微博日均发帖量

2. 博文形式：普遍较为多样，南京、成都、昆明呈现方式最为多样化

纯文字、包含图片和包含视频的形式是微博博文发布的三大主要方式，而内容呈现的方式不同直接影响了微博的可读性和对读者的吸引力。视频与图片呈现信息比较直观、醒目，比起纯文本微博能更好地吸引群众的阅读兴趣。其中，视频虽然很好，但是就目前我国的移动网络收费状况来看，可能无法发挥出视频形式微博的全部威力，图片作为最直观的因素，成为重要的微博形式。根据统计，在 2017 年度中，各省会城市卫计委官方微博的图片运用情况如图 3-23 所示，其中南京、成都、昆明作为明显的峰值尤为突出，在内容形式上远优于其他地区。

3. 微博主题：公共事务类主导占主流，健康养生受欢迎

本研究将微博博文按照内容划分为以下五类。（1）疾病预防类：侧重于普及各类高发病、常见病、罕见病等知识的微博；（2）健康养生类：关于倡导养生理念、传播健康知识的微博；（3）政务政策类：与医务工作、卫生计生政策宣传相关的微博；（4）公共卫生事件类：与地震、台风等自然灾害以及突发卫

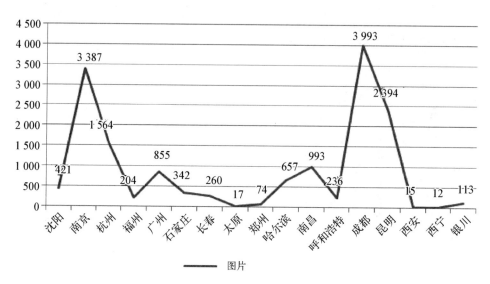

图 3-23　2017 年各省会城市卫计委官方微博的图片使用量

生公共事件有关的微博；（5）其他类：与计生卫生内容无关的微博，如发布一些风景、美食照片等。

据统计，不同省会城市卫计委的微博发布主题存在一定的差异。总体来看，公共事务性主导微博有 9 个，发布的内容都与当地的医疗卫生相关，比如各大著名医院的节假日开放值班情况等。除了政务主导型，还有 4 个城市是健康养生类为主导，这一板块很受大家欢迎。近年来，总有各种假的养生热门上头条，比如"银杏叶泡茶可以降血压"，事实证明，并不完全属实，但这样的信息泛滥也确实反映了人们对健康养生类信息的需求，卫计委官方微博作为政府官方微博，可以利用其庞大而权威的信息资源优势，为公众提供更准确的健康养生信息。此外，还有需要注意的一点是，政务政策类微博所占比例较高的城市只有 3 个，而中央政府及各级政府机构有关于卫生方面政策的传递和扩散，是否可以做得更多？利用新媒体的优势，是否可以消除民众因为信息不对称而导致的权益受损？这些都值得我们进一步思考并付诸行动。各省会城市卫计委官方微博发文的种类情况具体见图 3-24。

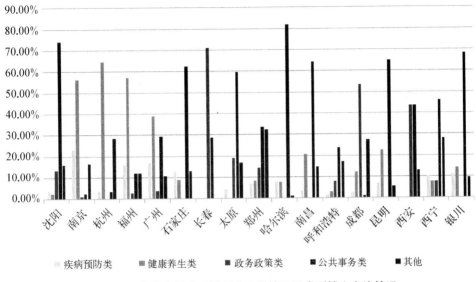

图 3-24　各省会城市卫计委官方微博不同类型博文占比情况

（四）受众吸引力指标排行榜

受众吸引力指标主要参考粉丝规模，包括：粉丝总数，认证粉丝比重。鉴于本研究为人工统计，受限于人力物力等因素，故两大参数中仅统计了粉丝总数，并通过粉丝总数的高低来衡量其受众指标。其中，粉丝数量最为庞大的是成都卫计委微博，有 426 227 人，而粉丝数最少的则是太原卫计委微博，粉丝数只有 36 人。在这一指标上，各省会城市差距巨大，极与极之间太过悬殊。截至 2017 年 12 月 31 日，17 个省会城市卫计委的新浪微博，按照微博粉丝数量的多少可以划分为四个梯队。第一梯队，粉丝数量超过 10 万，成都和银川都属于这一梯队，粉丝数分别是 426 227 人和 162 858 人；第二梯队，粉丝数在 10 000 到 100 000 之间，第二梯队的有福州、南昌、广州、沈阳、郑州 5 个；第三梯队，粉丝数量在 1 000 到 10 000 之间，属于这一梯队的有石家庄、南京、西安、杭州、昆明、长春、呼和浩特这 7 个省会城市的卫计委微博，是数量最多的梯队；最后一个梯队，是指粉丝数低于 1 000 人的微博，西宁、哈尔滨、太原位列在此梯队。具体详细信息见表 3-20。

表3-20　各省会城市卫计委微博粉丝数统计情况

排名	地区	城市	新浪微博名称	粉丝数（人）	受众吸引力总得分	百分制
1	西部	成都	健康成都官微	426 227	25.00	100.00
2	西部	银川	银川卫生计生	162 858	9.55	38.21
3	东部	福州	福州市卫生计生委	67 386	3.95	15.81
4	中部	南昌	南昌市卫生计生委	35 401	2.08	8.31
5	东部	广州	健康广州	30 516	1.79	7.16
6	东部	沈阳	和谐-沈阳卫计委	29 739	1.74	6.98
7	中部	郑州	郑州市卫生和计划生育委员会微博	19 519	1.14	4.58
8	东部	石家庄	石家庄卫生12320	8 968	0.53	2.10
9	东部	南京	南京12320卫生热线	3 229	0.19	0.76
10	西部	西安	西安市卫生和计划生育委员会	2 223	0.13	0.52
11	东部	杭州	健康杭州	2 017	0.12	0.47
12	西部	昆明	健康春城	2 009	0.12	0.47
13	中部	长春	长春卫计委	1 387	0.08	0.33
14	西部	呼和浩特	呼市卫生计生委	1 199	0.07	0.28
15	西部	西宁	青海省西宁市卫生和计划生育委员会官方微博	244	0.01	0.06
16	中部	哈尔滨	哈尔滨12320	240	0.01	0.06
17	中部	太原	健康太原	36	0.00	0.01

　　不过这一指标由于各种局限，尤其是数据获取上的困难，确实存在一些问题，即使在粉丝这一项上，也有不少值得深挖的内容，比如粉丝中是否存在所谓的"僵尸粉"，以及粉丝中把我们调查对象的卫计委官方微博设为特殊关注的粉丝又占了总数的多少比例等。现在，研究调查中遇到的相关数据被大公司垄断无法获取的问题，可能是我们下一步需要解决的重点之一。

（五）互动力指标排行榜

　　互动力指标有三大衡量标准：评论指标、转发指标和点赞指标。如表3-21

所示各省会城市卫计委官方新浪微博互动力指标排行榜。

表3-21　各省会城市卫计委官方新浪微博互动力指标排行榜

排　名	城　市	新浪微博名称	25分制得分	百分制
1	成都	健康成都官微	25.00	100.00
2	西安	西安市卫生和计划生育委员会	6.32	25.29
3	南京	南京12320卫生热线	2.04	8.17
4	广州	健康广州	0.46	1.83
5	沈阳	和谐-沈阳卫计委	0.39	1.56
6	西宁	青海省西宁市卫生和计划生育委员会官方微博	0.30	1.20
7	杭州	健康杭州	0.17	0.69
8	太原	健康太原	0.14	0.57
9	石家庄	石家庄卫生12320	0.14	0.54
10	郑州	郑州市卫生和计划生育委员会微博	0.09	0.35
11	长春	长春卫计委	0.07	0.30
12	福州	福州市卫生计生委	0.07	0.30
13	哈尔滨	哈尔滨12320	0.02	0.07
14	银川	银川卫生计生	0.01	0.05
15	呼和浩特	呼市卫生计生委	0.01	0.02
16	昆明	健康春城	0.01	0.02
17	南昌	南昌市卫生计生委	0.00	0.00

　　成都一如既往地保持了它在其他指标上的好成绩，在互动力指标方面，仍然是处在第一的位置上，几乎相差无几的抽样数，但是成都卫计委的评论量高达1 259次，转发量464次，点赞量591次，远远超过了别的省会城市。西安评论率、转发量、点赞率也高于同期的其他省会城市，但是更多省会城市的转发率、评论率甚至是点赞率都低于1，意味着几乎每一条微博可能得不到一个赞，一次评论或者一次转发。甚至，还有个别省会城市出现了评论率、转发率、点赞率都为0的情况，这是需要关注和反思的。

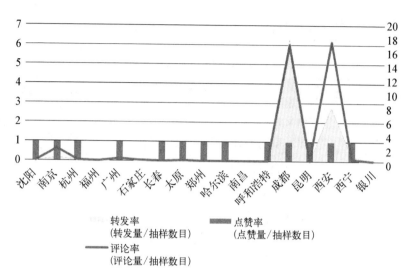

图 3-25　各省会城市卫计委官方微博互动力指标评论、点赞、转发率

在采集数据的过程中，我们观察到这样一种现象，可能是导致部分省会城市卫计委微博互动力指标低下的原因。在部分省会城市卫计委官方微博中存在着"完成任务式发博"的情况，具体来说，就是在集中在短时间之内发送十几条到几十条大量的微博，然后一段时间内一次也没有再发微博。举例来说，沈阳卫计委微博在 2017 年 9 月 18 日一天发了 47 条微博，在八九月中这样的情况很多，但 8 月之前发的上一次微博是 3 月了。这样要不集中发微博，要不就停止更新微博的情况不利于发挥卫计委的作用，不符合卫生部门贴合生活的特色。互动力差也是很正常的，类似情况需要注意并且改进。

四、小结

（一）开通情况需要进一步加强，运营管理上差距明显

与之前几年我们研究的对象——各省卫计委相比，首先最直观的不同就是在开通数量上，相比 2016 年针对省级卫计委的调查中，除去港澳台的 31 个省级行政单位中，有 24 个省级卫计委开通了官方微博微博；而在我们今年对省会城市卫计委官方微博的调查中，除去港澳台和直辖市以外，28 个省会城市中，

只有 17 个省会城市卫计委开通了官方微博，没有开通的是济南、海口、合肥、长沙、南宁、贵阳、拉萨、兰州和乌鲁木齐，开通量略显不足，开通率为 54.55%。比如整个西部地区中，兰州、乌鲁木齐和拉萨都没有开通卫计委官方微博，西藏截至 2017 年 12 月 31 日没有开通自治区卫计委微博，新疆自治区卫计委微博在 2016 年的调查中位列第 22 名，地区的卫计委新媒体传播工作还有待加强。至于在运营管理上，从表 3 - 16 的各省会城市总排行表的得分情况可以看出，成都卫计委、南京卫计委、昆明卫计委位列前三，成都卫计委官方微博更是因为在四项指标中均衡的出色表现遥遥领先，第二名的南京都落后了 50 分，银川卫计委和郑州卫计委在传播力指标上位列一二名，但是因为运营不善，最终总排名还是下降不少。

（二）框架趋于完善，内容有待提升

在本次调查统计中发现作为调查对象的 17 个省会城市卫计委官方微博，都有"蓝色加 V"官方认证，基本都有相关简介，并处于运营中，且大部分都能在各自官网上找到，这些基本框架趋于完善，但是在发布博文的形式、主题、原创性、与网民的互动等这些内容方面整体处于较低的水平，只有极个别省会城市做得很好，各省会城市之间存在很大差异，但是这些内容的运营才是决定着卫计委政务微博服务质量的关键，还存在极大的可见上升空间，需要各省会城市多下功夫，进一步进行完善。

五、典型案例剖析

一枝独秀成都：全面铺设话题，打造良好的卫生健康知识互动平台

1. "@健康成都官微"微博平台简介

四川省成都市卫生和计划生育委员会官方微博"@健康成都官微"于 2013 年 4 月 9 日注册开通，旨在构建面向成都群众的及时传达卫生计生相关资讯，传递应季的疾病预防知识，科普正确养生常识，以及多样化沟通，倡导科学健

康生活的综合性平台。"@健康成都官微"自开通以来,截至 2017 年 12 月 31 日,总计发送微博 14 911 条,目前已有粉丝 426 227 人。

"@健康成都官微"在省会城市卫计委中,维持着排名第一的微博发博量,平均每天发送微博 12 篇左右且内容的原创率高达 95%。"@健康成都官微"微博主要分三个部分,为别是主页、服务、相册,主页内容主要是一些点击量较高的微博,有最近的一些健康资讯,法制聚焦的内容,还有早晚安的"爆款"。服务当中,又有成系列的养生文章和医生手记等和成都微政服务的应用。相册中则集中发微博中各种配图和印有长文的图片资料。由于成都卫计委官方微博平台运营表现出极高水平,博文高数量、高质量,呈现方式多种多样等,在综合排名中雄踞第一,作为省会城市卫计委中的标杆,表现惊人,故对其作为经典案例进行分析。

2. 特点分析

(1)巧设话题真正惠及民众,解决难题增进互动交流

"@健康成都官微"中有一个常设的话题板块#健康成都官微在行动#,通过网络平台,民众依据自身生活中碰到的难题,向卫计委提出相关问题,而卫计委官微则以"小卫"为昵称,实时回答市民关于卫生卫计的问题,真正以此为人民群众解决生活中的问题,真正做到惠及群众。同时博文中有一项有别于其他省会城市卫计委微博的特色内容为#早安成都#、#晚安成都#,这种与卫生计生知识并无太大相关性的博文,每日按时向民众发送一些传播生活正能量的语录、歌曲、视频等博文,这些亲切的"心灵鸡汤"式博文具有较强的可读性和吸引力,让官方微博更加亲民,用这样微小的方式拉近了政府与公众的距离。此外,"@健康成都官微"还经常与国家级账号国家卫生和计划生育委员会官方微博"@健康中国"互动和转发。

(2)善用图片、视频等多种形式与文字结合,增强其信息服务力

信息的可读性取决于信息质量的同时,也还取决于信息的形式,"@健康成都官微"善于利用图片、视频与文字结合的多种形式,发布有关生活中的健康养生小知识,增加内容的丰富性与可读性,同时提升了公众的接受度,较强地

增进与公众的交流沟通，在17个省会城市卫计委官方微博账户中博文图片与视频使用数量分别排在第一名和第二名，与网民具有非常高的互动量，博文点赞率和转发率都是第一，评论率也紧随其后在17个省会城市卫计委官方微博中位列第二，极好地发挥出了政务新媒体的特点和作用。

（3）分板块设置，搭配优秀，受众吸引力强

"@健康成都官微"中，最具特色也是做得最好的，应该是其分模块发布信息和与广大群众交流这一特色。除去上文提到过的便民模块#健康成都官微在行动#，每日的定时问候#早安成都#、#晚安成都#以外，还有#健康小贴士#模块，提醒大家最近需要预防的流行疾病；#中医养生#模块，教大家如何使用不同的中医药材和疗法来进行养生；#工作状态#模块则用来介绍卫计委相关的一些工作部门的最新工作动态和变动；#依法治市#则关注一些成都市关于医疗卫生方面的相关法律法规的建立以及修订。如此这般长年累月地经营，大众在看到每一条微博的时候都能一目了然地得到自己需要的信息，并且实用性极强，真正做到了助民惠民，这是成都卫计委官微坚持和努力的非常成果。

六、建议与措施

（一）增加开通量、完善官微规范、加大宣传力度

在卫计委政务微博调查中，我们这次把注意力聚焦在省会城市这一级上，是从宏观到微观迈出的第一步，省会城市作为从中央到各地政策执行和公共事业发展中重要的一环，将开启我们全面调查的新一步。每个省会城市都是本地区影响力和辐射力最强的单位，在全面建成小康社会和我国现代化的建设道路上，各地区平衡发展至关重要，不仅是东部地区，广大的中西部地区也要发展起来，政策引导的具体效果就需要政务微博这样的新媒体发挥出来，而卫计委这样与人民群众最关心的医疗卫生相关的部分，作为实质性提高全民生活质量的关键部分，更加要引起重视。本次调查中反复强调的9个还未开通省会城市卫计委官方微博的情况希望得到改善，也希望所有省会城市卫计委微博能起到

带动作用,让政务微博真正为民所用。对于微博官方简介部分,只有很少的几个省份简介比较清楚、详细,而官方微博简介要清楚明晰,可以加上电话、邮箱等联系方式,让广大群众能够对卫计委官方微博的功能与作用一目了然,方便与相关部门进行有效联系与沟通,简单直接的方法其实可以借鉴国家卫计委网站和微博的设置,比如把官方微博的标识和链接放在网站的醒目位置,方便群众查找,增强其易知性,不仅要在官网上可以获知,还要方便快捷地获知。与此同时,各卫计委微博要在经营好自身平台的基础上,创新宣传方式,比如线下线上联动宣传,现实中做卫生宣传活动的时候也可以带动官微的推广。

(二)继续加深信息多元多样,增强原创

新媒体如今已经从新兴媒体成长为公众最常使用的传媒工具之一,各医疗主管部门应当充分重视微博这一传播工具,根据自身情况制定适合本省市的传媒策略。在快速发展的当今,各种信息鱼龙混杂充斥在人们周围,人们对于信息的选择则越发苛刻,因此卫计委的微博应当做到与时俱进,多样化、趣味化、平民化,将微博内容多与图片、视频相结合,将文字写得精练有趣,增加广大群众的可读性,更好地吸引大家的阅读兴趣,可以适量增加例如#早安#、#晚安#这样的模块,帮助人民群众维持心理健康,何尝不是一种卫生卫计工作。另外,在此基础上应当提升微博发布内容的质量,提供给广大人民群众真正需要的信息,同时做好反馈调查工作,了解受欢迎的内容是怎么样的,及时调整发布方向。例如将微博的重点转移到普及关于疾病预防和各种正确的健康养生知识等,做到微博内容专业化、微博受体大众化,增加各地卫计委微博的原创比例,作出自己的特色内容。

(三)增强权威性,主动发声,增强互动

因为卫计委微博作为政府官方新媒体平台,有其独特的地位和优势。近年来各种卫生卫计相关谣言、医疗纠纷频发,搭上新媒体的快车在短时间内发酵,

造成严重的不良影响，这个时候卫计委官方微博就要凭借其天然的权威性，主动发声，及时发布正确信息和相关证据，对各类造谣、不实内容、医闹纠纷等事件及时予以披露、追踪，让网民了解真实的情况，增强舆论引导的针对性与实效性，阻止不良影响的扩散，防止广大不知情的群众跟风受害。与此同时，卫计委微博还要重视其特殊性，应用好与民众沟通这个优势，要与官方网站相区别，不仅把微博作为公布相关资讯、政策规划、行业动态和教育科普等内容的信息发布平台，更要形成对官方网站的补充机制，类似成都卫计委官方微博#健康成都官微在行动#这样的模块要成为每一个卫计委官方微博的常设模块，及时与群众进行对答，对于百姓关心又不清楚的基础卫计信息，要做到在一定时间内回答到位、准确，让人民满意。

（四）与时俱进，关注新人群，解决新问题

根据我国经济的继续平稳发展，城市化逐渐推进，在城镇化过程中，产生了一大批所谓的"边缘人群"，他们离开故乡到城市打工，他们无疑是城市化进程中的主体人群之一，但其知识文化水平参差不齐，导致他们在很多事情上认识不足。比如关于卫计委工作中的新型农民合作医疗保险问题，作为国家基本医疗保障制度，是指由政府组织、引导、支持，农民自愿参加，个人、集体和政府多方筹资，以大病统筹为主的农民医疗互助共济制度，其采取个人缴费、集体扶持和政府资助的方式筹集资金。因为外来务工群体具有特殊性，他们远离其户籍地，无法及时得到相关政府组织的信息，居住地又无人管理，又或者他们中的一大批人根本就没有投保意识，导致新型农村合作医疗保险这一惠民制度在这个群体身上落实困难，也正是因为这样，较低的投保率导致每年仍然出现大规模的"因病致贫""因病返贫"的现象。各省会城市以及直辖市作为外来务工人员的主要聚居地，在进行"医疗脱贫"工作中，是否可以利用卫计委官方微博这样的新媒体，及时向这个群体中的年轻人传达相关信息，并以此带动整个外来务工人员群体的医疗保险投保率，充分发挥卫计委官方微博的作用。还有在解决群众具体问题上，可以通过微博平台建立一个完善的体系，比

如每件卫生医疗事件，都由三个步骤来解决：事先通知、事中答疑、事后评价。利用微博流量高，用户分布广泛，传达及时便利的特点，建立新的事务解决机制，培养大众利用互联网解决日常事务的行为习惯，真正做到全心全意为人民服务。

（作者：胡照悦、刘长喜）

附　　录

各省会城市卫计委官方微博一览表

序号	地区	城市	新浪微博名称	新浪微博地址
1	东部	沈阳	和谐-沈阳卫计委	https：//weibo.com/u/2768165175？refer_flag=1001030201_&is_hot=1
2	东部	南京	南京12320卫生热线	https：//weibo.com/u/3176284283？refer_flag=1001030201_&is_hot=1
3	东部	杭州	健康杭州	https：//weibo.com/zjhzswsj？refer_flag=1001030201_&is_hot=1
4	东部	福州	福州市卫生计生委	https：//weibo.com/u/2827047814？refer_flag=1001030201_&is_hot=1
5	东部	广州	健康广州	https：//weibo.com/u/3186551317？refer_flag=1001030201_&is_hot=1
6	东部	石家庄	石家庄卫生12320	https：//weibo.com/u/2683881761？refer_flag=1001030201_&is_all=1
7	中部	长春	长春卫计委	https：//weibo.com/u/5516040640？refer_flag=1001030201_&is_hot=1
8	中部	太原	健康太原	https：//weibo.com/u/6237760374？refer_flag=1001030201_&is_hot=1
9	中部	郑州	郑州市卫生和计划生育委员会微博	https：//weibo.com/u/2512202765？refer_flag=1001030201_&is_all=1
10	中部	哈尔滨	哈尔滨12320	https：//weibo.com/u/5880766761？refer_flag=1001030201_&is_hot=1
11	中部	南昌	南昌市卫生计生委	https：//weibo.com/u/2673559243？refer_flag=1001030201_&is_all=1
12	西部	呼和浩特	呼市卫生计生委	https：//weibo.com/u/2622608320？refer_flag=1001030201_&is_hot=1

（续　表）

序号	地区	城市	新浪微博名称	新浪微博地址
13	西部	成都	健康成都官微	https：//weibo.com/u/3309826382? refer _ flag = 1001030201_&is_all = 1
14	西部	昆明	健康春城	https：//weibo.com/u/3806199628? refer _ flag = 1001030201_&is_hot = 1
15	西部	西安	西安市卫生和计划生育委员会	https：//weibo.com/u/3937678933? refer _ flag = 1001030201_&is_all = 1
16	西部	西宁	青海省西宁市卫生和计划生育委员会官方微博	https：//weibo.com/u/5445239728? refer _ flag = 1001030201 _ &is _ all = 1&noscale _ head = 1#_0
17	西部	银川	银川卫生计生	https：//weibo.com/ycws? refer _ flag = 1001030201_&is_all = 1

参 考 文 献

1. 白玥、段潇颖、杨宠、解瑞谦、姚秉成、刘哲峰：《基于案例分析的政务新媒体传播效果及发展对策研究》，《中国健康教育》2016年第6期，第520—522页，第529页。

2. 卜长莉：《"差序格局"的理论诠释及现代内涵》，《社会学研究》2003年第1期，第21—29页。

3. 曹晚红、卢海燕：《移动互联时代社交媒体舆情的形成与引导——以"山东疫苗事件"的微信传播为例》，《东南传播》2016年第6期，第56—58页。

4. 曹艳林、魏占英、陈伟等：《互联网医疗相关概念》，《中国医院》2016年第6期，第1—2页。

5. 曾庆香：《新闻话语中的原型沉淀》，《新闻与传播研究》2004年第2期，第66—72页。

6. 陈惠芳、徐卫国：《价值共创视角下互联网医疗服务模式研究》，《现代管理科学》2016年第3期，第30—32页。

7. 陈俊杰、陈震：《"差序格局"再思考》，《社会科学战线》1998年第1期，第197—204页。

8. 陈立富、王兰成、王果：《医疗机构网络舆情原因分析与应对策略》，《解放军医院管理杂志》2014年第1期，第35—37页。

9. 陈丽娜、邓世雄：《"医闹"事件的产生原因及解决对策》，《证据科学》2007年第4期，第253—255页。

10．陈明明：《中国的政治改革为何难以形成稳定的共识》，《江苏社会科学》2013 年第 2 期。

11．陈瑞苗：《人民的信任是报纸生存的条件》，《新闻大学》1988 年第 1 期，第 5—7 页。

12．陈伟球：《新媒体时代话语权社会分配的调整》，《国际新闻界》2014 年第 5 期，第 79—91 页。

13．程莉：《浅论媒介与医患和谐》，《东南传播》2008 年第 3 期，第 41—42 页。

14．戴菲菲、杨国斌、苏义、刘玉秀、易学明：《网络环境下医患关系的新变化及其改善对策》，《医学社会学》2013 年第 6 期，第 38—40 页。

15．邓曦：《从"丢肾门"看媒体医疗报道专业素养》，《青年记者》2016 年第 24 期，第 24—25 页。

16．董晨宇、孔庆超：《后真相时代：当公众重归幻影》，《公关世界》2016 年第 23 期，第 90—93 页。

17．段京肃：《社会的阶层分化与媒介的控制权和使用权》，《厦门大学学报（哲学社会科学版）》2004 年第 1 期，第 44—51 页。

18．费孝通：《乡土中国》，《三联书店》1998 年版，第 21—28 页。

19．冯杰：《医疗纠纷举证责任的法理探讨》，《重庆交通大学学报（社会科学版）》2010 年第 6 期，第 47—49 页。

20．冯娜：《儿科医生人才队伍萎缩的原因探析》，《检验医学与临床》2012 年第 13 期。

21．傅黎犁：《医疗卫生领域舆情分析服务的理论与应用研究》，济南大学，2013 年。

22．高承实、陈越、荣星等：《网络舆情几个基本问题的探讨》，《情报杂志》2011 年第 11 期，第 52—56 页。

23．高如、王禹涵：《理性回归：网络舆情演变路径及媒体应对——以"西安医生自拍事件"为例》，《青年记者》2015 年第 18 期，第 34—35 页。

24. 高玉玲：《医患关系论——解决医疗纠纷的法理研究》，南京师范大学，2004 年。

25. 龚思兰：《基于社会网络分析的网络舆情潜在主题发现研究》，南京理工大学，2017 年。

26. 顾明毅、童兵：《互联网受众对网络舆情的需求起源》，《新闻记者》2011 年第 11 期，第 51—56 页。

27. 顾昕：《走向有管理的市场化：中国医疗体制改革的战略性选择》，《经济社会体制比较》2005 年第 6 期，第 19—30 页。

28. 郭峰、石胜民：《论公共组织中的冲突管理》，《辽宁行政学院学报》2004 年第 4 期。

29. 郭庆光：《传播学教程》，中国人民大学出版社 2011 年版。

30. 郭薇、薛澜：《互联网医疗的现实定位与未来发展》，《探索》2016 年第 6 期，第 142—148 页。

31. 郭薇、薛澜：《互联网医疗的现实定位与未来发展》，《探索》2016 年第 6 期，第 142—148 页。

32. 韩舒立、张晨：《网络舆情治理中的政府逻辑：困境与重塑》，《电子政务》2013 年第 5 期，第 15—22 页。

33. 韩秀桃：《法理与私情之间——关于明清徽州民间纠纷以及解决方式的几点认识》，《清华法治论衡》2006 年第 2 期，第 115—135 页。

34. 何革、徐立群、孔灿红：《"实体医院+互联网医疗"模式的实践探索与思考》，《卫生经济研究》2017 年第 9 期，第 63—64 页。

35. 亨廷顿、李盛平：《变革社会中的政治秩序》，华夏出版社 1988 年版。

36. 胡灵群、李韵平、夏云、陶为科、赵培山：《从"无痛分娩中国行"看中国的分娩镇痛》，《临床麻醉学杂志》2013 年第 2 期，第 205—208 页。

37. 胡明宇：《受众解读与媒介文本——文化研究派对受众的研究》，《当代传播（汉文版）》2002 年第 4 期，第 44—46 页。

38. 黄宝玲：《权利与权力视域中的网络话语权》，《行政论坛》2015 年第

6 期。

39. 季丹、谢耘耕：《中国网络舆情研究的历史回顾与反思》，《上海交通大学学报（哲学社会科学版）》2012 年第 4 期。

40. 巨荣涛：《浅议如何提高全媒体时代医疗舆情处置能力——以山东省临朐县为例》，《人口与计划生育》2017 年第 9 期，第 20—21 页。

41. 孔祥溢、王任直：《"互联网+医疗"重构中国医疗生态圈的现状与思考》，《医学信息学杂志》2016 年第 3 期，第 46—52 页。

42. 李彪、郑满宁：《社交媒体时代的网络舆情——生态变化及舆情研究现状、趋势》，《新闻记者》2014 年第 1 期，第 36—41 页。

43. 李彪：《改革开放以来社会舆情生态演变机制及其特点分析》，《中国网络传播研究》2013 年。

44. 李彪：《社会舆情生态的新特点及网络社会治理对策研究》，《新闻记者》2017 年第 6 期，第 66—71 页。

45. 李彪：《网络舆情的传播机制研究——以央视新台址大火为例》，《国际新闻界》2009 年第 5 期，第 93—97 页。

46. 李彪：《微博意见领袖群体的肖像素描——以 40 个微博事件中的意见领袖为例》，《新闻记者》2012 年第 9 期，第 1—3 页。

47. 李春梅：《从虚拟到现实：艾滋病人歧视环境的演变逻辑》，《青年研究》2008 年第 6 期，第 38—43 页。

48. 李惠琳：《新媒体环境下的舆论反转现象》，暨南大学，2017 年。

49. 李娜、卢青、戎文慧：《2006—2013 年"医闹"类群体性事件研究论文的调查分析》，《中华医学图书情报杂志》2014 年第 5 期，第 1—4 页。

50. 李强：《"丁字型"社会结构与"结构紧张"》，《社会学研究》2005 年第 2 期，第 55—73 页。

51. 李维国、赵英、张侃等：《论"医闹"的成因与对策》，《医学争鸣》2015 年第 5 期，第 56—58 页。

52. 刘迪、蔚春艳：《我国医疗签字制度初探——以手术签字制度为视角》，

《中国医学伦理学》2008 年第 4 期，第 90—91 页，第 93 页。

53. 刘能：《怨恨解释、动员结构和理性选择》，北京大学中国社会与发展研究中心，2003 年版。

54. 刘能：《怨恨解释、动员结构和理性选择——有关中国都市地区集体行动发生可能性的分析》，《开放时代》2004 年第 4 期，第 57—70 页。

55. 刘嵩：《信息时代背景下积极应对医疗网络舆情》，《中国医学人文》2015 年第 7 期，第 13—15 页。

56. 刘伟：《论转型时期我国网络舆情治理的思路与对策》，《理论与改革》2016 年第 3 期，第 93—101 页。

57. 刘小枫：《现代性社会理论绪论》，上海三联书店 1998 年版。

58. 刘炫麟：《互联网医疗与我国医事立法的断裂与弥合》，《中国医院管理》2016 年第 9 期，第 1—4 页。

59. 罗鸣、秦晓明、田勇：《卫生行业网络舆情管理形势与任务浅析》，《管理观察》2017 年第 3 期，第 188—192 页。

60. 吕朔：《我国政府应对网络舆情的回应逻辑分析——基于 9 件医疗类网络舆情典型案例分析》，《天水行政学院学报》2018 年第 2 期，第 68—73 页。

61. 马天娇：《网络媒体下医患冲突新闻的舆情呈现——以"纱布门"事件为例》，《新闻研究导刊》2016 年第 24 期，第 34 页，第 47 页。

62. 马锡坤、史兆荣、杨国斌等：《网上医院建设的实践与探索》，《医学研究生学报》2013 年第 4 期，第 399—401 页。

63. 聂洪辉：《"医闹"事件中"弱者的武器"与"问题化"策略》，《河南社会科学》2010 年第 5 期，第 127—130 页。

64. 潘宏远：《热点网络舆情事件的议题指向规律研究》，《通信管理与技术》2017 年第 6 期，第 62—64 页。

65. 潘庆霞、梁立波、吴群红、郝洁靓、陶四海、黄照权、石武祥、孙宏、焦明丽、于益、邢凯：《公立医院医患关系紧张的原因及对策探讨——基于医患双方视角的分析》，《中国医院管理》2016 年第 5 期，第 68—70 页。

66. 秋慧：《互联网医疗时代健康险 O2O 模式创新研究》，《改革与战略》2016 年第 2 期，第 29—32 页。

67. 全燕：《"后真相时代"社交网络的信任异化现象研究》，《南京社会科学》2017 年第 7 期，第 112—119 页。

68. 阮凯、杜运泉：《多维视野中的后真相时代：问题与对策》，《探索与争鸣》2017 年第 4 期，第 4 页。

69. 舍勒：《舍勒选集》，上海三联书店 1999 年版。

70. 舒展羽、陈芳、吕强等：《互联网医疗面对社会服务的困境与对策》，《中国全科医学》2017 年第 2 期，第 247—250 页。

71. 孙立平：《转型与断裂：改革以来中国社会结构的变迁》，清华大学出版社 2004 年版。

72. 唐惠敏、范和生：《网络舆情的生态治理与政府职责》，《上海行政学院学报》2017 年第 2 期，第 95—103 页。

73. 王安其、郑雪倩：《我国互联网医疗运行现状——基于 3 家医院的调查分析》，《中国卫生政策研究》2016 年第 1 期，第 69—73 页。

74. 王晨：《当今互联网医疗领域的机遇与挑战》，《中华医院管理杂志》2017 年第 3 期，第 163—164 页。

75. 王凤皎：《探析医患关系人文回归的必要性——以"死婴门"为例》，《新媒体与社会》2012 年第 7 期，第 106—122 页。

76. 王国华、冯伟、王雅蕾：《基于网络舆情分类的舆情应对研究》，《情报杂志》2013 年第 5 期，第 1—4 页。

77. 王健：《网络舆情视域下的学术腐败治理》，《廉政文化研究》2018 年第 3 期，第 57—60 页。

78. 王沛：《社会认知心理学》，中国社会科学出版社 2006 年版。

79. 王爽、李扬、白松等：《互联网医疗发展的相关建议》，《中国医院》2016 年第 6 期，第 13—15 页。

80. 王小平：《艾滋病的污名和社会歧视初探》，《山西师大学报（社会科学版）》2007 年第 3 期，第 32—34 页。

81. 王学成、刘长喜：《互联网在健康传播、病患医疗决策中的作用与影响研究——基于对上海中心城区居民的调查分析》，《新闻大学》2012 年第 1 期，第 109—115 页。

82. 王治河：《福柯》，湖南教育出版社 1999 年版。

83. 魏刚：《107 篇论文撤稿的背后》，《科学新闻》2017 年第 5 期，第 58—63 页。

84. 吴丹玮：《医患舆情在微博中的演化机制与影响研究》，云南师范大学，2017 年。

85. 武丽琼：《医疗纠纷解决机制的法理分析》，山西大学，2015 年。

86. 席海莎：《浅析后真相时代下的舆情反转》，《新闻知识》2017 年第 9 期，第 22—25 页。

87. 谢清华、李卓：《网络舆情对构建和谐医患关系的影响和对策分析》，《人力资源管理》2017 年第 1 期，第 19—20 页。

88. 谢晓非、郑蕊：《风险沟通与公众理性》，《心理科学进展》2003 年第 4 期，第 375—381 页。

89. 谢耘耕、陈虹、郝希群：《我国医疗业舆情现状与对策》，《新媒体与社会》2012 年第 7 期，第 18—46 页。

90. 熊易寒：《"问题化"的背后——对当前中国社会冲突的反思》，《社会学家茶座》2007 年第 2 期，第 25—28 页。

91. 徐跃飞：《网络舆情下公安机关应对公共危机事件策略》，《湖南社会科学》2013 年第 3 期，第 73—75 页。

92. 许正林、祁晨旭：《我国报纸艾滋病报道 18 年历程与价值取向演变》，《新闻记者》2007 年第 1 期，第 50—53 页。

93. 杨勇智：《医疗纠纷中情理与法理的调查探讨》，《中国社区医师（综合版）》2004 年第 8 期，第 73 页。

94. 殷文、张杰：《中国式怨恨、差序格局与认同边界——情感社会学视角下的网络群体性事件研究》,《哈尔滨工业大学学报(社会科学版)》2017 年第 6 期,第 22—28 页。

95. 虞颖映、胡天天、马凌飞、朱瑞英、施培武:《中国医疗卫生行业网络舆情现状及应对》,《中国公共卫生管理》2017 年第 1 期,第 20—23 页。

96. 袁松:《医患纠纷的法理解读——一个社会本位观念的视角》,《政法学刊》2014 年第 1 期,第 16—22 页。

97. 袁堂卫、陈然:《医疗纠纷中的医师过失行为"去刑化"法理探讨》,《知识经济》2014 年第 20 期,第 25—26 页。

98. 袁晓晶、骆绪刚:《医疗责任保险及其法律问题研究》,《兰州学刊》2004 年第 2 期,第 157—159 页。

99. 张惠娟:《医患冲突报道中医生形象的重构》,《青年记者》2015 年第 2 期,第 26—27 页。

100. 张佳慧:《中国政府网络舆情治理政策研究:态势与走向》,《情报杂志》2015 年第 5 期,第 123—127 页,第 133 页。

101. 张敏、夏宇、刘晓彤:《重大医疗伤害事件网络舆情能量传播过程分析——以"魏则西事件"为例》,《情报杂志》2016 年第 12 期,第 58—62 页。

102. 张敏、李胡蓉、阳小水:《媒体失范对医疗突发事件网络舆情的演化过程影响分析——议程设置视角下的扎根分析》,《信息资源管理学报》2016 年第 2 期,第 13—21 页。

103. 张青、龚淑芳:《对审理医疗纠纷案件法律适用的法理思考》,《江西行政学院学报》2005 年第 3 期,第 41—42 页。

104. 张涛甫:《表达与引导》,漓江出版社 2012 年版。

105. 张寅荣、王超超:《医疗机构网络舆情的应对策略》,《中国医院》2010 年第 7 期,第 41—42 页。

106. 赵鼎新:《西方社会运动与革命理论发展之述评——站在中国的角度思考》,《社会学研究》2005 年第 1 期,第 168—209 页。

107. 赵敏、龚斌:《医疗纠纷防范与处理机制的法理探析》,《中国卫生法制》2001 年第 6 期，第 17—19 页。

108. 赵人行、李晓龙：《互联网医疗发展环境、目标及展望》，《学术交流》2018 年第 2 期。

109. 赵作为：《网络舆情热点事件中标签化传播现象探析》，《新闻研究导刊》2017 年第 18 期，第 123 页。

110. 邹东升、丁柯尹：《微话语权视域下的微博舆情引导》，《理论探讨》2014 年第 2 期，第 162—165 页。

111. 邹雪：《榆林产妇坠楼事件涉法问题分析》，《法制与社会》2017 年第 33 期，第 58 页，第 74 页。

后　记

　　时光荏苒，一晃四年过去了。自从 2014 年开始研究医疗网络舆情，迄今已经过去四个年头。四年来，每年都组建团队，设计研究，采集数据，研讨文稿，修改文稿等。纵观四年来，医疗网络舆情的生态发生了巨大的变化。去年我们就指出从仇医到挺医，从医闹到被医闹。今年这一趋势虽然在延续，但是有所反复和有新的特征。我们在总报告里都一一阐明，这里不再赘述。但是，从研究的角度来看，医疗网络舆情也进入了新时代。在中国社会结构发生重大转型的同时，舆情中的行动者的社会心态也随之发生了重大变化，导致整个舆情生态也发生难以解读的趋势。这给我们未来的研究既带来巨大的挑战，也为舆情研究理论创新提供了广阔的平台。

　　感谢上海开放大学各级领导对本书的支持，感谢上海开放大学信息安全与社会管理创新实验室对本书的资助。

　　感谢上海财经大学人文学院的领导和同事，他们的支持和鼓励是我们坚持的持久动力。在自由、开放、包容、和谐的环境里才能绽放思想的光芒。

　　最后感谢我们这个团队。从某个角度来说，我们这个团队是每一篇报告的作者。大家相互探讨，相互修改。团队每一位成员都非常认真负责。特别要说明的是，由于研究需要，我们还邀请了法学博士、河南城建学院法学院的李亮国博士加入，专门从法律的视角审视和研究医疗网络舆情问题。感谢李亮国博士在繁忙的工作之余给本研究撰写研究报告，并多次与我们沟通交流，探讨报告的结构和思路。

刘长喜　侯劭勋

2018 年 1 月 15 日